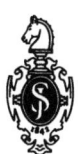

Trixi Rosenthaler
Annelies Fitzgerald (Hrsg.)

Was haben Sie? Was fehlt Ihnen?
Praxisorientiertes NLP im Gesundheitswesen

Springer-Verlag Wien GmbH

Mag. Trixi Rosenthaler
Mag. Dr. Annelies Fitzgerald

Das Werk ist urheberrechtlich geschützt.
Die dadurch begründeten Rechte, insbesondere die der Übersetzung, des Nachdruckes, der Entnahme von Abbildungen, der Funksendung, der Wiedergabe auf photomechanischem oder ähnlichem Wege und der Speicherung in Datenverarbeitungsanlagen, bleiben, auch bei nur auszugsweiser Verwertung, vorbehalten. Die Wiedergabe von Gebrauchsnamen, Handelsnamen, Warenbezeichnungen usw. in diesem Buch berechtigt auch ohne besondere Kennzeichnung nicht zu der Annahme, dass solche Namen im Sinne der Warenzeichen- und Markenschutz-Gesetzgebung als frei zu betrachten wären und daher von jedermann benutzt werden dürfen.

© 2004 Springer-Verlag Wien
Ursprünglich erschienen bei Springer-Verlag Wien New York 2004

Produkthaftung: Sämtliche Angaben in diesem Fachbuch erfolgen trotz sorgfältiger Bearbeitung und Kontrolle ohne Gewähr. Eine Haftung der AutorInnen oder des Verlages aus dem Inhalt dieses Werkes ist ausgeschlossen.

Umschlagbild: A. Fitzgerald
Illustrationen: Isolde Mitrovits-Weber
Satz: Composition & Design Services, Minsk 220027, Belarus

Gedruckt auf säurefreiem, chlorfrei gebleichtem Papier – TCF
SPIN: 10910702

Bibliografische Information der Deutschen Bibliothek
Die Deutsche Bibliothek verzeichnet diese Publikation in der Deutschen Nationalbibliografie; detaillierte bibliografische Daten sind im Internet über http://dnb.ddb.de abrufbar.

ISBN 978-3-211-00826-3   ISBN 978-3-7091-0635-8 (eBook)
DOI 10.1007/978-3-7091-0635-8

Trage immer ein Gewand mit zwei Taschen.
In der einen Tasche bewahre ein Papyros,
auf dem steht:

    „Ich bin nichts als Staub und Asche",

in der anderen eines,
auf dem steht:

    „Für mich wurde die Welt erschaffen."

(Haschimidische Weisheit)

Vorwort

Am Anfang war die Idee ...
... ein Buch über NLP im Gesundheitswesen zu schreiben. Kurz danach fand der erste auf die Pflege abgestimmte NLP-Practitioner statt – und einige der dabei tätigen NLP-Trainerinnen und Trainer, nämlich Martina Nachtsheim, Martin Salvenmoser und Alexander Seidl, treten in diesem Buch als Autorinnen und Autoren auf, wofür wir ihnen als Herausgeberinnen herzlich danken.

Petra Zündel stieß als Trainerin und Autorin beim ersten interdisziplinären (!) NLP-Practitioner, der ein Jahr später im GZW (Geriatriezentrum am Wienerwald) abgehalten wurde, zu unserem Team. Ihr Beitrag stellt insofern eine Besonderheit dar, da sie nicht nur ihr NLP-Wissen einbringt, sondern auch ihre persönlichsten Erfahrungen im Umgang mit NLP beschreibt.

Ebenfalls erwähnen möchten wir unsere NLP-Kolleginnen Christa Legat und Martina Kriegbaum, die uns durch ihre Vor- und Mitarbeit das Verfassen von so manchem Beitrag wesentlich erleichterten.

(Wer Genaueres über die Mitglieder des Autorenteams wissen möchte, findet kurze Beschreibungen jeder und jedes Einzelnen im Anhang.)

Anschließend gilt es, jenen zu danken, die indirekt zum Entstehen und Gelingen des Buches beigetragen haben.

Allen voran danken wir daher unseren vielen NLP-Lehrern, die entweder persönlich, durch ihre geistige Präsenz oder ihre Veröffentlichungen NLP in unser Leben und Denken brachten. Wir versuchen, ihre Arbeit durch zahlreiche Originalzitate zu würdigen.

Außerdem danken wir der Pflegedirektorin Astrid Engelbrecht, dass sie die Vision, was NLP im Gesundheitswesen bewirken kann, mit uns geteilt hat. Sie hatte (gemeinsam mit der Pflegedirektorin Luise Krautgartner und dem Pflegedirektor Günther Pelikan) den Mut, mit uns den ersten NLP-Gesundheitspractitioner für ihre Mitarbeiter durchzuführen.

Weiters danken wir Dr. Angelika Rosenberger-Spitzy, Karin Steinmetz und Günther Pelikan dafür, dass sie in ihrem

Haus den ersten multiprofessionellen NLP-Practitioner mit uns wagten.

Und im Zuge dessen gilt unser Dank auch all den Teilnehmerinnen und Teilnehmern dieser Ausbildungen, die kritisch, aber meist vorurteilsfrei ausprobierten, übten und „in der Wirklichkeit" anwendeten, was sie bei uns lernten, uns mit ihren Rückmeldungen bestärkten, mit ihren Einwänden zu kritischen Überlegungen aufforderten, uns durch ihre Geschichten bereicherten und somit wesentlich dazu beitrugen, „praxisorientiertes NLP im Gesundheitswesen" zu ermöglichen und zu erweitern.

Darüber hinaus bedanken wir uns im Speziellen bei all jenen, die durch ihre kompetenten und ausführlichen Practitioner-Arbeiten wertvolle schriftliche Beiträge zu unserem Buch lieferten, und jenen, durch deren Erzählungen und Anekdoten aus dem Gesundheits-Bereich wir zu so manchem Beispiel kamen.

Ein herzliches Danke gilt auch Martina Nagyova, die im Rahmen ihres Psychologiestudiums in ihrem Praktikum kreativ und engagiert an der Evaluierung mitgearbeitet hat.

September 2003 Trixi Rosenthaler
Annelies Fitzgerald

*

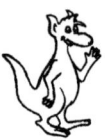

Darf ich mich vorstellen? Ich bin das Gesundheits-Wesen und ich verdanke meine Existenz einer Idee von Trixi Rosenthaler und der Feder von Isolde Mitrovits-Weber. Ich werde Sie durch dieses Buch begleiten und hoffe, Sie folgen mir bereitwillig, neugierig und furchtlos in alle Ideen, Gedanken, Übungen und Überlegungen ...

Inhaltsverzeichnis

Vor-Wort am Ausgangspunkt *(Annelies Fitzgerald)* 1

Teil 1   **Grundlegendes** *(Trixi Rosenthaler)* 7

    1. Der Ausgangszustand und das Ziel 7
    2. Die Gesundheits-Wesen 10
    3. NLP – was ist das überhaupt? 12
    4. Mit dem Bus in das Land der Erkenntnistheorie 18
    5. Einige nützliche Grundannahmen des NLP 33
    6. Was hat der französische *Tisch*, was der deutsche nicht hat? – Gedanken über Sprache und Welt 39
    7. Was sind Sie, wenn jemand sagt, dass Sie krank sind? 47
    8. Wohin geht Ihre Reise? Welche Ziele haben Sie? 50
    9. Ziele schaden Ihren Gewohnheiten 53
    10. Das wohlgeformte Zielmodell des NLP 57
    11. Auf welcher Ebene arbeiten Sie? 77

Zwischen-Wort *(Trixi Rosenthaler)* 87

Teil 2   **Beziehungs-Weise** 95

    Die Beziehung macht den Unterschied – Rapport *(Annelies Fitzgerald und Martina Kriegbaum)* 95

    Und wenn sich nun aber doch einer beschwert *(Alexander Seidl)* 109

Teil 3   **Und Ihre Sprache wird Medizin sein** 123

    Nichts als Worte? *(Trixi Rosenthaler)* 123

    Schauen Sie sich das an! Klingt es gut? Macht es einen brauchbaren Eindruck? – Die VAKOG-Sprachen *(Alexander Seidl)* 133

    Die gefilterte Welt – überschaubar, bekömmlich, bestimmend: Metaprogramme und ihre Sprachmuster *(Trixi Rosenthaler und Christa Legat)* 153

    Ich sage doch nur, was ich meine ... *(Trixi Rosenthaler)* 173

„Der Garten, wo die Gedanken wachsen": das Milton-Modell
(Trixi Rosenthaler) 187

Wer zuerst lächelt, lächelt am längsten. Über den Humor in der
Sprache *(Trixi Rosenthaler)* 207

Mit Worten Bilder malen. Die Bedeutung von Metaphern
(Alexander Seidl) 217

Zwischen-Wort *(Annelies Fitzgerald)* 237

Teil 4   NLP pur 251

Wie möchten Sie sich fühlen? – Die Arbeit mit Submodalitäten
(Martin Salvenmoser) 251

Angst *(Trixi Rosenthaler)* 275

Die Technik des Ankerns *(Trixi Rosenthaler und Martina Kriegbaum)* 279

Und woran glauben Sie? – NLP-Arbeit mit Glaubenssätzen
(Martina Nachtsheim) 289

Ganz oder gar nicht? Über die Möglichkeiten des Teilens:
Das Konzept der Persönlichkeitsanteile *(Martina Nachtsheim)* 309

NLP im Umgang mit schweren Erkrankungen *(Petra Zündel)* 321

Schluss-Wort *(Trixi Rosenthaler)* 345

Anhang 347

Anmerkungen 351

Sachverzeichnis 357

Über die Herausgeberinnen und AutorInnen 361

Vor-Wort am Ausgangspunkt

Annelies Fitzgerald

„NLP im Gesundheitswesen." Das gibt einiges zum Überlegen auf. Soll so etwas wie NLP denn jetzt auch noch Zugang in den Gesundheitsbereich finden? Kann man Patienten zumuten, manipuliert zu werden? NLP wäre ja Manipulation pur, hört man.

Der Kontakt mit NLP ist wie ein Besuch in einem orientalischen Bazar. Dort wird auch vieles angeboten, nicht alles davon ist echt, und manches kann sogar nachteilige Folgen für den Käufer haben. Fremde Eindrücke, das Spiel mit Sinnessystemen und Emotionen, Verführer und Zauberer, hinter jeder Ecke Unerwartetes. Momente, in denen man vielleicht gar nicht mehr genau zwischen Realität und Phantasie unterscheiden kann.

Die Sicherheit des Bekannten, Gewohnten und Vertrauten weicht einem Gefühl, nicht die Kontrolle über die Situation zu haben. Ein leichter Schauer bei den Vorführungen, wo man doch genau weiß: Es kann nicht so sein, und doch vermag man nicht genau zu sagen, warum eigentlich nicht, und man spürt den sich schon breit machenden Zweifel: Was aber, wenn doch – es könnte ja sein ...

Derartige Unsicherheiten bei der Anwendung von NLP wurden von zwei Seiten immer wieder gefördert. Auf der einen Seite NLP-Verwender, die wie Zauberer agieren und ihre Tricks zum Besten geben, und faszinierte Gegenüber, die als Zuschauer ebenso hypnotisiert wie das Kaninchen des Zauberers stillhalten und wehrlos der Situation ausgeliefert zu sein scheinen. (Wobei hier nicht ausgeschlossen ist, dass alle Beteiligten ihre eigenen Vorteile aus dem Szenario sehr wohl auch auf ihre Art und Weise genießen können ...)

Und dann gibt es noch die Zuschauer auf den Balustraden, die zwar gar nicht genau sehen können, worum es geht, durch deren Reihen jedoch ein aufgeregtes Raunen geht, obwohl keiner genau den Grund dafür weiß – aber alle anderen dürften wohl etwas Aufregendes gesehen haben.

Ein Bazar im Orient – entscheiden, ob er einem gefällt, kann man erst dann, wenn man einmal dort war, ihn einmal erlebt hat.

Um Klarheit und Transparenz zu fördern, werden in diesem Buch Methoden, Prozesse, Zusammenhänge und Verbindungen beschrieben.

Es liegt jedoch im Wollen und in der Verantwortung des Lesers zu entscheiden, ob und wie er etwas in seinem Bereich einsetzen könnte oder eben niemals einsetzen würde. Aber wie im Bazar im Orient – mitreden und entscheiden, ob es einem gefällt, kann man erst dann, wenn man einmal dort war und es einmal erlebt hat. In einem Buch können Dinge nur dargestellt werden – erleben und wirklich beurteilen kann man diese erst beim Tun. Dieses Buch soll ein Beitrag dazu sein, mit Vorurteilen aufzuräumen und tatsächliche Urteile zu fördern – in welche Richtung Sie sich als Leser auch immer entscheiden mögen.

Auch im Bazar werden Sie entscheiden, was Sie anschauen, wovon Sie noch mehr wissen möchten, was Sie mitnehmen und was Sie dort lassen. Und es ist nicht der Bazar selbst verwerflich, sondern es gibt gute und schlechte Händler, ehrliche Kaufleute und Betrüger. Treffen Sie allein deshalb die Entscheidung, niemals hinzugehen?

Nichts auf der Welt ist so mächtig wie eine Idee, deren Zeit gekommen ist (Victor Hugo).

Im Folgenden soll erklärt werden, welche Ideen uns leiteten, NLP und das Gesundheitswesen zusammenzubringen.

Die spezielle Situation der verschiedenen Berufsgruppen im Gesundheitswesen

Die enge Zusammenarbeit mehrerer Berufsgruppen, unklare Kompetenzbereiche, komplizierte hierarchische Strukturen und die in manchen Situationen überaus hohe emotionale Belastung unterscheiden die Anforderungen an Mitarbeiter im Spital ganz wesentlich von Anforderungen, denen Menschen in anderen Bereichen ausgesetzt sind.

Speziell im Fall von sinkenden Ressourcen erlangen einige Fragen besondere Bedeutung:

Welche Faktoren werden für den Einzelnen wirksam?

Zur Betrachtung werden verschiedene psychologische Theorien aus der Stress-, Emotions- und Persönlichkeitsforschung, Arbeitspsychologie und Organisations- & Personalentwicklung herangezogen.

Umgebungsfaktoren

- Stressbelastung (z. B. Lärm)
- Arbeitsanforderungen
- Soziale Beziehungen (z. B. Team)
- Handlungsfreiheit
- Entscheidungsspielraum

Personenfaktoren

- Angstneigung
- Selbstwertgefühl
- Bewältigungsstile
- Fähigkeit zur Verschiebung des Anforderungsniveaus

 Emotion
Motivation
Kognition

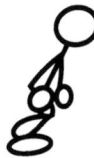

Verschiedene Personen – verschiedene Reaktionen

Bei der Konfrontation mit belastenden Situationen reagieren Personen bekanntlich unterschiedlich.

Eine Möglichkeit ist es, belastende Situationen zu **vermeiden, zu verdrängen, zu verleugnen oder zu bagatellisieren**. Diese defensive Strategie ist beispielsweise durch Aussagen wie „Das ist ein Körper wie jeder andere auch" zu erkennen.

Eine andere Möglichkeit ist die **vermehrte Beschäftigung mit angsterzeugenden oder belastenden Situationen**. Von den betroffenen Personen werden sämtliche Details der Behandlung bzw. Betreuung von Patienten wiederholt drastisch geschildert.

Weiters gibt es **flexible Strategien**, bei denen das Verhalten immer wieder neu angepasst und reguliert wird.

Erleben als Regelgröße

Für die psychologische Betrachtung der Arbeit im Gesundheitsbereich sind nicht nur Belastungen und Beanspruchungen, Feststellung von bestimmten Persönlichkeitsmerkmalen, die Ermittlung der Zufriedenheit mit der Tätigkeit an sich, sondern vor allem das subjektive Erleben einer Situation und die damit verbundenen Handlungen wichtig.

In der Psychologie wurden **Emotionen** häufig nur **als Störgrößen** betrachtet. Es gibt wenige Ansätze, welche die Entstehung von Emotionen aus dem Handeln heraus um-

> Gefühle sind keine Störfaktoren im Leben eines Menschen, sondern wichtige und bedeutsame Vorgänge, die für Lebenserfolg und Glück von entscheidender Bedeutung sind (Uwe Scheler: Management der Emotionen).

fassend erklären können. Meist werden Emotionen als unmittelbares Resultat äußerer Reize betrachtet und nicht als Ergebnis der handelnden Auseinandersetzung Mensch – Umwelt.

Es ist jedoch keineswegs so, dass der Mensch immer ein rational denkendes, planendes und vorausschauendes Wesen ist und seine Beeinflussung durch Gefühle vernachlässigt werden könnte. Besonders in gefühlsmäßig berührenden Situationen kann der Einfluss von Erinnerungen und Ideen davon, was im Moment ist, und davon, was sich jemand erwartet, nicht einfach beiseite gelegt werden.

Je nachdem, ob etwas, das wir erlebt haben, als positiv oder negativ empfunden wurde, beeinflusst diese Erinnerung unser gegenwärtiges Handeln.

Faktoren von außen

Stressbelastung

> Stress: der Mensch wehrt sich gegen eine Erniedrigung mit einer Erhöhung von Blutdruck und Puls. Freude bewirkt zwar das gleiche, doch das schadet nicht, da sie nie lang hält (Gerhard Uhlenbruck).

Im Spitalsalltag ist die Anzahl von externen Reizen (Geräte, hoher Lärmpegel) hoch, und es kann dadurch bei den dort arbeitenden Personen zu Übersensibilisierungen kommen.

Sind die Einflüsse von außen groß, ist auch das Bedürfnis sich zurückzuziehen oder abzugrenzen groß. Dies ist auf einer Station jedoch nicht so ohne weiteres und immer möglich. Die Frustration dieser Bedürfnisse kann zu permanentem Stress führen und den Gesundheitszustand beeinflussen.

Arbeitsbelastung

Stresserleben durch die Arbeit kann (neben einer Reihe von anderen Gründen) auch als Ergebnis von unterschiedlichen oder einander widersprechenden Anforderungen betrachtet werden. Hier gibt es zwei mögliche Auswirkungen: Die Verstärkung des Einsatzes bis hin zu risikoreichem Verhalten oder den Anstieg des eigenen, subjektiven Stresserlebens. Bei Spitalspersonal ist die zweite Reaktion (also der subjektive Anstieg des Stresserlebens) häufiger.

Tätigkeitsspielraum und Arbeitsorganisation

Die Entscheidungsmöglichkeit darüber zu haben, etwas zu tun oder nicht zu tun, aber auch die Entscheidung, wie rasch oder in welcher Weise etwas durchgeführt werden muss, ist von großer Bedeutung. Gesundheitliche Probleme werden stark von der Tatsache, wie eine Tätigkeit organisiert ist, beeinflusst.

Soziale Beziehungen

Die oben beschriebenen Punkte sind sehr stark vom Team abhängig, in dem jemand arbeitet. Dies beinhaltet das Verständnis als Teammitglied jedes Einzelnen sowie den Umgang und die Kommunikation zwischen den Teammitgliedern, speziell multiprofessioneller Teams in Extremsituationen. All das erfordert ein hohes und komplexes Ausmaß an Kooperation. Die Wichtigkeit von sozialen Beziehungen und Unterstützung im Team darf daher nicht unterschätzt werden.

Entscheidungsfreiheit

Nicht nur die Möglichkeit, frei entscheiden beziehungsweise manchmal überhaupt entscheiden oder zumindest mitreden zu können, ist ein Faktor, der großen Einfluss auf das Erleben von Belastung hat.

> Zusammenkommen ist ein Beginn, Zusammenbleiben ist ein Fortschritt, Zusammenarbeiten ist Erfolg (Henry Ford).

Für die multiprofessionelle Arbeit ist es wichtig, wie im Team Entscheidungen getroffen werden. Gibt es keinen Platz für Beiträge und Diskussionen, kann dies die Motivation der Teammitglieder negativ beeinflussen. Aus dem Kommunikationsmangel entsteht „Einzelkämpfertum" als einzig verbleibende Alternative.

Wie also nun der Einzelne Situationen erlebt, wird somit auch stark von persönlichen Beziehungen und Umgangsweisen innerhalb des Teams, auch interdisziplinär, beeinflusst.

Daher gibt es **spezielle Anforderungen an Maßnahmen** für **Mitarbeiter in Gesundheitsberufen**.

Aufgrund der besonderen Bedingungen ist es sinnvoll, bei Unterstützung und Förderung für Personen, die in diesem Bereich tätig sind, die oben genannten Schwerpunkte zu berücksichtigen. Die Bedeutung der Thematik steigt mit dem Sinken von Ressourcen (verfügbare Zeit, vorhandenes Personal, finanzielle Mittel). Je spezifischer die Einzelperson hier gefördert werden kann, desto größer sind die Auswirkungen im Sinne der Erhöhung des Selbstmanagements, der Patientenorientierung, der Zusammenarbeit im Team, auch interdisziplinär.

Wichtige Voraussetzungen für die Tätigen in Gesundheitsberufen sind neben fachlichen Kenntnissen spezielle kommunikative Fertigkeiten und Fähigkeiten, wirksame Bewältigungsstrategien und ein reflektiertes Verständnis über den Zusammenhang zwischen

- eigenen Einstellungen, Werten und Vorstellungen
- dem Umgang mit anderen Menschen und
- der Organisation als den umgebenden Rahmen.

Außerdem bedarf es besonderer Strategien, um verschiedene Problemsituationen abzuklären und zu gewichten, zielorientiert und systematisch im Team zu agieren und interdisziplinäre Zusammenarbeit kooperativ zu beeinflussen.

Suum cuique: Jedem das Seine (Cicero).

NLP für den Gesundheitsbereich muss auf diese Anforderungen Rücksicht nehmen. Die Beschreibungen im nächsten Teil dieses Buches sind für alle Anwendungsbereiche geeignet, und es obliegt dem Leser auszuwählen, welche Methoden für welche Bereiche in seinem ganz speziellen Gebiet brauchbar sind.

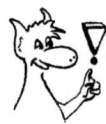

Teil 1

Grundlegendes

Trixi Rosenthaler

1. Der Ausgangszustand und das Ziel

Alle Autorinnen und Autoren dieses Buches haben einerseits viel mit NLP, andererseits viel mit dem Gesundheitswesen zu tun. Und wie jeder Bereich hat auch das Gesundheitswesen seine Stärken und Schwächen, wie Sie sicher wissen ... Uns geht es hier darum, Sie mit Techniken, Strategien, Interventionen, Verhaltensweisen, Handlungsmustern, Sprachmodellen und vor allem Gedanken bekannt zu machen, die sowohl die Kommunikation nach außen als auch die Kommunikation nach innen optimieren, verbessern, vielleicht auch nur ein wenig ändern. Zum Positiven hin ändern, zum Erwünschten, zum Besseren.

Wir wollen Ihnen Möglichkeiten vorstellen, wie Sie mithilfe verschiedener NLP-Methoden Ihr eigenes Erleben verändern können, wenn es Ihnen nicht gut genug gefällt, und wie die Dinge, die gut tun, auch zu stärken sind.

Hier geht es darum, Sie mit Gedanken und Strategien bekannt zu machen, die Ihre Kommunikation nach innen und außen verbessern.

NLP ist lösungsorientiert

Das heißt mit einer Kurzformel ausgedrückt: Verwende 10% deiner Energien für das Problem, 90% für die Lösung.

Probleme sind vorhanden, sie werden in dieser Art von Reaktion nicht verleugnet. Aber sie können als Zeichen für Entwicklungsprozesse, für Veränderung verstanden werden. Das Ziel ist, diese **Veränderung aktiv mitzugestalten**, und zwar so, dass die zukünftigen Wahlmöglichkeiten erhöht werden.

Eine der berühmtesten Metaphern Richard Bandlers, des „Erfinders" von NLP, ist jene, das Leben mit einer Busfahrt zu vergleichen und dann die Frage: *„**Wer fährt den Bus?**"* zu stellen. Er sagt dazu: *„Sie (die meisten Menschen) verhalten sich so, als ob sie am Hintersitz eines Busses festgekettet wären, während jemand anderes lenkt."*[1]

BE CAUSE

Ziel jeder Beschäftigung mit NLP ist, selbst zum Busfahrer, zur Busfahrerin zu werden, zu bestimmen, wann man wie lange mit wem wohin fährt, die Pausen selbst festzulegen oder auch zu erlauben, dass jemand anderer fährt. Ziel ist es, im eigenen Leben **Ursache** zu sein, nicht nur Wirkung. Und Ziel ist es, auf die Frage „Wie geht's dir?" jene erschreckende Antwort „Immer so, wie es die anderen wollen" aus dem eigenen Sprachschatz zu verbannen, bis sie vergessen wird.

Wir bieten Ihnen in diesem Buch nicht „die Wahrheit", nur **eine Form der Wirklichkeit**. Wobei natürlich die Wirklichkeit im Sinne von dem, was wirkt, keine objektive und für alle gleiche Größe darstellt – wie jeder, der mit dem Gesundheitswesen zu tun hat, wohl mehrmals am Tag erleben und deshalb bestätigen wird. Denn was für Frau XY lebensrettend sein kann, muss für Herrn AB, der unter der selben Krankheit leidet, nicht unbedingt gut sein.

Wir stellen Ihnen hier ein Denk-Modell vor, das TherapeutInnen, TrainerInnen, SpezialistInnen in welchem Gebiet auch immer seit mittlerweile Jahrzehnten erproben, verwenden, weiterentwickeln und schätzen, eben weil es wirkt. Ein Denkmodell, das sich für unzählige Menschen bewährt hat.

„Eine Theorie hat die Aufgabe, eine Rechtfertigung dafür zu liefern, warum verschiedene Modelle anscheinend mit der Realität übereinstimmen.

Ein **Modell ist** *einfach* **eine Beschreibung, wie etwas funktioniert, ohne Festlegung** *darauf,* **warum** *es so sein mag.*

Sie sollten herausfinden, ob es funktioniert oder nicht, ob es etwas nützt oder unnütz ist"[2], meint Richard Bandler selbst.

Und dann machen Sie das, was Oskar Wilde über den guten Geschmack sagt: *„Nehmen Sie von allem nur das Beste"*.

Da die Wirksamkeit und Nützlichkeit von NLP in vielen Bereichen so eklatant ist, manche Menschen das Modell NLP aber wegen seiner „Unwissenschaftlichkeit" ablehnen, möchten wir es hier nicht nur beschreiben, sondern auch einen kleinen Abriss in die erkenntnistheoretischen Grundlagen seiner Grundannahmen wagen. („Wagen" deshalb, weil uns klar ist, dass wenige Seiten nicht ausreichen werden, Skeptiker zu überzeugen bzw. das Interesse Interessierter zu befriedigen. Und all die, die kein Interesse an diesen Grundlagen haben, werden das Kapitel womöglich überspringen.)

Die Frage „Ist NLP was?" (als Reaktion auf die Aussage: „Des is nix." [= das ist nichts] oder „Das ist super.") wird aber dennoch immer wieder von jedem Einzelnen beantwortet werden müssen und zu jenen Fragen zählen, die Heinz von Foerster, einer der Väter des Konstruktivismus, als „unentscheidbar" bezeichnet.

„Nur die Fragen, die im Prinzip unentscheidbar sind, können wir entscheiden". Warum? Ganz einfach, weil die entscheidbaren Fragen (z. B. wie viel 2 × 2 ist) bereits entschieden wurden durch die Wahl des Rahmens, in dem sie gestellt wurden, und durch die Wahl der Regeln, die verwendet werden."[3]

Bei einer entscheidbaren Frage ist die Antwort vorgegeben. Bei einer unentscheidbaren Frage können wir die Antwort wählen. *„Wir können wählen, wer wir werden möchten".*[4]

Wenn wir uns für eine Antwort entscheiden, sind wir aber auch verantwortlich für die Wahl, und die Verantwortung ist lokalisierbar. Bei uns.

Wenn Sie eine Partei wählen, sind Sie dafür verantwortlich. Zu sagen, Sie würden sie nur deswegen wählen, weil Ihre Eltern sie auch schon gewählt hätten, bedeutet, die Verantwortung abzuwälzen.

Mithilfe von Hierarchien sind ganze Institutionen geschaffen worden, in denen es nicht möglich ist, die Verantwortung genau zu lokalisieren, und in solchen Systemen ist es leicht zu behaupten: „Mir ist befohlen worden, X zu tun."

In Wirklichkeit müsste man hier jedes Mal sagen: „Es ist mir befohlen worden, X zu tun, und ich habe mich dafür entschieden, es wirklich zu tun."

Der Gedanke der Verantwortlichkeit, der Selbstverantwortung, die Frage nach dem Busfahrer wird uns begleiten in diesem Buch.

Und ob jetzt oder irgendwann jemand meint, dass „NLP was ist" oder dass „es nix ist", wird im Endeffekt mehr über ihn aussagen als über NLP. Genau so wie der Satz „Ich finde Beethoven, Ernst Jandl und Hermann Nitsch furchtbar" nichts über die Herrn Beethoven, Jandl oder Nitsch an sich aussagt, sondern hauptsächlich etwas über den, der ihn ausspricht.

Wir, die wir Beiträge für dieses Buch schrieben, haben uns vor langer Zeit aus den verschiedensten Gründen dafür entschieden, die Frage nach dem Können, der Wichtigkeit, der Wesentlichkeit von NLP in bestimmten (vielen?, allen?) Bereichen positiv zu beantworten, (was vor allem über uns etwas aussagt).

> Wir haben die Wahl, wer wir werden möchten, wenn wir über prinzipiell unentscheidbare Fragen entscheiden. Aber mit der Freiheit der Wahl haben wir die Verantwortung (Heinz von Foerster).

Sie, liebe Leser und Leserinnen, mögen uns dafür schätzen, mögen uns Recht geben, mögen uns belächeln, mögen uns verdammen. Es wird in jedem Fall doch immer wieder auch etwas über Sie aussagen.

2. Die Gesundheits-Wesen

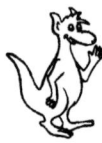

Der Ausgangspunkt ist ein Bereich, bei dem mindestens zwei Personen miteinander zu tun haben: eine kranke (genesende, erkrankende) und eine helfende, unterstützende.

Wir beschäftigen uns hier nicht mit der Person, die krank ist. (Unter anderem deshalb, weil es bereits ein Buch zu diesem Thema gibt, an dessen Titel man übrigens schon eine NLP-Grundtendenz erkennt. Es heißt „NLP und Gesundheit"[5], und sein Untertitel lautet „Die offenen Geheimnisse der Gesunden". Das heißt, man interessiert sich dafür, was jene tun, die gesund bleiben und sind. Man stellt die Frage „Wie machen die das?" und gibt darauf Antworten.)

Wir beschäftigen uns hier mit den Menschen, die auf der „gesunden Seite" im Gesundheitswesen stehen, also mit Pflegepersonen, Ärztinnen und Ärzten bzw. allen anderen, die dort beschäftigt sind. Mit den „Gesundheits-Wesen" also ...

Diese Menschen gibt es als Individuen, als „Ich", und da „man gut stehen muss, um jemandem aufhelfen zu können", ist es sinnvoll, dass jeder von ihnen sich als ICH begreift, kennt, schätzt, helfen kann, „heil" ist.

Was fehlt Ihnen? – Danke, ich habe alles, was ich brauche.

Im Wort „heil" schwingt auch die Bedeutung „ganz, unversehrt" mit, und jemand, der heil ist, kann die Frage: „Was fehlt Ihnen?" mit „Danke, ich habe alles" beantworten.

Betrachtet man **Untersuchungen über die Zufriedenheit** von Menschen, die im Gesundheitswesen arbeiten, kann man jedoch viele Bereiche sehen, in denen etwas fehlt.

Es fehlt an Zeit, an Nähe, an Gesprächen, an Begegnungen, an Sicherheit, an Geld, an Wissen, an Kompetenzen, an Ruhepausen, an Zusammenarbeit, an Teamgeist, an Verständnis usw. Und wenn dann der eine oder die andere auch noch unter anderen Aspekten seines/ihres Lebens leidet (Beziehungen, Kinder, Eltern, soziales Umfeld etc.) und/oder womöglich innere Zustände und Prozesse laufen hat, die nicht „gut tun" (Minderwertigkeitsgefühle, Zweifel an der Sinnhaftigkeit der Arbeit, des Seins etc.), so steht dieser Mensch zwar „auf der gesunden Seite des Gesundheitswesens", kann aber die auf der anderen Seite nicht so gut „unterstützen" wie jemand, bei dem „es" gut läuft, dem „nichts

Grundlegendes

fehlt", der seine Ressourcen nützt und der darauf achtet, selbst in bestmöglichem, harmonischem, heilem Zustand zu sein.⁶

Jede Beziehung eines „Gesundheits-Wesens" mit einem Patienten ist geprägt durch das **Ungleichgewicht** der miteinander Agierenden. Dieses Ungleichgewicht bezieht sich einerseits auf das fachliche Wissensgefälle, andererseits auf die Ausgangsposition im Gespräch.

Der Patient befindet sich als Mensch meist in einer Ausnahmeposition, die geprägt sein kann durch Leiden, Angst, Schmerz, durch Ungewissheit oder Gewissheit, durch die Bedrohung, die eine Krankheit in allen Bereichen seines Lebens auslöst.⁷

Der Mensch, der im beruflichen Kontext mit ihm spricht, der ihn pflegt, von dem er sich womöglich Rettung erwartet, sieht sich manchmal selbst Situationen gegenüber, auf die er nicht vorbereitet ist. Wenn dieser Mensch nun sein eigenes Leben im Griff hat, sich darin wohl fühlt, seine Grenzen kennt, seine Stärken nützt und eine „runde Persönlichkeit" ist, hat er mehr Chancen, Begegnungen so zu gestalten, dass sie hilfreich sind und nicht noch zusätzlichen Stress verursachen, kann er wirklich **auf den anderen achten**, ohne ständig mit sich selbst beschäftigt zu sein.

> Die Beziehung eines Gesundheits-Wesens mit einem Patienten ist geprägt durch ein Ungleichgewicht. Es ist wichtig, dieses durch hilfreiche Kommunikation zu verringern.

Aus diesem Grund können Sie **dieses Buch einfach für sich selbst lesen**. Sie können ausprobieren, was es auszuprobieren gibt, Sie können beginnen, Ihre eigenen Erlebnisse anders zu betrachten, womöglich sogar zu verändern. Mit dem Ziel, Ihr subjektives Wahrnehmen und Erleben so zu gestalten, dass es für Sie passt und dass es Ihnen „nützt".

Außerdem beginnt jede Kommunikation mit der Kommunikation mit sich selbst. Sie „*beginnt mit der ersten Position.*" Das ist jene Position, in der ich mich selbst wahrnehme, in der ich weiß, wie es mir geht, was ich fühle, denke und „meine", was mir fehlt, was ich brauche.

Ich bin die 1. Person in meinem Leben – nicht nur in der Grammatik. „*Von da weg lernen wir, dass die Verantwortung für uns selbst gleichzeitig auch eine Verantwortung für andere Menschen ist.*"⁸

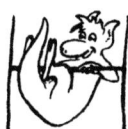

> Denken Sie einmal über Situationen der letzten Tage nach und suchen Sie die heraus, in denen Sie sich wohl gefühlt haben, in denen Sie nette Begegnungen hatten, gute Gespräche führten, in denen Ihnen etwas gelang, in denen Sie gute Arbeit leisteten. Oder in denen Sie sich besonders gut entspannen konnten, in denen Sie etwas für sich getan haben.

> Erleben Sie einige dieser Situationen, wie Sie sie erlebt haben – mit Ihren eigenen Augen, Ohren, inneren Stimmen, Gefühlen. Genießen Sie sie. Lächeln Sie kurz nach innen, lächeln Sie sich selbst zu.
> Und dann machen Sie, was Sie machen wollen. Vielleicht weiterlesen.

Sie können **dieses Buch auch „für sich und die anderen" lesen**, wobei „die anderen" die Patienten und Patientinnen, deren Angehörige, Ihre Kollegen und Kolleginnen, Ihre Mitarbeiter und Mitarbeiterinnen, Ihre Vorgesetzen, Ihre Chefs und Chefinnen sein können.

Es wird in diesem Buch um die **Wechselbeziehung ICH und DU** gehen und Sie werden Möglichkeiten finden, wie Sie Ihre Beziehung zu anderen, Ihren „Draht" zu anderen verbessern können, um erwünschte Resultate zu erzielen.

Und bei alldem geht es nicht um „die richtige Sichtweise", sondern um eine „Erweiterung der Sichtweise, die Sie haben"[9], um eine Vergrößerung Ihres Handlungsspektrums, Ihrer Verhaltensweisen, um das Gewinnen von Wahlmöglichkeiten und Flexibilität.

3. NLP – was ist das überhaupt?

Neuro-linguistisches Programmieren ist ein Begriff, den ich erfunden habe (Richard Bandler).

Als ich vor einigen Jahren von unserem Nachbarn gefragt wurde, was ich denn bei meinen Seminaren so mache, sagte ich: „NLP – das heißt Neurolinguistisches Programmieren". Der Mann sah mich an und meinte dann: „Programmieren: Ist das nicht zu schwer für eine Frau?"

Doch genauso wenig, wie ein Pilot-Projekt etwas mit Flugzeugen zu tun haben muss, hat Neurolinguistisches Programmieren zwingend etwas mit Computern zu tun. Es bedeutet vielmehr ... ja, was genau?

Die Beantwortung dieser Frage hängt manchmal davon ab, wie ich die Fragenden einschätze. Scheinen sie wirklich interessiert, fällt die Antwort ausführlich aus, fragen sie nur aus Höflichkeit, hören sie eher den Satz: „Ah, das ist kompliziert zu erklären – auf alle Fälle ist es unglaublich interessant".

Sie, liebe Leserin, lieber Leser, werden sich die Frage vielleicht am besten selbst beantworten können – nach der Lektüre des Buches. Da viele Menschen aber wissen möchten, womit sie sich viele Seiten lang beschäftigen werden, stelle ich Ihnen nun verschiedene **Definitionsmöglichkeiten** vor, die Ihnen für eine erste Idee nützlich sein könnten – wohl wissend, dass es andere gibt!

Zuerst soll wieder der Erfinder von NLP, **Richard Bandler**, zu Wort kommen:

> *"Neurolinguistisches Programmieren ist ein Begriff, den ich erfunden habe, um zu vermeiden, dass ich mich auf diesem oder jenem Gebiet spezialisieren müsste. [...]*
>
> *Ein wesentliches Charakteristikum des NLP ist eine bestimmte Art und Weise, menschliches Lernen zu betrachten ... (und ich denke), dass es angemessen ist, **NLP als lernpädagogischen Prozess** zu bezeichnen. Im Grunde genommen entwickeln wir **Methoden**, um Menschen beizubringen, wie sie ihr **eigenes Gehirn nutzen** können."* [10]

Vom Gehirnbesitzer zum Gehirnbenützer (Vera Birkenbiehl).

In einem anderen NLP-Standardwerk findet man folgendes Zitat:

> *"NLP ist eine Disziplin, die sich mit der **Struktur subjektiver Erfahrung** beschäftigt. NLP will **keine Theorie** sein, es hat den Status eines **Modells** – eine **Reihe von Prozeduren**, deren **Wertmaßstab die Nützlichkeit** und nicht die Wahrheit ist.*
>
> *NLP bietet Werkzeuge an, die in jeder menschlichen Interaktion mit Erfolg benutzt werden können."* [11]

Das Ziel des NLP ist es also, Techniken zu vermitteln, mit denen man die **Strukturen der subjektiven Erfahrung** nicht nur beschreiben, sondern auch verändern kann – **bei sich selbst** und bei anderen! In einer Weise, die zu erwünschten Ergebnissen führt.

Der Mensch ist kein Produkt der Umstände; die Umstände sind ein Produkt des Menschen (Benjamin Disraeli).

Wenn beispielsweise eine alte Dame beim Anblick einer Ärztin *„Ich will einen Doktor! Bringen Sie mich zu einem Herrn Doktor, nur der kann mir helfen"* jammert und von diesem Wunsch nicht abzubringen ist, haben wir es hier mit subjektiven Strukturen menschlichen Denkens zu tun, deren Ergebnis nicht vorteilhaft ist ...

Es liegt nun an der „Frau Doktor" bzw. an den anderen Beteiligten, ihr klar zu machen, dass mittlerweile auch Frauen „Ärzte" sind, also helfen und sogar Leben retten können.

Hier kommen wir in den Bereich, mit dem NLP häufig ausschließlich verbunden wird. In den Bereich der **Kommunikation**. Doch NLP nur als die Lehre von hervorragender Kommunikation zu bezeichnen, hieße, es um wesentliche Aspekte zu reduzieren.

Vielmehr kann NLP als *„die **Kunst und Wissenschaft von persönlicher Vervollkommnung**, von **effizienter Kommunikation und ‚personal excellence'***" [12] bezeichnet werden.

NLP hat den Status eines Modells mit einer Reihe von Prozeduren, deren Wertmaßstab die Nützlichkeit ist.

„**Kunst**" deswegen, weil jeder Einzelne seine eigene Persönlichkeit und seinen Stil in das, was er tut, einbringt und das nie gänzlich in Worten oder Techniken zu beschreiben ist.

„Wissenschaft" deswegen, weil es dennoch Methoden und Verfahren gibt, mit denen die Muster entdeckt und beschrieben werden können, die Menschen nutzen, um, wo auch immer, hervorragende Ergebnisse zu erzielen.[13]

NLP entstand übrigens **aus der Idee, exzellente Verhaltens-Muster herauszufinden** und auf ihre Gemeinsamkeiten zu untersuchen.

In den frühen 70er Jahren kamen **John Grinder**, damals Assistenzprofessor der Linguistik an der University of California in Santa Cruz, und **Richard Bandler**, Student der Psychologie an dieser Universität, auf die Idee, die Verfahrensweisen herausragender Therapeuten zu studieren, um die jeweiligen Muster zu identifizieren.

Die drei im ganzen Land für ihre Erfolge bekannten Therapeuten, die sie modellierten – **Virginia Satir,** eine außergewöhnliche Familientherapeutin, **Fritz Perls**, den Begründer der Gestalttherapie, und den Hypnotherapeuten **Milton Erickson** –, waren zwar völlig verschiedene Persönlichkeiten mit völlig verschiedenen Arbeitsweisen, aber die Grundmuster, die sie benutzten, waren einander erstaunlich ähnlich.

„Bandler und Grinder nahmen diese Muster, verfeinerten sie und bildeten daraus ein elegantes Modell, das anwendbar ist für effektive Kommunikation, persönliche Veränderung, beschleunigtes Lernen und natürlich dazu, größeren Genuss und Freude im Leben zu haben."[14]

Ausgehend von diesen ursprünglichen Modellen entwickelte sich NLP anschließend in verschiedene Hauptrichtungen weiter:

In einer geht es um **„Verfahren zur Entdeckung der Muster in Glanzleistungen in jedem nur möglichen Bereich"**[15] (= Modellieren). Im Mittelpunkt des Interesses stehen dabei exzellente Leistungen, bei deren Analyse man sich die Frage stellt: „Wie macht er/sie das genau?" Und dann richtet man seine Aufmerksamkeit nicht auf *„das, was die Leute sagen, dass sie tun"*, sondern auf das, *„was sie wirklich tun"* – und daraus entwickelt man ein Modell – mit dem Ziel, Beschreibungen zu erhalten, die andere Menschen befähigen, zu den gleichen Ergebnissen zu kommen wie das Modell.[16]

Von den Mikro-Strategien, die einen dazu befähigen, „hinter das zu schauen, was die Leute sagen", wird in diesem Buch nur am Rande die Rede sein. Es wird Ihnen jedoch einige jener Grundfähigkeiten zeigen und vermitteln, auf denen das „Modellbauen" beruht. Und wenn Sie dann auch

---

Marginalien:

Jemand Neuer ist im Raum. Er trägt ein Schild in der Hand, auf dem steht: „Ich bin die neuen Möglichkeiten"
(frei nach V. Satir aus „Meine vielen Gesichter").

Ich fühle mich wie ein sehr altes Kind, das aber immer noch neugierig ist (Jorge Luis Borges).

noch ein Mensch sind, der *„mit Neugierde zu tun hat und mit dem Wunsch, etwas über neue Dinge zu lernen, sie zu beeinflussen und sie vor allem in jener Weise beeinflussen zu können, die nützlich ist"*[17], dann werden Sie feststellen, dass der Versuch, Antworten auf die Frage „Wie macht er/sie das?" zu erhalten, eine unglaublich interessante und erhellende Beschäftigung ist.

Außerdem werden Sie zu denen gehören, *„die wirklich wissen, was NLP ist"*. Nämlich eine Lebenseinstellung ...[18]

> *„Und so wie Lachen ansteckend ist, sind auch exzellente Verhaltensweisen ansteckend."*[19]

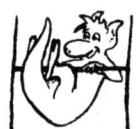

Wollen Sie nicht gleich damit beginnen?
Denken Sie an irgendeine Situation, in der Ihnen aufgefallen ist, dass jemand anderer etwas sehr gut gemacht hat.
Suchen Sie nun in Gedanken Antworten auf die Frage:
Was war das Besondere? Was genau hat er/sie getan?
Was würde wohl er/sie antworten auf die Frage: Wie machst du das/machen Sie das?
Was ist dem/derjenigen wohl wichtig gewesen? Woran glaubt er/sie? Welche Fähigkeiten setzt er/sie da ein?
Stellen Sie sich vor, Sie könnten die Szene von allen Seiten betrachten, Sie könnten auch in den Menschen selbst schlüpfen und für kurze Zeit ahnen, wie er es macht.
Und dann freuen Sie sich darauf, das nächste Mal in einer ähnlichen Situation die eine oder andere Ihrer Erkenntnisse anzuwenden.

Modellieren ist auch der Prozess, durch den sich NLP weiterentwickelt, sodass die „Ursprungsmodelle" mittlerweile um unzählige neue erweitert wurden. Das erschwert die Frage, was NLP nun eigentlich „genau" ist. Und es mag sein, dass NLP-Puristen in diesem Buch Dinge entdecken werden, die auch schon ganz etwas anderes sind, waren oder sein könnten.

Aus der Überlegung heraus, was denn ein Gesundheits-Wesen nach der Lektüre des Buches „können" sollte, ist die Richtung, die in diesem Buch im Mittelpunkt stehen wird, jene, die NLP als Kommunikationskunst darstellt, als *„**eine Fähigkeit, zu anderen Menschen** (und zu sich selbst!) **mit Willen und Bewusstsein eine gute Beziehung herzustellen.**"*[20]
NLP als umfassendes Kommunikationsmodell also.

*„**Kommunikation nach innen** mit den Strukturen und Prozessen der eigenen Lebenspraxis **und Kommunikation***

NLP als Kommunikationskunst, als die Fähigkeit, zu anderen Menschen (und zu sich selbst!) mit Willen und Bewusstsein eine gute Beziehung herzustellen.

***nach außen**, der Umgang mit den Strukturen und Prozessen der Lebenspraxis von anderen Menschen im Zusammensein und in der Zusammenarbeit mit ihnen.*"[21]

So bietet NLP z. B. Möglichkeiten, Menschen auf einschränkende subjektive Denk- und Handlungsstrukturen so aufmerksam zu machen, dass sie nicht nur erkennen, sondern auch spüren, dass es sich um „selbstgemachte Einschränkungen" handelt. Das macht dann Veränderung möglich und leichter. Und weil der Mensch, der einschränkende Denk- und Handlungsstrukturen hat, oft genug „ich" heißt, ist NLP natürlich auch für dieses „ich" geschaffen – wenn es auch viel einfacher ist, den Splitter im Auge des anderen zu sehen als den Balken vor den eigenen Augen.

Eine weitere und **wichtige Definitionsmöglichkeit** besteht darin, das **Neurolinguistische Programmieren** in seine Bestandteile zu zerlegen und diese einzeln zu definieren.

„**Neuro**" (vom griechischen Wort *neuron* für Nerv) steht für die These, dass sich unsere gesamte Erfahrung und alles Verhalten aus unseren neurologischen Prozessen des Sehens, Hörens, Riechens, Schmeckens, Berührens und Empfindens und aus der Struktur unseres Nervensystems ableiten. Unsere fünf Sinne lassen uns „die Welt" erfahren, und alle unsere internen Zustände und Prozesse sowie unser physischer Lebensprozess haben eine neuronale Grundlage.

„**Linguistisch**" (vom lateinischen *lingua* für Sprache) bezieht sich dabei auf die Tatsache, dass wir (nonverbale und verbale) „Sprache" benützen, um unsere Erfahrungen, Gedanken, Verhaltensweisen zu speichern, zu ordnen, zu strukturieren und zu kommunizieren.

Für gewöhnlich stehen nicht die Worte in der Gewalt der Menschen, sondern die Menschen in der Gewalt der Worte (Hugo von Hofmannsthal).

NLP beschäftigt sich dabei auch mit dem faszinierenden Phänomen, dass die **Sprache**, die wir einerseits verwenden und mit der wir andererseits aufwachsen, **unser Denken, unser Verhalten** und **unsere Gefühlsmodelle** ganz wesentlich **beeinflusst**, dass es also eine **intensive Wechselbeziehung zwischen Sprache und Denken** gibt. (Leider wird im Rahmen dieses Buches nicht genug Raum sein, dieses Phänomen anhand verschiedener Sprachen vorzuführen. Ich möchte aber dennoch ein einfaches Beispiel erwähnen: In einer Sprache wie im Persischen gibt es kein Wort für „Altersheim". Weil es nicht gebraucht wurde. Wenn es aber dieses Wort und somit so eine Einrichtung nicht gibt, kann man auch nicht daran denken – das heißt, man kann nicht überlegen, welches Altersheim für Omi wohl das beste wäre. Und das beeinflusst natürlich die Art der Lösungsversuche.)

Die Bezeichnung **„Programmieren"** leitet sich aus der Kybernetik und Systemtheorie ab und beschreibt die Tatsache, dass Erfahrung und Verhalten in Sequenzen und häufig wiederkehrenden Mustern repräsentiert ist. Das ermöglicht es uns beispielsweise, rasch zu handeln, ohne jedes Mal neu bestimmen oder darüber nachdenken zu müssen, wie und was man in dieser oder jener Situation zu denken, zu berücksichtigen, zu empfinden haben könnte.

Ein Baby, das Hunger hat, schreit zuerst einmal – und sichert sich so das Überleben. Ein Mensch im Krankenhaus, der Hunger hat, schreit nicht und läutet vielleicht nicht einmal – weil er niemanden stören und nicht „wegen dieser Kleinigkeit" eine Schwester oder einen Pfleger belästigen möchte. Da kommt es darauf an, welches „Programm" er gelernt hat.

Eine rote Ampel signalisiert dem Autofahrer, dass er stehen bleiben muss. Und das tut er – außer seine Aufmerksamkeit ist durch etwas abgelenkt. Eine rote Ampel kann Menschen aber auch tatsächlich zur Aussage: „Immer ist Rot!" bewegen ...

Höre ich das Wort „Zahnarzt", verziehe ich augenblicklich das Gesicht – selbst wenn ich, wie jetzt, in völliger Sicherheit und zahnschmerzenfrei vor dem Computer sitze.

Die meisten unserer Programme sind auf Lebenszeit gespeichert, und viele von ihnen hätten auch ganz anders ausfallen können, wenn wir andere Erfahrungen in einer anderen Umwelt gemacht hätten.[22]

Bei einer großen Menge dieser Programme handelt es sich um sogenanntes „automatisiertes Wissen", das einmal bewusst gelernt wurde. Andere sind jedoch völlig unbewusst gespeichert worden. Die Tatsache, dass Menschen von einem vergangenen Erlebnis beeinflusst werden, ohne sich im mindesten bewusst zu sein, dass sie sich erinnern, wird auch „implizites Gedächtnis" genannt und ist unter anderem in Daniel Schacters Buch „Wir sind Erinnerung" Gegenstand ausführlicher Untersuchungen.[23]

Wie die verschiedensten Forscher diese „Programme" genauer klassifizieren, ordnen, erklären und benennen, ist im Rahmen dieses Buches nicht relevant. Wichtig ist nur zu wissen, dass jeder von uns unzählige Programme in seinem Gehirn gespeichert hat und immer wieder speichert.

Wissen Sie nun, was NLP ist? Nein, vergessen Sie die Frage. Die Frage, die zu beantworten ist, lautet: Können Sie sich nun vorstellen, womit NLP sich beschäftigt?

> Macht euch nicht wichtig mit eurem Programm! Ein Programm hat heute jede Waschmaschine (Miodrag Bulatovic).

4. Mit dem Bus in das Land der Erkenntnistheorie

In zahlreichen Werken bzw. Abhandlungen über NLP werden die bestimmenden **Grundannahmen**, die im nächsten Kapitel ausführlich besprochen werden, als Axiome (Aussagen, die manchmal selbst nicht begründet, aus denen aber weitere Sätze abgeleitet werden) dargestellt. Meist werden sie unvermittelt ohne jeden Kommentar präsentiert,[24] vielleicht deswegen, weil der Wille der Begründer zum Theorieverzicht von den Schülern und dann wieder Lehrern bereitwillig übernommen wurde.

Ich denke, dass es auch dieser „Theorieverzicht" war, der jene Gegenstimmen, die NLP „abtun" wollten bzw. wollen, nährte.

Es sei zu wenig wissenschaftlich, die Wirkung sei zu wenig „bewiesen", man „lüge die Welt um", man manipuliere die Wirklichkeit und andere Menschen ... All das kann man von Kritikern vernehmen.

Seit einigen Jahren gibt es nun ein Buch am Markt, das „Die Wirklichkeit des NLP – Erkenntnistheoretische Grundlagen und ethische Schlussfolgerungen" heißt, in dem Alexa Mohl, eine bekannte deutsche Fachbuch-Autorin, es sich zur Aufgabe macht, die Grundannahmen des NLP „wissenschaftlich zu beweisen".[25]

In diesem Buch gelingt es der Autorin meines Erachtens sehr gut, jenen Überblick zu geben, der zu einem „Privatverständnis" des Themas geeignet scheint.

Da ihr Buch aber Lust „auf mehr" machte, begannen mein Mann und ich eine Reise durch verschiedenste Werke und Bücher, die sich mit dem Thema **Erkenntnis/Wissen/Lernen** beschäftigen.

Es ist ein weites Land, und wenn man es von oben aus dem Flugzeug betrachtet (wären wir im Bus gefahren, kämen wir erst in Jahrzehnten wieder heim), weiß man sofort, dass man es wohl nie ganz erforschen können wird.

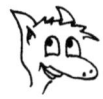

Es wird in unserem Gehirn (vielleicht? hoffentlich?) immer Gebiete geben, die unergründlich bleiben, deren Wirkungsweise unerforschbar scheint, die von der Wissenschaft nicht „nachzubauen" sind. Und vielleicht (oder hoffentlich?) wird man immer an bestimmten Stellen „Und das ist einfach so, das ist nicht zu erklären" sagen müssen. Wie jener Wissenschaftler in einer Karikatur, der eine lange Reihe von Gleichungen auf eine Tafelhälfte notiert, dann plötzlich innehält und den Satz „Und dann geschieht ein Wunder" schreibt. Danach rechnet er auf der anderen Hälfte der Tafel weiter, erklärt weiter und tut so, als ob dieses „Wunder" „ganz normal" wäre.[26]

Wir überflogen das Land also und ... Nein. Wir überflogen einen Teil der Landkarten, die es von diesem Land gibt. Wir überflogen einen winzigen Teil jener Bücher, in denen wiederum ein winziger Teil jener „Gehirnspezialisten" „populärwissenschaftlich" einen winzigen Ausschnitt dessen erklärt, was es über das Erkennen zu erkennen gibt.

Das heißt mit anderen Worten ausgedrückt: Wir lasen zahlreiche Bücher, die das Gehirn und seine Wirkungsweise beschreiben. Wir beschäftigten uns also mit den Landkarten des Gebiets. Und dann legten wir unsere Fragestellung über die Landkarten, filterten selektiv heraus, was für unsere Zwecke nützlich schien – und freuten uns über jene nun „selbstgewonnenen" „wissenschaftlichen Bestätigungen" dessen, was im NLP unter dem Titel *Grundannahme* zu finden ist.

Die Sache mit der Landkarte

Als erste und wichtigste Grundannahme des NLP gilt der Satz, den Bandler und Grinder von Alfred Korzybski aus seinem 1933 erschienenen Werk „Science and Sanity" entlehnt haben:

> ***The map is not the territory.***
> *Die Landkarte ist nicht das Gebiet.*

Die wichtigste erkenntnistheoretische Grundannahme des NLP: Die Landkarte ist nicht das Gebiet ...

Dieser Satz soll vorerst einmal deutlich machen, dass es einen Unterschied gibt zwischen „der Welt, wie sie wirklich ist", und der Welt, „die wir erkennen".

Korzybski und seine wissenschaftlichen Zeitgenossen (und viele vor ihnen) waren sich schon damals einig, dass menschliche **Wahrnehmung nur ein Abbild der Wirklichkeit liefert**. Dieses Abbild, das die Menschen für die Wirklichkeit halten, stimmt mit ihr jedoch nur so wenig überein wie eine Landkarte mit dem Gebiet, das sie „abbildet".

Diese Landkartenmetapher suggeriert jedoch, dass es „das Gebiet", „die Wirklichkeit" gibt, dass es daher auch Landkarten geben kann, die dem Gebiet mehr entsprechen als andere.

Da wir aber buchstäblich alles, was wir von der Welt wissen, selbst hervorgebracht haben, können wir keinen Vergleich anstellen, ob unser Modell von der Welt der Welt, wie sie „wirklich ist", strukturell ähnelt.[27]

Deshalb sagte auch Heinz von Foerster bei einem Kongress:

„Meine Damen und Herren, the map is the territory, die Landkarte ist das Land, wir haben ja nur maps und nichts anderes. [...] Wir sehen nur das, was wir sehen."[28]

... wir haben aber nur Landkarten (Heinz von Foerster).

Heinz von Foerster gilt als Mitbegründer dessen, was **Konstruktivismus** genannt wird. Und der Konstruktivismus bildet wiederum eine jener Wurzeln des NLP, die in die Wissenschaft reichen.

Mit dem Konstruktivismus entstanden u. a. neue Konzepte des wissenschaftlichen Denkens. Ihre Konsequenzen waren für die Denkgewohnheiten des 20. Jahrhunderts mächtig, vor allem für jene Wissenschaftler, die am **aristotelischen Prinzip der Objektivität** festhalten wollten. Denn plötzlich war die „Forderung nach Objektivität" mehr als in Frage gestellt ...

Nach dem Prinzip der „Objektivität" sollen die Eigenschaften des Beobachters nicht in die Beschreibung seiner Beobachtungen einfließen.

„Wenn jedoch die Eigenschaften des Beobachters (dass er nämlich beobachtet und beschreibt) ausgeschaltet werden, dann bleibt nichts übrig, keine Beobachtung, keine Beschreibung,"[29] da er ja das ausschalten müsste, was ihn erst zum möglichen Beobachter und Beschreiber macht: seine Sinne, seine Art von Reizverarbeitung und natürlich auch seine für ihn typische Art der Interpretation dessen, was er wahrgenommen hat.

Der Beobachter ist also ein Teil des Systems und mit diesem untrennbar verbunden – und „Objektivität" kann es gar nicht geben ...

Beachtenswert dabei erscheint, dass **diese neuen Konzepte** in einem **interdisziplinären Prozess** entwickelt wurden, an dem Biologen, Neurophysiologen, Ökologen, Entwicklungspsychologen, Anthropologen und Philosophen beteiligt waren!

Aber lassen Sie uns zu der Frage kommen, was denn das alles mit NLP zu tun hat ...

NLP hat, wie schon erwähnt, in seinen wesentlichsten Zügen mit dem Satz **„Die Landkarte ist nicht das Gebiet"** zu tun. Mit der Grundannahme, dass das, was wir Menschen von der Welt erkennen können, nur Landkarten sind und dass jeder Mensch seine eigene Landkarte hat.

Es hat damit zu tun, dass jeder Mensch vorerst einmal glaubt, dass er das Richtige erkennt und wahrnimmt, dass er Recht hat, dass er schließlich weiß, wie die Welt um ihn herum ist.

Und schließlich hat es damit zu tun, dass wir Wahrnehmungen, die nicht in unsere Landkarte passen, „zurecht interpretieren".

Wenn Sie jetzt schon zufrieden sind und diesen Gedanken einfach akzeptieren, dann könnten Sie auf Seite 33 wei-

Wenn es nur eine einzige Wahrheit gäbe, könnte man nicht hundert Bilder über dasselbe Thema malen (Pablo Picasso).

terlesen. Denn auf den nächsten Seiten wird es hauptsächlich um „Beweise" dafür gehen, dass die Welt von uns „konstruiert" wird, dass wir Reize von außen empfangen, die wir zu Bildern, Tönen, Empfindungen verarbeiten, und dass diese Verarbeitungen ganz einfach Konstrukte sind, die auch anders sein könnten.

Mit diesem „Anders-Sein" beschäftigt sich NLP auch.

Und damit, dass es in unserer Hand liegen kann, die Konstrukte zu verändern und dadurch auf einmal „eine andere Welt" zu haben.

Die Welt, wie sie ist.
Die Welt, wie sie ist?

Für viele Menschen ist vorerst die Welt so, „wie sie ist". Sie stellen ihre Art des Erkennens nicht in Frage, sie glauben zu wissen, was Wissen ist und was man wissen sollte. Sie lernen zwar irgendwann einmal, dass es einen „blinden Fleck" gibt. Doch da wir nicht sehen, was wir nicht sehen, und unser Gehirn die blinde Stelle brav ausfüllt, zeigt sich die Welt intakt.

Dass Hunde Gerüche wahrnehmen, die wir nicht wahrnehmen können, „ist halt einfach so", und dass Fledermäuse sich irgendwie anders orientieren und Bienen ebenfalls ganz merkwürdige Dinge tun, wird (staunend) akzeptiert. Es zeigt höchstens, dass es doch nicht nur das gibt, was wir bemerken können.

Man freut sich über optische Täuschungen oder über sonstige Versuche, die zeigen, dass die Sinne keine verlässliche Brücke zur Außenwelt sind, lässt sich aber nicht weiter stören beim Erkennen, sondern verlässt sich auf die Sinne, auf das, was man wahrnimmt. Da man oft noch nicht gelernt hat, „Wahrnehmung" und „Interpretation der Wahrnehmung" zu unterscheiden, und überdies seine Art der Wahrnehmung ganz einfach für **wahr** hält, ist man überzeugt, dass das, was man wahrnimmt, „die Welt" ist.

Ich sehe in einem Krankenhaus einen Menschen, der einen weißen Mantel und ein Stethoskop trägt, und weiß, er ist ein Arzt.

Ich sehe in einem Krankenhaus eine „typisch" angezogene Frau, die zu einem Mann „So, jetzt bringen wir Sie einmal zur Blutabnahme", sagt, und weiß, es handelt sich um eine Krankenschwester.

Ich sehe jemanden, der mich anschaut und dabei mit jemandem tuschelt, und weiß, er redet über mich.

Ich sehe in einem Krankenhaus einen Mann in grauem Anzug, der einer Frau in einem weißen Mantel den Blutdruck misst und ... Was soll das?

In dem Moment ist mir klar, dass ich nun anfangen muss zu vermuten, dass ich mehr, genauere Informationen brauchen würde, um zu wissen, dass ...

„Halt!", rufen Sie. „Das eine hat doch mit dem anderen nichts zu tun. Sie vermischen hier das, was man sehen kann, mit dem, was wir daraus folgern. Da haben Sie natürlich Recht, dass man sich nicht darauf verlassen kann, was man sieht.

Aber sonst sehe ich doch, was ich sehe! Und ich höre, was ich höre, und ich spüre, was ich spüre! Ich rieche vielleicht nicht so genau, aber schmecken tu ich wieder gut. Ich kann mich doch auf meine Sinne verlassen!"

Die alltäglichen Wahrnehmungen unserer Sinne sind uns so vertraut, dass wir sie gerne für die direkte, absolute Repräsentation der Wirklichkeit halten. Diese Sicherheit dient zweifellos der Anpassung an die Erfordernisse unserer Umwelt, also unserem Überleben, und ist somit positiv zu bewerten. Müssten wir ständig dem, was wir sehen, hören, spüren, riechen oder schmecken, misstrauen, könnten wir uns nicht mehr zurechtfinden in der Welt.

> Die alltäglichen Wahrnehmungen unserer Sinne sind uns so vertraut, dass wir sie gerne für die absolute Repräsentation der Wirklichkeit halten.

Vielleicht haben Sie aber doch schon einmal etwas gesehen, bei dem Sie „Ich traue meinen Augen nicht!" riefen. Glauben Sie wirklich, dass Sie Ihren Augen sonst trauen können?

Sie alle haben eine Ahnung davon, wie das „Sehen" zustande kommt. Sie wissen, dass viele komplizierte Programme in unserem Gehirn ablaufen müssen, damit wir dann das Gefühl haben, wir würden etwas „einfach sehen, so wie es ist".

Und Sie alle wissen sicher teilweise auch, was passiert, wenn irgendeine kleine Kleinigkeit nicht funktioniert.

Denken Sie nur an verschiedene Arten von Fehlsichtigkeit, durch die die Betroffenen die Welt anders wahrnehmen als Sie oder ich.

Was aber, wenn wir alle an einer Art „Fehlsichtigkeit" leiden würden? Wenn irgendwas in unserem Gehirn so programmiert wäre, dass alle „normalen" Menschen eigentlich „falsch" sähen?

Vielleicht war es nur eine Laune der Natur, uns ein „Farbsehen" zu ermöglichen. Vielleicht sind die Farbenblinden viel näher an der Wirklichkeit als wir ... oder vielleicht entsteht die Wirklichkeit doch nur durch uns? Wir werden es nicht erfahren. Wir können immer nur das wahrnehmen, was wir wahrnehmen können ...

Interessant sind auch jene Störungen der Wahrnehmungen, bei denen „die Augen" klaglos funktionieren, der Betroffene jedoch sein linkes Gesichtsfeld nicht wahrnehmen kann. Für ihn ist nichts, was sich im linken Gesichtsfeld befindet, sichtbar, obwohl er sonst als vollkommen „normal" gilt.

Verblüffend waren Experimente, die der Neurologe Dr. Vilaynur Ramachandran mit solchen Patienten durchführte[30]. Er stellte in ihr rechtes Gesichtsfeld einen Spiegel, welcher das linke, also nicht wahrgenommene Gesichtsfeld zeigte. Wenn nun jemand im linken Gesichtsfeld einen Gegenstand knapp neben den Kopf des Betroffenen hielt, konnte dieser den Gegenstand im Spiegel deutlich erkennen. Bei der Aufforderung, den Gegenstand zu ergreifen, versuchten die meisten jedoch, diesen aus dem Spiegel zu holen. Sie kratzten an dem Spiegel, als ob sich der Gegenstand hinter dem Spiegel befände ... Diese Patienten verzerren also das, was sie eigentlich ganz genau wissen (nämlich dass man aus dem Spiegel keine Gegenstände holen kann), um sich dieser seltsamen neuen Welt anzupassen.[31]

Das Phänomen, dass die Welt „zurecht-interpretiert" wird, wenn die Wahrnehmung nicht mehr zur „Wirklichkeit" passt, findet sich bei mehreren Gehirnstörungen. Aber findet es sich nur bei **Gehirnstörungen?**

Lassen Sie uns wieder in den Bereich des „Alltags" zurückkehren, zu jenen Wahrnehmungen, die wir als gegeben hinnehmen, die in unsere Welt passen, meistens zumindest.

Und lassen Sie uns annehmen, dass wir einfach sehen, was es zu sehen gibt: z. B. einen Mann im Krankenhaus in weißem Mantel mit einem Stethoskop um den Hals.

Würden Sie gerade jenen Kriminalfilm verfolgen, an den ich denke, wüssten Sie, dass es der Auftragskiller ist, der sein Opfer sucht ...

Nach den unterschiedlichsten Berechnungen werden in der Sekunde bis zu 11 Millionen Bits (Informationseinheiten) von unseren Sinnen zum Zentralnervensystem geleitet, wie Manfred Zimmermann in seinem Aufsatz: „Das Zentralnervensystem – nachrichtentechnisch gesehen" schreibt. Ca 10 Millionen vom Auge, 1 Million von der Haut, 100000 vom Ohr und 1000 vom Geschmackssinn. Unser bewusster Verstand könne aber nur 40 Bits verarbeiten, meint er. Andere sagen mittlerweile, dass es noch weniger sind, weshalb im NLP auch immer wieder von **7+/−2** bewusst wahrnehmbaren Infoeinheiten gesprochen wird.[32]

Im Grunde genommen ist es gleichgültig, wie viele Bits genau wir wahrnehmen, denn im Endeffekt geht es nicht um die Genauigkeit der Wahrnehmung, sondern um das, was wir daraus machen.

Wir sehen das, was wir sehen wollen, und wir sehen das nicht, was wir nicht sehen wollen bzw. von dem wir nicht glauben können, dass wir es sehen.

Jene Autofahrer, die in der Nacht über Körperteile fuhren, die nach einem schweren Unfall auf der Fahrbahn verstreut lagen, gaben an, sie gesehen, aber nicht wahr-genommen zu haben ...

„Die neuere Hirnforschung kam zu der revolutionären Erkenntnis, dass das Gehirn ein kognitiv geschlossenes System darstellt, ohne Türen und Fenster, durch die Informationen von der Außenwelt ins Innere gelangen können.

Was unser Gehirn von der Außenwelt empfängt, sind lediglich Störungen (oder ‚Perturbationen') an den Sinnesorganen.

Und diese Störungen werden vom Gehirn entsprechend den neuronalen Strukturbedingungen empfangen und weiterverarbeitet. Auf diese Weise erzeugt das Gehirn auf der Grundlage interner Muster seine Informationen selber."[33]

Wir erhalten Impulse von außen, verarbeiten sie und „machen etwas daraus". Und wundern uns, wenn andere etwas ganz anderes daraus machen.

> Die Freiheit des Denkens ist immer die Freiheit des Andersdenkenden (Rosa von Luxemburg).

Wenn der eine ein Baby sieht und „süß" sagt, der andere jedoch die Augen verdreht und „entsetzlich" meint, so haben beide für sich Recht, und es wäre verwerflich, einen von ihnen zu beschimpfen.

In diesem Zusammenhang scheint es da auch wenig Probleme zu geben.

Problematisch wird es immer dann, wenn wir nicht mitdenken, dass der andere eine andere Landkarte hat. Wenn wir das, was der andere sagt, tut, fühlt, als unsinnig abtun, wenn wir ihn verurteilen oder gar verfolgen dafür.

Die Landkarte des anderen wahrzunehmen bzw. zu wissen, dass es sie gibt, hat noch nichts mit Gutheißen zu tun. Einen Menschen zu verurteilen oder ihn zu verachten wird dadurch jedoch (häufig) schwieriger.

Denken Sie an jemanden, der Ihnen sofort unsympathisch war. Oder sympathisch. Jemand anderem war der selbe Mensch vielleicht sofort sympathisch. Oder unsympathisch. Was genau man nun empfindet, hat hauptsächlich etwas mit einem selbst zu tun, finden Sie nicht?

„Halt!", könnten Sie schon wieder rufen und mich darauf aufmerksam machen, dass ich erneut im Begriff bin, zwei Dinge zu vermischen, nämlich die Tatsache, dass wir **zwei Ebenen der Wirklichkeitswahrnehmung** unterscheiden können.

Wir unterscheiden zwischen dem Bild, das wir aus den von außen empfangenen Signalen **konstruieren**, und **der Bedeutung**, die wir diesem Konstrukt zuschreiben.[34]

Wir sehen einen Hund und haben Angst, dass er uns beißt, auch wenn uns versichert wird, er hätte noch nie gebissen. Wir sehen in der Hand des Partners einen Blumenstrauß und fühlen uns geliebt. Wir sehen von weitem einen Weihnachtsstern, und weil wir allergisch sind auf Weihnachtssterne, beginnen die Augen zu tränen. Obwohl der Weihnachtsstern aus Plastik ist ...[35]

Den Hund, den Blumenstrauß, den Weihnachtsstern nennt Paul Watzlawick **„Wirklichkeit erster Ordnung"**.

Die **„Wirklichkeit zweiter Ordnung"** ist jene Ebene, auf der wir den Gegenständen unserer Wahrnehmung eine Bedeutung und/oder einen Wert zuweisen.[36]

„Normalerweise" bzw. „günstigstenfalls" passt das, was wir der Wirklichkeit zweiter Ordnung zuschreiben, in unser Leben, hilft uns beim Überleben, macht es uns möglich, einen *sinnvollen Weg durch die Umwelt zu bahnen*.[37]

Doch kommt es ebenfalls vor, dass unsere Wirklichkeitskonstruktionen scheitern, dass sie unser Überleben womöglich beeinträchtigen oder gefährden, dass unsere mentalen Konstrukte Probleme erzeugen.

Verfolgungswahn, jede Art von Phobie, krankhafte Eifersucht, Hypochondrie – lauter Konstrukte einer „Wirklichkeit", die zwar wirkt, aber für den „Normalen" nichts mit „Wahrheit" zu tun hat.

„Wahrheit" ist im NLP jedoch kein Kriterium mehr. Vielmehr geht es um das Kriterium der „Nützlichkeit", der „Viabilität", des „Passens".

Die Frage nach der „wahren Erkenntnis" ist für NLP irrelevant, sie wurde durch die Frage ersetzt, ob unsere Konstrukte funktionieren, beim Erreichen eines Ziels unterstützen, bei der Lebensgestaltung hilfreich sind, beim Überleben helfen.

NLP beschäftigt sich mit diesen mentalen Konstrukten, mit den „Strukturen subjektiver Erfahrung" also, und bietet Möglichkeiten, Wirklichkeiten zweiter Ordnung zu verändern, wenn sie unnütz sind oder schaden.

> Der Optimist denkt oft ebenso einseitig wie der Pessimist. Nur lebt er froher (Charlie Rivel).

Es mag schon in Ordnung sein, sich vor einem unbekannten Hund in Acht zu nehmen, aber völlig hysterisch zu reagieren, wenn einer auftaucht, ist unnötig.

Es mag in Ordnung sein, sich aus Angst vor Bakterien oft die Hände zu waschen, aber keine Türklinke mehr anzugreifen, macht das Leben zweifelsohne unnötig kompliziert.

> Für bestimmte, sogar lebensgefährliche Reize haben wir gar kein Sensorium ausgebildet. Radioaktive Strahlung können wir nicht sehen, hören, fühlen, riechen oder schmecken (frei nach Alexa Mohl).

Gut, wir können uns also nicht darauf verlassen, dass das, was wir sehen, die „echte Welt" ist. Erstens weil wir eben nicht genau wissen, was unser Gehirn uns da genau zeigt, zweitens weil wir nicht genau wissen, ob mit unseren Augen tatsächlich alles in Ordnung ist, und drittens, weil wir das, was wir wahrnehmen, häufig interpretieren, weil wir ihm eine persönliche Bedeutung geben.

Aber hören tun wir richtig, das Hören könnte doch eine objektive Größe sein. Wir hören, was es zu hören gibt, und wissen, was sich gut anhört und was nicht.

Lassen Sie uns hören, was ein Professor der Neuropsychologie (Giselherr Guttmann) und ein Physiker (Friedrich Bestenreiner) über die akustische Wahrnehmung zu erzählen haben. In ihrem Buch „Ich: sehe, denke, träume, sterbe"[38] geht es z. B. an einer Stelle um die Frage, warum wir **Harmonien** als solche empfinden.

„Monatelang brachte H. Werner (1926) seinen Versuchspersonen Musik zu Gehör, deren höchster und tiefster Ton nicht um mehr als 5 Schwingungen pro Sekunde auseinander lagen.

Das Halbtonintervall unseres normalen Systems in mittlerer Tonlage ist bereits durch 20 Schwingungen getrennt.

Doch schließlich waren die bedauernswerten Versuchspersonen in der Lage, innerhalb dieses Mikrointervalls ganze Melodien zu hören."[39]

> Das Erkennen von Harmonien hat etwas mit „Lernen" zu tun.

Das Hören und das Erkennen von Harmonien oder Melodien hat also schlicht und einfach etwas mit „Lernen" zu tun.

Unsere akustische Wahrnehmung unterliegt einem Lernprozess, und das, was wir hören und wie wir es empfinden, hat nichts mit „dem draußen", also mit den Tönen, zu tun, sondern mit uns. Mit unserem Gehirn und dem, was es gelernt hat.

Und wenn es etwas anderes gelernt hat als der Nachbar, der aus China stammt, dann gibt es auf einmal zwei „Wirklichkeiten". Denken Sie nur an die Melodien und „Harmonien", die Menschen in China, in Indien, in der Türkei faszinieren!

Wagt man es jetzt noch zu behaupten, dass diese oder jene Musik „aber wirklich gut" klingt, weil sie einfach „gut klingend von außen kommt"? Von außen kommen bloß „undifferenzierte Störungen" an unsere Sinnesorgane. Von außen strömen unvorstellbare Mengen an Informationseinheiten zu unserem Zentralnervensystem. Unvorstellbare Mengen „undifferenzierter Störungen", denn die Signale, die von den Sinnesorganen eines Organismus an die Hirnrinde gesendet werden, sind alle gleich.

Mit einem Hauch von Poesie beschreibt Heinz von Foerster dieses Phänomen, wenn er sagt: *„An der Pforte der Erkenntnis werden die vermeintlichen Boten der Welt ihrer besonderen Eigenschaften entblößt ..."*[40]

Und bei Ernst von Glasersfeld, einem weiteren bekannten Konstruktivisten, liest man:

„Dies bedeutet, dass, wenn ein Neuron in der Netzhaut ein „visuelles" Signal zur Hirnrinde sendet, dieses Signal exakt die gleiche Form hat wie das, das von den Ohren, von der Nase, von den Fingern oder Zehen oder von jedem anderen Signale erzeugenden Teil des Organismus kommt.

*Es gibt **keinen qualitativen Unterschied zwischen diesen beiden Signalen**. Sie variieren hinsichtlich der Frequenz und Amplitude, aber es gibt keinen qualitativen Hinweis auf das, was sie bedeuten könnten."*[41]

Es gibt nur einen Reiz oder eine Störung, das ist alles, was eine Nervenzelle mitteilt. Mehrere Reize werden dann im Nervensystem in einen Zusammenhang gebracht und führen zum Erkennen, wobei Erkennen einen unendlichen und in beständiger Zirkularität ablaufenden Vorgang darstellt.[42]

„Klick" ist das Vokabular der Nervensprache (Alexa Mohl).

Für den Alltag und ins „Große" verlegt, bedeutet das also, dass jeder vorangehende Schritt des Erkennens den nächsten beeinflusst.

Wer einmal Lesen gelernt hat, kann es (außer in Fällen von Gehirnschädigungen) nicht mehr vergessen. Er wird also das erkennen, was er geschrieben sieht. Wenn er es jedoch erkannt hat, wird er es in seine nächsten Erkennungs- und Entscheidungsschritte mit einbauen.

Wenn Sie also die Bus-Metapher verstanden haben, wird es Ihnen das nächste Mal schwerer fallen zu glauben, jemand anderer sei an Ihrer Laune Schuld.

Die Suche nach Sündenböcken ist von allen Jagdarten die einfachste (D. D. Eisenhower).

Nun ist es aber angeblich auch so, dass das, was „in einem lebenden System vor sich geht" und „welche Veränderungen es durchmachen" kann, von „genau diesem lebenden System festgelegt wird und nicht von äußeren Bedingungen."

Welche Folgen eine „Störung" für das System hat, welche Strukturveränderungen es durchmacht, hängt ausschließlich vom System selbst ab. Und darüber hinaus **bestimmt das System auch, *ob es sich überhaupt stören lässt*.**[43]

Die jeweilige Zustandsveränderung bzw. der Prozess der sogenannten „strukturellen Koppelung eines lebenden Systems an seine Umwelt" wird prinzipiell nach seiner eigenen Gesetzlichkeit hervorgebracht. Das heißt also ganz einfach, dass es am System selbst liegt, wann, wie genau, wo und warum es auf eine Störung von außen reagiert ...

„Wenn eine Amöbe also ein Protozoon frisst, so liegt die Ursache für das Wahrnehmen und Einverleiben des Protozoons nicht im Protozoon, sondern in der Amöbe."[44]

> Wäre es nicht genial, bestimmen zu können, wovon man sich wie stören lässt?

Übertragen Sie doch nun das Gelesene auf Ihr persönliches Leben. Stellen Sie sich vor, Sie könnten bestimmen, was Sie stört oder nicht! Wäre das nicht genial?

Es ist genial. Denn **Sie können tatsächlich bestimmen, was Sie stört** oder nicht, bzw. wovon Sie sich wie genau stören lassen ... Ob Sie sich vom Piepsen einer Kasse bei McDonalds stören lassen oder nicht, entscheiden Sie. Ob Unordnung Sie „fertig macht" oder nicht, entscheiden Sie. Sogar ob Sie sich einen Schnupfen „einfangen" oder nicht, entscheiden Sie. Meist unbewusst. (Dieser grundsätzliche Aspekt hat natürlich noch nichts damit zu tun, dass bestimmte Reaktionen auf bestimmte „Störungen" erlernbar sind und erlernt werden. Dass es also irgendwann einmal vordergründig nicht mehr am System zu liegen scheint, wovon es sich wie stören lässt ...)

Wir konstruieren das, was wir als Welt erkennen. Wir konstruieren das, was von außen auf uns trifft, zu einer „Wirklichkeit erster Ordnung" und fügen dann die „Wirklichkeit zweiter Ordnung" dazu. Und wir glauben, wir würden „die Welt" kennen ...

> Der Mensch als Mittelpunkt der Welt: seiner Welt.

Dabei könnte man „in Wirklichkeit" sogar die Frage stellen, ob es „die Welt" denn überhaupt gibt, wenn es uns nicht gibt ... Es liegt doch z. B. letztlich auch an uns, dass und wie wir Musik hören:

> *„Stellen Sie sich eine Digitalschallplatte vor.*
> *Auf dieser ist ... der Radetzkymarsch in Form eines Strichmusters – digital eben – enthalten. Von Musik keine Spur.*
> *Sodann wird die CD-Platte in einem Spielgerät abgespielt, und das Strichmuster wird in eine Folge elektrischer Impulse verwandelt. Auch noch keine Musik.*
> *Die elektrischen Impulse werden schließlich im Radiosender in eine elektromagnetische Welle transformiert, und diese eilt durch den Raum. Aber auch jetzt: weder Radetzky noch Marsch.*

*Erst wenn die Welle auf einen Empfänger trifft und in diesem Empfänger die Lautmembran in Schwingungen versetzt und diese Schwingungen auf unser Trommelfell treffen und von da an in nervös-elektrische Impulse verwandelt werden – erst jetzt ertönt das beliebte dada-tam-dada-tam-dada-tam-tamtam, erst jetzt ist die Welt des Radetzkymarsches **realisiert**.*

Und wenn es keinen Radioempfänger gäbe, wäre sie das in alle Ewigkeit nicht, und die elektromagnetische Welle müsste ruhelos um die Welt eilen wie weiland der Fliegende Holländer über die sieben Meere."[45]

Dadurch, dass der Mensch „das Universum aktualisiert", „es zur Realität macht", wird er „zum Mittelpunkt der Welt"[46]. Seiner Welt. Und er hat nur diese …

Zusammenfassend lässt sich nochmals sagen: Es gibt Untersuchungen darüber, wie „Erkennen" zustande kommt. Sie führen früher oder später zu dem Ergebnis, dass die **Behauptung**, wir würden **die Dinge erkennen, weil wir Informationen aus der sogenannten äußeren Welt empfangen, jeder Grundlage entbehrt**[47]. Vielmehr würde die Welt und alles, was wir in ihr zu erkennen glauben, von uns konstruiert.

Wir haben es also mit von uns konstruierten Landkarten eines Gebietes zu tun, das vielleicht nur deshalb eines ist, weil wir es wahrnehmen.

Bewusst konstruierte Welten

Bei zahlreichen NLP-Prozessen wird mit „Vorstellungen" gearbeitet, das heißt mit Situationen, die in der Zukunft liegen, also von vornherein und bewusst „konstruiert" sind. Überdies wird am Ende jedes Prozesses ein „Blick in die Zukunft" gewagt (future pace), mit dem man herausfinden möchte, welche Konsequenzen gemachte Änderungen haben oder haben werden.

Die verschiedenen „Spielarten" unseres Denkens (Wahrnehmungsbilder, Erinnerungsbilder einer realen Vergangenheit und Erinnerungsbilder von Plänen für die Zukunft) sind jeweils Konstruktionen, die das Gehirn vornimmt.[48] Interessant dabei ist die Erkenntnis, dass **Wahrnehmungen, bloße Vorstellungen und Erinnerungen gleich beschaffen** zu sein scheinen. Ob wir uns einen Elefanten nur vorstellen oder ihn tatsächlich sehen – es werden die selben „Karten im Gehirn" aktiviert.

> Wer den Geheilten gut spielt, wird auch geheilt (Ovid).

Die meisten von uns kennen die Auswirkungen dieser Tatsache als das Phänomen, dass wir auf bloße Vorstellungen körperlich reagieren. Leute werden nervös, lange bevor sie eine Rede halten müssen oder ein wichtiges Gespräch haben, einigen Ihrer Patienten wird schlecht vor Angst, wenn sie an diese oder jene unangenehme Situation denken, obwohl sie noch gar nicht eingetreten ist. Und bei manchen Menschen sinkt der Blutdruck, wenn sie sich vorstellen, etwas gut und zur Zufriedenheit aller erledigt zu haben.

Da es für das körperliche Befinden entscheidend sein kann, welche Arten von Vorstellungen präsent sind, ist auch die Fähigkeit, „Aufmerksamkeit" lenken zu können, wichtig und hilfreich. Dies ist nicht nur über Sprache, sondern auch nonverbal möglich und wird Thema der Kapitel „Rapport" und „Ankern" sein.

Für unser Unterbewusstsein scheint es, wie gesagt, keinen gravierenden Unterschied zu machen, ob eine Situation vorgestellt oder real ist. Sie wirkt. Je nach Art der Beteiligung mehr oder weniger stark.

Es gibt mittlerweile Untersuchungen, die belegen, dass es in vielen Fällen keinen Unterschied machen dürfte, ob jemand etwas nur „mental" übt oder tatsächlich tut. Guttmann und Bestenreiner schreiben dazu in ihrem Buch:

> „Unter dem Begriff „Mentaltraining" ist diese erstaunliche Methode längst zu einem Routineverfahren beispielsweise in der Sportpsychologie geworden, wo man vor allem durch einen ausgeklügelten Wechsel zwischen Real- und Mentaltraining erhebliche Beschleunigungen des Übungsverlaufes erzielen kann."[49]

> Wenn die reale Ermordung der Schwiegermutter aus praktischen und ethischen Gründen nicht realisiert werden kann, tut es die Vorstellung davon auch …

Aber auch gerade in der Therapie erweise sich die Austauschbarkeit von wirklichem und vorgestelltem Verhalten als besonders wichtig, da dort sehr oft *„aus praktischen und ethischen Gründen ein unerwünschtes Verhalten (z. B. die das pathologische Trauma lösende Ermordung der Schwiegermutter) nicht wirklich realisiert werden kann.*

Das anschaulich-bildhafte Handeln in bloß vorgestellten Situationen *„führt oftmals zu ebenso drastischen Verhaltensänderungen wie die in-vivo-Maßnahme"* …[50]

Es ist also möglich, äußeres Verhalten und innere Zustände zu ändern, wenn man sich „das Richtige vorstellt".

Gerade im Gesundheitswesen müsste es sich wohl als unschätzbarer Vorteil erweisen, wenn man Menschen dabei helfen könnte, sich „das Richtige" vorzustellen.

Die Anführungszeichen bei den Worten „das Richtige" sind natürlich deswegen gewählt, weil es sich dabei um das für den Betroffenen Richtige handeln müsste, nicht um das, was man selbst als das Beste für ihn hält.

Es war einmal?

Nehmen wir an, wir akzeptieren es: Das, was „auf dem fünffachen Weg, von außen kommend, das Innere des Menschen betritt"[51], ist unglaublichen Prozessen unterworfen. Das Ergebnis sind „konstruierte Wirklichkeiten", die uns aber real erscheinen.

Das, was wir uns bloß vorstellen, was wir „bewusst" konstruieren, kann ebensolche Wirkung haben wie das, was wir „tatsächlich" erleben.

Damit drängt sich aber der Gedanke, dass „alles vielleicht ganz anders sein" könnte, mit Ellbogentechnik in den Vordergrund. Und mit ihm taucht der Gedanke auf, dass womöglich alles vielleicht auch ganz anders war, als man jetzt gerade glaubt!

Angesichts der vorangegangenen Absätze dürfte es nun nicht mehr verwundern, dass natürlich auch **Erinnerungen** keine „abgespeicherten Fotos, Dateien oder gar Filme sind", sondern teils sehr genaue, teils sehr fehleranfällige **Konstruktionen**.

Der Psychologe Ulric Neisser beschreibt den Vorgang der Erinnerung folgendermaßen: *„Aus ein paar eingespeicherten Knochenstücken erinnern wir einen Dinosaurier"*.[52]

Schon 1932 berichtete der englische Psychologe Sir Frederic Bartlett in seinem Buch „Remembering" von Experimenten mit der Erinnerung. Versuchspersonen, denen Legenden vorgelesen wurden, mussten diese später erzählen und wichen in Einzelheiten immer wieder vom Original ab. Vor allem bei mehrmaligem Erzählen schufen sie beträchtliche Veränderungen. Dies veranlasste Bartlett zu der Vermutung, dass Erinnerungen *„phantasieorientierte Rekonstruktionen vergangener Ereignisse"* sind.

Was machten Sie gerade, als Sie von den Anschlägen am 11. September 2001 erfuhren? Können Sie sich genau erinnern, wie und wo Sie die Nachricht erhielten? Wer war anwesend? Was machten Sie unmittelbar vorher und nachher?

Der dänische Psychologe Steen Larsen testete sich selber, indem er unmittelbar nach dem Mord an Olof Palme 1986 detailliert festhielt, unter welchen Umständen er von dem Attentat erfahren hatte. Monate später schrieb er seine Erinnerungen an das Ereignis nieder, verglich sie mit seinen Aufzeichnungen und entdeckte einige deutliche Abweichungen: Er glaubte zum Beispiel, gemeinsam mit seiner Frau vom At-

> Aufgrund der Erinnerung bildet sich bei den Menschen die Erfahrung; denn die vielfache Erinnerung an dieselbe Sache erzeugt die Kraft einer einheitlichen Erfahrung (Aristoteles).

tentat erfahren zu haben, war aber laut Aufzeichnungen allein gewesen.⁵³

Daniel L. Schacter beschäftigt sich in seinem Buch „Wir sind Erinnerung" ausführlich mit verschiedenen Aspekten unseres Gedächtnisses und führt auch zahlreiche Versuche an, die derartige „retrospektive Verzerrungen" aufweisen. Beispielsweise wurden 1973 Versuchspersonen aufgefordert, ihre Einstellungen zu fünf zentralen gesellschaftlichen Fragen einzustufen. 1982 sollten dieselben Leute angeben, welche Einstellung sie jetzt hatten und welche Einstellung sie ihrer Meinung nach 1973 gehabt hatten. Die Erinnerungen der Teilnehmer an ihre Einstellungen von 1973 hatten weit größere Ähnlichkeit mit ihren gegenwärtigen Auffassungen als mit den früheren! ⁵⁴

All diese Abweichungen passieren völlig „normalen" Menschen und haben nicht das Geringste mit Amnesie oder Alzheimer zu tun ...

> Vergessen beruht immer darauf, wie man sich erinnert. Aber wie man sich erinnert, beruht wieder darauf, wie man die Wirklichkeit erlebt hat (Kierkegaard).

Erinnerungen sind keine feststehenden Dateien, die bei Bedarf aus irgendeinem Winkel unseres Gedächtnisses hervorgeholt werden, sondern **Konstruktionen verschiedener gespeicherter Eindrücke**, wobei diese Konstruktionen mehrfach beeinflusst werden: Einerseits durch den momentanen Zustand des „Erinnerers" – (Erinnern Sie sich bitte jetzt gleich und rasch an den ersten Tag des Jahres, in dem Sie dieses Buch lesen) – andererseits durch den Zustand desjenigen, der das Erlebte damals speicherte, denn er speicherte, wie wir ja mittlerweile wissen, nur ein „Konstrukt der Welt". (Je nachdem, in welchem Zustand Sie am ersten Tag des Jahres waren, haben Sie diesen gespeichert.)

Das heißt aber, dass wir nicht nur die Gegenwart und die Zukunft, sondern auch die Vergangenheit recht „wirkungsvoll" konstruieren ...

Ja, und die Bedeutung, die wir dem geben, was wir als „unsere Vergangenheit" bezeichnen, hängt natürlich wiederum von momentanen Konstrukten ab.

Es gibt Prozesse im NLP, die sich diesen Umstand zunutze machen. Sie helfen nicht nur dabei, belastende Erinnerungen zu entlasten, sondern auch, sie anders zu bewerten. Und diese Vorgänge haben nichts mit einem „Umlügen" von Geschichte zu tun und schon gar nichts mit Verdrängen, sie verändern nur die Blickwinkel und vor allem jenen Glauben, dass „es tatsächlich genau so war ..."

Nun dürfte immer klarer werden, dass man bei der Beschäftigung mit NLP nicht erfährt, „wie die Welt ist", sondern dass man Wege kennen lernt, die eigene **Weltsicht zu gestalten.**

Die vielleicht daraus entstehende **neue Weltsicht** ist nur eine andere Konstruktion – aber allein die Tatsache, dass man verschiedene Konstruktionen haben kann, bringt einen näher zu dem, was im NLP als Ziel gilt: Busfahrer/Busfahrerin zu werden ...

> Ich sage immer, jeder Mensch sollte von Zeit zu Zeit an der Wand horchen. Nichts zeigt dir besser, dass die Welt außerhalb deines Kopfes anders ist als die Welt innerhalb deines Kopfes (Thornton Wilder).

5. Einige nützliche Grundannahmen des NLP

Kennen Sie Menschen mit Grundannahmen wie „Es kommt nie etwas Besseres nach. Geschenkt wird einem ohnehin nichts. Undank ist der Welten Lohn. Die Welt ist ein Jammertal. Das Leben ist ein ständiger Kampf"?

Denken Sie, dass diese Grundannahmen, die man auch als Glaubenssätze bezeichnen könnte, für den jeweiligen Denker nützlich sind? Dass sie Kraft geben? Dass sie Freude vermitteln?

Gefallen Ihnen vielleicht diese Grundannahmen besser: **„Man muss an sich selbst glauben, das ist das Geheimnis"** (Charlie Chaplin), **„Wenn es einen Glauben gibt, der Berge versetzen kann, so ist das der Glaube an die eigene Kraft"** (Marie von Ebner-Eschenbach), **„Sein eigener Herr wird man nicht dadurch, dass man seinen Chef abschafft"** (Erwin Ringel)?

Grundannahmen, Glaubenssätze, Sinnsprüche, Sprichwörter – sie prägen unser Leben, manchmal unbewusst, manchmal bewusst. Manche von ihnen machen fröhlich, manche sind wie Seelenbalsam, mit manchen liegt man sein Leben lang in Widerstreit.

Aber lernen Sie nun einmal einige Grundannahmen des NLP kennen, denken Sie darüber nach, denken Sie vor, wie es wäre, sie in Ihr Denken zu integrieren, und behalten Sie sie in Erinnerung bei allem, was noch folgt!

Die Landkarte ist nicht das Gebiet.

Ich nehme an, der Satz bedarf keines zusätzlichen Kommentars.

Menschen treffen innerhalb ihres Modells der Welt grundsätzlich die beste ihnen subjektiv mögliche Wahl.

Auch wenn es manchmal nicht so wirkt.

Aber wir gehen davon aus, dass jeder, der „eigen-artig" handelt oder reagiert, in diesem Moment einfach keine andere Wahlmöglichkeit zur Hand hat bzw. infolge seiner Weltkonstruktion glaubt, sein Verhalten „mache Sinn".

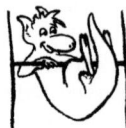

> Denken Sie an „Fehler, die Sie in Ihrem Leben gemacht haben". Hätten Sie sie gemacht, wenn Sie nicht geglaubt hätten, nur so könne es gehen?
> Haben Sie sich schon jemals in Ihrem Leben zu etwas bewusst entschieden, von dem Sie wussten, dass es zu Ihrem Nachteil sein würde?
> Denken Sie auch über andere Menschen nach.
> Glauben Sie, dass der eine oder die andere nicht anders gehandelt hätte, wenn er oder sie nicht so handeln hätte „müssen", wenn er oder sie nicht geglaubt hätte, nur das wäre eine Möglichkeit?

Jedes Verhalten wird durch eine positive Absicht motiviert.

Diese Grundannahme bildet die Basis des Kapitels „Ganz oder gar nicht", das ab Seite 309 von einander widersprechenden „Persönlichkeitsteilen" erzählt, und geht davon aus, dass jedes Verhalten im Leben des Betreffenden eine ihm zugrunde liegende positive Absicht hat. Mögliche negative Nebenwirkungen werden dabei in Kauf genommen.

Da die positive Absicht zum Großteil im Unbewussten bleibt, sieht man sich also manchmal selber zu, wie man Dinge tut, die einem nicht gut tun. (Denken Sie nur an jede Art von Sucht.)

Aber allein der ehrliche Versuch, die Frage nach der positiven Absicht zu beantworten, kann erhellend sein ... Und das ist oft auch bereits der Anfang des Endes des Verhaltens.

Für jedes Verhalten gibt es einen Kontext,
in dem es sinnvoll und nützlich sein kann (oder war).

Irgendwann war ein bestimmtes Verhalten die zur Verfügung stehende „beste" Wahl. Da einmal gelernte Programme „konservativen Charakter" haben, können hier Probleme auftreten.

Wer als Kind gelernt hat, dass er nur geliebt wird, wenn er brav und artig ist, kann sich als Erwachsener plötzlich in Situationen wiederfinden, in denen er etwas tut, was ihm eigentlich gänzlich widerstrebt.

Wer als Kind gelernt hat, dass man sich dann, wenn es krank ist, besonders um es kümmert, wird vielleicht auch als Erwachsener krank werden, wenn er das Gefühl hat, man kümmere sich zu wenig um ihn ...

**Menschen haben alle Ressourcen,
die sie zu Veränderung oder zu einer positiven
Lebensgestaltung brauchen, in sich.**

Ressourcen sind mentale Konstrukte, die Menschen befähigen, das zu erreichen, was sie sich wünschen (Alexa Mohl).

NLP untersucht die Strategien, die Menschen verwenden, um etwas zu erreichen oder nicht zu erreichen. Wenn jemand unnütze Strategien hat, fehlen ihm notwendige Ressourcen – und die, auf die es ankommt, trägt jeder in sich. Manchmal muss man sie nur ent-decken.

**Es gibt keine Misserfolge.
Alles ist „Feedback" und somit nützliche Information.**

Jede Reaktion und jedes Ergebnis kann als Feedback und daher als Lernmöglichkeit genützt werden.

Denken Sie nur an einen Steuermann, der mit dem Schiff einen Hafen ansteuert. Würde er Kursabweichungen als Misserfolge interpretieren und aufgeben, anstatt zu reagieren und das Ziel erneut anzusteuern, käme er vielleicht nie zum Ziel.

Diese Grundannahme muss wohl auch die Basis jeder Behandlung bzw. Pflege sein. Was würde passieren, wenn man Patienten, die auf etwas nicht ansprechen, denen es tageweise schlechter geht, bei denen es unerwartete Veränderungen gibt, als „Misserfolge" aufgäbe?

Integriert man diese Grundannahme in sein Alltagsleben, sinkt die Resignationstendenz bei dem, was man früher als Misserfolg bezeichnet hätte, signifikant (was Sie auch ab Seite 237 nachlesen können).

Wenn etwas nicht funktioniert, tu etwas anderes.

Diese Grundannahme schließt an die oben erwähnte an. Wenn man ein Ergebnis erhält, das man nicht wünscht, ist es nicht sinnvoll, das, was man vorher getan hat, auch noch zu verstärken. Vielmehr muss man das Ergebnis als Hinweis nehmen, dass man etwas anderes versuchen sollte, um an sein Ziel zu kommen.

Wenn ein Patient nicht versteht, was Sie zu ihm sagen, weil er Ihre Sprache nicht spricht, hat es keinen Sinn, ihn mit den selben Worten anzuschreien.

Das scheint selbstverständlich zu sein. Weniger selbstverständlich scheint es im Leben der Gewohnheiten, wo man manche Dinge immer wieder tut, obwohl ihre Resultate nicht erwünscht sind.

Die Bedeutung der Kommunikation ist die Reaktion, die man erhält.

Normalerweise kommuniziert man, um von seinem Gegenüber eine Reaktion zu erhalten. Man will unterhalten, informieren, appellieren, bitten etc. Bleibt nun die Reaktion, die man erwartet hat, aus oder ist sie anders als erwartet, so ist offensichtlich die eigene Botschaft nicht angekommen, warum auch immer. Anstatt sich über den anderen zu ärgern, zu kränken, zu wundern, ist es sinnvoll, das eigene „Verhalten" zu ändern.

Im nächsten Kapitel wird davon die Rede sein, dass Worte an sich keine Bedeutung enthalten, sondern dass sie ihnen verliehen wird. Die Signale, die von einem „Sender" zu einem „Empfänger" wandern, werden vom Empfänger aufgenommen und interpretiert. Auch wenn im Prozess des Spracherwerbs eine annähernd gemeinsame Bedeutung von Wörtern gelernt wird, so bleibt es doch immer wieder der Welt des Empfängers vorbehalten, den Wörtern Sinn zu verleihen. (Mein Mann und ich benützen z.B. das Wort „einschläfern", um auszudrücken, dass wir unsere Kinder „zum Schlafen bringen". Als ich vor ein paar Wochen eine entfernte Bekannte traf und ihr erzählte, mein Mann sei gerade dabei, „Max einzuschläfern", sah diese mich bestürzt an und sagte: „Ist das euer Hund? War er krank?")

Oft habe ich meine Rede bedauert, nie mein Schweigen (Publilius Syrus).

Der Initiator einer Kommunikation kann also deren Wirkung nicht bestimmen. Er kann vermuten oder „die Absicht haben, dass …", wird letztendlich jedoch nie im Vorhinein „wissen", welche Reaktion er auslöst.

Jeder, der das Konzept der verschiedenen „Ohren" kennt (Appellohr, Befindlichkeitsohr, Beziehungsohr etc.) weiß natürlich auch, dass das, was an der „Oberfläche" gesagt wird, manchmal mit dem, worum es in der „Tiefe" geht, eben nur oberflächlich etwas zu tun hat …

Der Satz: „Hier herinnen ist die Luft schlecht" ist in „Wirklichkeit" oft keine Beschreibung der Luft, sondern die Aufforderung, ein Fenster zu öffnen. Passiert dies nach diesem Satz, ist die Kommunikation von ihrer Wirkung her „gelungen". Man dürfte sich jedoch nicht wundern oder gar ärgern, wenn jemand „Das stimmt" antwortete und sonst nichts täte. (Wenn Kinder auf den Satz: „Da schaut es aus!" einfach „Ja" sagen, sind sie also nicht frech, oder?)

Wahlmöglichkeiten erhöhen die Lebensqualität.

... und erst ab drei ist man frei ...

Das Gefühl der Ohnmacht, der Handlungsunfähigkeit, dürfte zu den belastendsten Gefühlen zählen, die man haben kann. Jeder, der sich einmal in seinem Leben als „Opfer" erlebte, weiß wohl, was damit gemeint ist.

Erst wenn die Möglichkeit, etwas zu tun, selbst zu reagieren, wiederhergestellt ist, kann man aufatmen: Es geht weiter. Es gibt Chancen, es gibt Wege. Und je mehr Wege es gibt, umso schneller gewinnt man die Autonomie zurück, die das Leben lebenswerter macht als jenes, in dem die anderen über einen bestimmen, in dem irgendwelche undefinierbaren Mächte das eigene Schicksal festschreiben.

Dass es vorteilhaft ist, für ein Symptom verschiedene Behandlungsmöglichkeiten zu haben, liegt auf der Hand. Dass es jedoch auch vorteilhaft ist, für einen „Reiz" verschiedene Reaktionsmöglichkeiten zu haben und diese selbst bestimmen zu können, ist wahrscheinlich nicht jedem immer so bewusst.

„Das System bestimmt, wie es die Störung verarbeitet. Darüber hinaus bestimmt das System auch, ob es sich überhaupt stören lässt", kann man bei Alexa Mohl in ihrer Beschreibung dessen, was „strukturelle Koppelung" genannt wird, nachlesen.[55]

Fühlt es sich nicht gut an, selbst bestimmen zu können, ob man sich in einer Situation ärgert oder kränkt, ob man einfach den Kopf schüttelt oder sich z. B. nur denkt: „Mein Gott, wie unnötig."?

Fühlt es sich nicht gut an, Menschen, deren Verhaltensweisen man nicht versteht, einfach nur zu betrachten und sich zu fragen, in welcher Welt der Mensch wohl lebt, dass er glaubt, sein Verhalten wäre das richtige?

Oder regen Sie sich gerne auf? Ärgern Sie sich gerne? Sind Sie gerne wütend? Wut und Ärger geben Schwung, lassen eine Menge Energie frei, während Beobachtung eher ruhig verläuft.

Meine Tochter Bernadette schaffte es früher, dass sich ihre große Schwester ärgerte, wenn sie sie länger anschaute. Die Große tobte, die Kleine schaute und grinste. Welche Macht über uns geben wir Menschen, über die wir uns regelmäßig ärgern oder kränken? Welche Macht über uns geben wir dem Wetter, das uns „niederschlägt oder erheitert"? Welche Macht geben wir äußeren Umständen, die uns tagelang „verfolgen, nerven, stressen, quälen"?

Welche Macht geben wir dem Wetter, wenn es uns niederschlagen oder erheitern kann?

Menschen tun etwas – und ich reagiere. Äußere Umstände sind irgendwie – und ich reagiere. Wenn mir klar ist, dass ich wählen kann, wie ich reagiere, gewinne ich Lebensqualität.

Und wer jemals mit Menschen gesprochen hat, die den Krieg miterlebten, weiß, dass auch sie immer wieder, in bestimmten Momenten, glücklich sein konnten. Und wer jemals mit Menschen gesprochen hat, die in Sicherheit leben, die immer genug Geld haben, die immer genug zu essen haben, weiß, dass auch sie immer wieder, in bestimmten Momenten, unzufrieden sein können.

Und alle jene, die als Gesundheits-Wesen arbeiten, wissen, dass es schwerkranke Menschen gibt, die Zufriedenheit und Ruhe ausstrahlen, sowie es Gesunde gibt, die vor lauter Hektik und Stress das Wort „Zufriedenheit" nicht einmal denken können.

Der Satz „Ich habe keine Wahl" bedeutet, dass man sich im Bus seines Lebens an der Rückbank anketten ließ.

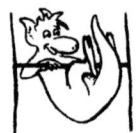

Nehmen Sie sich ein paar Minuten Zeit und denken Sie über die Grundannahmen, die Sie in Kürze nochmals lesen können, nach. Denken Sie sie auch „vor": Was würde passieren, wenn Sie sie in Ihr Leben integrierten? Was würde sich wie ändern?

- Die Landkarte ist nicht das Gebiet.
- Menschen treffen innerhalb ihres Modells der Welt grundsätzlich die beste ihnen mögliche Wahl.
- Jedes Verhalten wird durch eine positive Absicht motiviert.
- Für jedes Verhalten gibt es einen Kontext, in dem es sinnvoll und nützlich sein kann (oder war).
- Menschen haben alle Ressourcen, die sie zu Veränderung oder zu einer positiven Lebensgestaltung brauchen, in sich.
- Es gibt keine Misserfolge. Alles ist „Feedback" und somit nützliche Information.
- Wenn etwas nicht funktioniert, tu etwas anderes.
- Die Bedeutung der Kommunikation ist die Reaktion, die man erhält.
- Wahlmöglichkeiten erhöhen die Lebensqualität.

Beschließen Sie jetzt oder später, eine Grundannahme in Ihr Leben „mitzunehmen", und beobachten Sie sich, ob, wann und wie sie Ihr Denken, Handeln und Fühlen beeinflusst.

Und nach einer Woche legen Sie die eine zurück und nehmen Sie eine andere mit.

Wer die Grundannahmen des NLP zu den eigenen macht, lebt meist anders als vorher. Nicht unbedingt einfacher oder leichter, aber oft reicher an Wahrnehmungsgenauigkeit, an Sichtweisen, an Änderungsmöglichkeiten, an Selbstverantwortung. Man hat leichter die Chance, den Bus seines Lebens selbst zu fahren.

Aber gerade das ist es auch, was das Leben nicht einfacher macht. Denn sich über Zustände, Menschen oder Ereignisse zu beklagen, ist oft weniger anstrengend als zu überlegen, was man selbst ändern könnte, was man selbst damit zu tun hat, welche Landkarten, welche Konstrukte da wohl im Spiel sind.

Und welche Welt konstruieren Sie sich so?

Der Gedanke, dass jeder Mensch in einer von ihm geschaffenen Welt lebt, sie so konstruiert, wie er kann bzw. wie es in dem Moment für ihn möglich ist, lässt Schuldzuweisungen verstummen, lässt Beurteilungen schrumpfen, macht manchmal betroffen.

In welcher Welt

„In welcher Welt leben diese Menschen, in der so ein Verhalten Sinn macht?"[56] Beobachten Sie jemanden, dessen Verhalten Sie „nicht verstehen", dessen Verhalten Sie womöglich verurteilen. Wie könnte „seine Welt" aussehen? Welche Konstrukte könnte er sich von dem machen, was er von außen empfängt? Was empfängt er denn überhaupt von außen? Welche Welt konstruiert sich dieser Mensch, in der so ein Verhalten sinnvoll erscheint …

6. Was hat der französische *Tisch*, was der deutsche nicht hat? – Gedanken über Sprache und Welt

Der *Tisch* ist im Französisch weiblich: *la table*. Was macht ihn weiblich? Haben französische Tische geschwungenere Beine?

Die Erklärung liegt wohl darin, dass der französische *Tisch* (*table*) vom lateinischen *tabula* stammt und nicht nur vom Aussehen her eine große Ähnlichkeit mit ihm hat, sondern auch sein Geschlecht übernahm.

Der deutsche *Tisch* beruht auf einer Entlehnung aus *lat. discus* „Wurfscheibe; flache Schüssel", das seinerseits aus *griech. dískos* stammt. *Discus* ist männlich. Also ist unser *Tisch* männlich.

Aber … warum ist das Wort bei den „Lateinern" männlich? Warum nehmen die einen das Wort *discus* als Stamm, die anderen das Wort *tabula*? Und wie kam irgendjemand irgendwann auf die Idee, diese Gebilde *tabula* oder *discus* zu nennen?

Das Wort an sich **hat nichts mit dem Bezeichneten zu tun**. Gar nichts. (Oder vielleicht nur dann, wenn eine Bezeichnung so klingt wie das Bezeichnete: *Kuckuck* z. B. Doch auch da gibt es nur „Ähnlichkeiten", die Franzosen hören *coucou*, die Italiener *cuculo*.)

> Bei einem Gespräch wandern nur Zeichen von einem zum anderen.

Bei einem Gespräch, das aus Worten besteht, wandert also nicht Bedeutung vom Sender zum Empfänger, sondern es **„wandern nur Zeichen"**, (wobei im Falle der Sprache gesprochene und geschriebene Wörter „Zeichen" sind). *„Und Zeichen sind nur insofern Zeichen, als jemand sie dekodieren kann, und um sie dekodieren zu können, muss man mit ihrer Bedeutung vertraut sein."*[57]

Ist man mit ihrer Bedeutung in einem bestimmten Zusammenhang, auch **Kontext** genannt, vertraut, so kann man sie in einen anderen Kontext übertragen – die Chance, dass der Empfänger sie auch dort versteht, ist dann groß, wenn er gemeinsam mit dem Sender den Kontext kennt. Er versteht dann, „was gemeint ist".

𝄆 𝄇 sind in der Musik Wiederholungszeichen. Malen Sie Ihrem Partner, Ihrer Partnerin nach einer aufregenden Liebesnacht dieses Zeichen auf eine Karte, und er/sie wird wahrscheinlich lächeln und sich erinnern.

Malen Sie dieses Zeichen auf eine Karte, zeigen Sie sie einem Menschen, der gerade einen Unfall hatte, und er wird nicht wissen, was er von Ihnen halten soll – vor allem dann nicht, wenn er das Zeichen als Wiederholungszeichen kennt.

> Wie positiv ist *positiv*?

Problematisch wird die „gemachte Bedeutung" von Zeichen dann, wenn sie in unterschiedlichen Kontexten unterschiedlich, womöglich konträr ist. „Positiv" kann für den einen eine bestandene Prüfung sein, für den anderen sehr negativ – wenn es der Befund ist.

In ihrer **äußeren Erscheinungsform** ist die Sprache **deskriptiv**, sie scheint, wenn man sich auf gemeinsame Bedeutungen festgelegt hat, die Welt zu **beschreiben**. Außerdem ist sie „meine" Sprache.

In ihrer **Funktion** jedoch ist Sprache **konstruktiv**, meine Sprache „greift nach den anderen"[58] und bringt sie dazu, mit dem, was sie sehen oder hören, ihre Welt zu konstruieren.

Belauschen Sie mit mir folgende Szene: Zwei Ärztinnen, die einander vom Studium kennen, unterhalten sich. Beide arbeiten in Wiener Krankenhäusern, und eine sagt im Laufe des Gesprächs: „Bei uns fehlt die Umgebung". Die andere: „Davon haben wir genug. Zeitweise sogar zu viel".

Welche Bilder entstehen bei Ihnen? Wenn Sie die Krankenhäuser kennen, in denen die beiden arbeiten (AKH Wien und „Lainz"), vielleicht die „richtigen", wenn Sie sie nicht kennen, stellen Sie vielleicht in die Wortgruppe „keine Umgebung" ein „schöne" hinein und vermuten, es gibt kein „Grün". Aber was kann „zu viel Umgebung" sein?[59]

Sprache ist konstruktiv. Mit Hilfe des Gehörten konstruiert der Hörer/die Hörerin Bilder, die vielleicht nicht viel mit dem, was die anderen zu beschreiben versuchen, zu tun haben.

Norbert R. wird, da sich seine Frau einer Operation unterzieht und er nicht allein bleiben kann, Kurzzeitpatient in einem geriatrischen Krankenhaus. Dort beschreibt man nach zwei Tagen seinen Zustand und sein Verhalten der Tochter gegenüber mit den Worten „verwirrt, desorientiert, Schlafstörungen".

Die Tochter ist verwundert und besorgt, versucht mit ihrem Vater darüber zu sprechen, der aber sehr müde ist und das Ganze mit einer Handbewegung abtut, was die Verwirrtheit zu bestätigen scheint. In einem weiteren Gespräch mit einem Pfleger erfährt sie, dass ihr Vater um drei Uhr früh „herumgeisterte", sich nicht auskannte, in den Papierkorb urinierte und danach nicht mehr einschlafen konnte.

Am Ende des Gespräches weiß sie, dass ihr Vater, der normalerweise um Mitternacht schlafen geht, um acht Uhr „ins Bett gesteckt wurde", um drei Uhr aufwachte, nicht wusste, wo er war, die Toilette nicht fand und deshalb den Papierkorb zu Hilfe nahm. Danach konnte er vor Aufregung nicht mehr einschlafen. Außerdem war er eigentlich ausgeschlafen ...

Katharina D. lag schon acht Tage im Krankenhaus, als ihre Großmutter am Gang eine Schwester zu einer Ärztin sagen hörte, dass die Patientin Katharina D. überhaupt „nicht kooperationsbereit" sei.

Was halten Sie von PatientInnen, die nicht kooperieren wollen? Ungute Leute, nicht wahr? Man will ihnen doch nur helfen, man weiß ja, was das Beste für sie wäre.

Katharina war zu dem Zeitpunkt 3 Jahre alt, weigerte sich, das angebotene Essen auch nur zu kosten und auf die Toilette zu gehen, um zu versuchen, ob sie nicht doch Stuhlgang haben könnte. Sie sagte ganz einfach: „Ich mag nichts und ich muss nicht."

„In ihrer Funktion ist die Sprache konstruktiv, da niemand die Quelle Ihrer Geschichte kennt. Niemand weiß oder

wird jemals wissen, wie es war, weil ‚wie es war' für immer vorbei ist."[60]

Für die Arbeit mit NLP (und wohl überhaupt) ist es wichtig, sich bewusst zu sein, **dass das, was man sagt** oder schreibt, nicht **„per se"**, **nicht von vornherein etwas mit „der Welt" zu tun hat**, sondern dass es nur **Übereinkünfte** sind, mehr oder weniger gemeinsame **„Codes"**, die Verständigung möglich machen. Und dass das, was Sie dem Wort an Bedeutung (mit)geben, Ihre persönliche Deutung ist – natürlich im Rahmen einer vorgegebenen Sprache.

> An welchen Baum denken eigentlich Sie zuerst, wenn Sie das Wort Baum hören?

Dass die einen beim Wort „Spital" „Krankheit, Schmerzen, Aufregungen etc." (mit)denken, die anderen aber „nette Kollegen, guter Arbeitsplatz", scheint noch klar.

Untersuchungen zeigen jedoch, dass zweisprachig aufgewachsene Menschen (und auch Menschen, die Fremdsprachen beherrschen) häufig mit einzelnen Worten je nach Sprache **verschiedene Bilder** verbinden. Eine befreundete Trainerin, Mutter Französin, Vater Österreicher, denkt beim Wort *Baum* an eine Tanne, beim Wort *arbre* an einen Obstbaum.

Das ist das eine. Das andere ist, dass jeder von uns den Worten, die er hört oder sieht, seine Bedeutung gibt, was wiederum sein Denken und somit auch sein Verhalten beeinflusst. Einerseits.

Andererseits hat auch die Bedeutung, die „andere" einem Wort (mit)geben, die wir also von anderen lernen, Einfluss auf unser Denken, unsere Deutung, unser Handeln und auf unsere Emotionen.

Was heißt es für einen Kulturkreis, wenn sein Mond weiblich ist (was man ja wegen seiner sich periodisch ändernden Gestalt verstehen kann)?

Bedeutet es etwas, wenn das „Weib" zu einem Schimpfwort geworden ist, obwohl es im Mittelhochdeutschen doch nur „verheiratete Nicht-Adelige" bezeichnete?

> Das Wort an sich hat keine Bedeutung. Sie wird ihm verliehen wie ein Orden (T. Rosenthaler).

Warum sagt das unberührte Gretchen zu Faust: „Bin weder Fräulein, weder schön, kann allein nach Hause geh'n"? (*Vrouwelin* war die Bezeichnung für unverheiratete Dame von Stand.)

**Die Bedeutung liegt nicht in den Worten.
Sie wird gemacht.**

Ein Wort, das wir gestern noch nicht kannten, kann heute ein Modewort geworden sein (Sind Sie hip?), ein Wort, das gestern wichtig war, kann morgen vergessen sein. Und mit ihm kann „das Bezeichnete" aus der Welt verschwinden, aus unserer Welt, aus der Welt derer, die eine gemeinsame Sprache sprechen.

Andere haben das Wort und daher auch das Bezeichnete vielleicht gar nie gekannt. (So gibt es bei uns die „Geisha" nur als Wort, nicht als „Beruf", während es im Französischen den „Leberkäse" gar nicht gibt, weder als Wort noch als essbares Etwas.)

Um sich verständigen zu können, gibt es zwischen den Menschen „Abmachungen", was Worte und Zeichen bedeuten, und den meisten Menschen bereitet das ihr Leben lang kein Kopfzerbrechen.

Der Tisch ist der Tisch und muss manchmal vielleicht nur durch das „Vorwort" Ess- oder Wohnzimmer- präzisiert werden.

Schwieriger wird es natürlich bei abstrakten Begriffen bzw. dann, wenn es um Nuancen geht. Wenn ein Pfleger nicht „nett" und eine Ärztin nicht „freundlich" ist, was ist da wohl genau gemeint? Was für den einen „durchaus höflich" ist, bezeichnet jemand anderer als „kurz angebunden".

Doch kann es passieren, dass die Bezeichnung „kurz angebunden" in jemandes Sprachschatz gar nicht vorkommt (oder nur in Kombination mit einer Hundeleine). Erlebt dieser Mensch Situationen, in denen jemand kurz angebunden ist? Was sagt er über den Kurz-Angebundenen? Dass er korrekt ist? Oder unfreundlich? Vielleicht fällt ihm auch gar nichts auf, weil er selber meist so ist oder es für normal hält oder – warum auch immer.

Das Wort an sich hat keine **Bedeutung, sie wird ihm verliehen**. Wie ein Orden. Manchmal wird ihm die Bedeutung auch wieder entzogen. Das kann durch einen langen Prozess, der „Zeit" heißt, geschehen oder durch den willkürlichen Umgang mit Sprache. (Dieser willkürliche Umgang mit Sprache wurde von der österreichischen Autorin Ingeborg Bachmann „Gaunersprache" genannt und findet sich heute wie eh und je leicht in Politikerkreisen wieder ...)

Wer bestimmt, was das Wort „ROT" bedeutet? Denken Sie an eine Situation, in der Sie normalerweise ROT sehen. Fällt Ihnen eine Ampel ein? Oder vielleicht gar eine Situation, in der Sie sich ärgern? Wie kommen Sie denn auf die Idee? Das Wort ROT ist weder gut noch böse, es ist. Und es sind ihm verschiedene Bedeutungen zugefallen. Auch politische.

Waren Sie schon einmal BLAU? (Franzosen sind übrigens grau, wenn sie blau sind ...) Oder machen Sie lieber BLAU und fahren ins BLAUE?

Grün hinter den Ohren; Weiß trinken; Rot sehen; Blau machen.

Das Wort wird das, was Sie im Moment daraus machen, und jede seiner Bedeutungen ist für Sie wirklich. Denn je nachdem, ob Sie ROT oder SCHWARZ sehen (zahlen Sie Ihre Fernsehgrundgebühren?), je nachdem, ob Sie BLAU sind oder sich GRÜN und BLAU ärgern, werden Sie verschiedene Empfindungen haben, werden Sie mit den Worten und den ihnen von Ihnen zugeschriebenen Bedeutungen unterschiedliche Reaktionen haben, die alle miteinander wirklich sind. Für Sie. Und vielleicht für jenen Teil der Menschen, die dieselbe Muttersprache haben wie Sie. Vielleicht auch nur für den Teil der Personen, die zu Ihrer Familie gehören, in Ihrem Umfeld leben, in Ihrem beruflichen Kontext zu finden sind, zu Ihrer Gesellschaft gehören.

Welche Farbe hast du heute?

In Syrien gibt es beispielsweise eine Grußformel, die übersetzt „Welche Farbe hast du heute?" bedeutet.

Bei uns kann für den einen ein „Schwarzer" erfreulich sein, für den anderen ein „rotes Tuch" – vor allem, wenn er die Fahrscheine kontrolliert. „Ein kleiner Schwarzer" (ein Kaffee ohne Milch) und „das kleine Schwarze" sind nicht miteinander zu vergleichen. Ein Schwarzer kann nur dann schwarz wählen, wenn er österreichischer Staatsbürger ist. Schwarz sehen können wir alle.

„Leber" hat für einen Fleischhauer eine andere Bedeutung als für einen Alkoholiker, einen Hausmann oder meine Kinder. Letztere würden das Gesicht verziehen. Und ein Chirurg, der sich eine Leber vornimmt, kann erfolgreich sein oder sich die Zähne daran ausbeißen, wenn sie hart ist. Die Leber vom Zimmer 201 könnte eingeschlafen sein ohne Schlafmittel, was alle freuen würde.

Was verbinden Sie mit dem Wort „Leber"? Läuft Ihnen manchmal eine Laus darüber?

Manchmal wird einem Wort auch etwas angedichtet.

Dichterinnen, Autorinnen, Sprachwissenschaftlerinnen, Philosophinnen und die jeweiligen männlichen Formen beschäftigen sich seit Jahrhunderten mit der „Sprache". Mit diesem Phänomen, das Verständigung möglich und gleichzeitig unmöglich macht, das magische Wirkung hat und zaubert, das aber auch zerstört und vernichtet. Tonnen von Büchern wurden über die Sprache geschrieben, und Tonnen von Büchern lassen Sie durch Sprache Welten erleben, von denen Sie keine Ahnung hatten.

Und dennoch ... Worte an sich haben keine Bedeutung, sondern nur die, die Sie ihnen zuschreiben. Manchmal sogar „andichten".

Wer zufällig Eric Bernes Buch „Spiele der Erwachsenen"[61] kennt, vermag manchmal im Verhalten anderer diese

Spiele, diese Verhaltensmuster, Rollen oder wie man es auch nennen mag, erkennen und benennen. Wer das Buch nicht kennt, sondern mit dem Wort „spielen" „jemandem etwas vorspielen, ihn anlügen" verbindet, ist verärgert bis entsetzt, wenn sein Verhalten als „Spiel" beschrieben wird. Recht haben beide.

Nach all dem, was Sie über die Erkenntnistheorie des NLP wissen, nach dem Satz: „Die Landkarte ist nicht das Gebiet" und nach dem, was Sie über Sprache gelesen haben, werden Sie jetzt verstehen, was mit dem Satz **„Die Sprache ist eine Landkarte der Landkarte des Gebietes"** gemeint ist.

Schon das „Erkennen" reduziert die „Welt" auf ein Minimum, die Sprache, ob gedacht oder gesprochen, tut dann noch das Ihre. Bei jedem, auch bei wortgewaltigen, eloquenten Menschen. (Mit den Arten der „Reduktion" beschäftigen wir uns noch genauer im Teil, der den Namen „Und Ihre Sprache wird Medizin sein" trägt.)

Menschen, die sich „nicht gut ausdrücken können", Menschen, deren Wortschatz in ein Kistchen passt, reduzieren ihre Welt noch weiter.

Das Fatale ist, dass die Art der sprachlichen Reduktion aber ihrerseits Auswirkungen auf die „Landkarte des Gebiets" hat. Nehmen wir den Satz: „Das ist ja ein Doktor!" Dieser Satz beschreibt im deutschsprachigen Raum jemanden, der den akademischen Titel Doktor trägt. Es muss kein Doktor der Medizin sein.

Wird jedoch jemand in einer Welt groß – und bleibt er in dieser Welt – in der „Doktor" nahezu ausschließlich „Arzt" meint, wird seine „Landkarte" reduziert.

So kann es dazu kommen, dass ein Bursch, der Musik studiert, von seinem alten Onkel, der am Land „in der Einschicht" lebt, gefragt wird, was er denn da am Bein haben könnte. Als der Neffe sagt, er hätte keine Ahnung, schüttelt der Onkel verwundert den Kopf und fragt: „Ja, lernt ihr das denn nicht auf der Uni?"

Wird jemand in einer Welt groß, in der „der Doktor" so etwas wie „ein Gott in Weiß" ist, wird die Aussage „Das ist ja ein Doktor!" zu einer Garantie für Unfehlbarkeit, Wissen, Unantastbarkeit. Ist dieser Jemand dann erwachsen, kann es sein, dass für ihn vorläufig einmal alles, was „ein Doktor" sagt, richtig ist. Seine „Landkarte des Gebiets" wird durch das Programm, das das Wort in ihm aufruft, bestimmt. Ein Doktor rettet Leben, weiß, was gebraucht wird, was man tun kann, hat Recht. Er muss Recht haben …

Der Doktor ist außerdem ein Mann, weshalb unsere alte Dame vom ersten Kapitel nach einem Doktor ruft. Der Doktor ist sogar so männlich, dass ich einmal eine Mutter zu ihrer Tochter sagen hörte: „Komm, wir gehen zur Frau Onkel Doktor."

NLP beschäftigt sich mit den **Programmen im Gehirn, die durch Sprache ausgelöst werden bzw. eingegeben wurden**. Diese Programme laufen meist unbewusst ab und können zu Verhaltensmustern und Empfindungen führen, die für den Betroffenen nicht immer nachzuvollziehen sind. Und auch wenn man sie für sich erklären kann, bringt man sie manchmal einfach nicht weg.

Als Hans L. seiner Mutter mitteilte, er wolle Zahnarzt werden, verzog sie angewidert das Gesicht und sagte: „Schrecklich!" Und auch heute noch, Hans L. ist mittlerweile ein gut verdienender Zahnarzt, sieht man ihr zuerst einmal sofort an, was sie empfindet, wenn sie den Beruf ihres Sohnes nennt.

Frau Ch. hingegen strahlt gleich, wenn sie erzählt, dass ihr Sohn Zahnarzt ist. Sie ist stolz auf ihn und freut sich sichtbar für ihn über seinen Erfolg.

Die unterschiedlichen Erstreaktionen werden durch ein und dasselbe Wort hervorgerufen, und es kommt darauf an, mit welchen **„Zusatzbedeutungen"** es irgendwann einmal im Gehirn gespeichert wurde.

Dass „Erkennen" im Gehirn zu dauerhaften Veränderungen führt, wurde anhand verschiedener Bilder belegt. Eines zeigt ein zufälliges Durcheinander von Flecken. Sieht man es sich etwas länger an, erkennt man plötzlich einen Dalmatiner, der auf dem Boden, der von Laubschatten gefleckt ist, schnüffelt.

Sobald man den Hund einmal gesehen hat, kann man ihn nicht mehr loswerden[62]. Und es konnte tatsächlich bewiesen werden, dass bestimmte Neuronen im Gehirn ihre Verbindungen dauerhaft verändern, wenn man zum ersten Mal „den Hund sieht".

Sprache, genauer gesagt unsere Muttersprache, die Sprache unserer Eltern, der Bezugspersonen, der Freunde, der Kultur, in der wir leben, etc. **prägt uns**, und sie prägt auch im weiteren unsere Weise zu erkennen, zu denken, zu handeln, zu fühlen. Unbewusst. Und was man dann sagt, bestimmt wiederum die „Landkarte des Gebiets".

Die gute Nachricht ist nun die, dass man mit Sprache natürlich auch bewusst programmieren kann und dass es Möglichkeiten gibt, unerwünschte Programme zu ändern. Bewusstes Sprechen zeigt Reaktionen – bei den anderen und bei sich selbst.

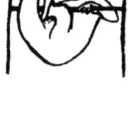

Wie sprechen Sie mit sich selbst?
Sind Sie höflich? Sind Sie freundlich, liebenswürdig oder gar charmant mit sich selbst? Sprechen Sie mit sich so, wie Sie mit anderen sprechen?
Oder gehören Sie zu jenen Menschen, die mit sich selbst einen Umgangston pflegen, der in der gehörten Welt Entsetzen auslösen würde?
Wie reagieren Sie, was denken Sie, wenn jemand über einen anderen sagt, dass der nichts kann, ein Idiot ist, sich überhaupt nichts merkt, nichts begreift, schon wieder alles falsch macht etc. Würden Sie diesen Menschen schätzen?
Wie soll dann Ihr Unterbewusstsein Sie schätzen, wenn Sie nicht gut über sich und mit sich reden?
Nehmen Sie sich vor, jedes Mal, wenn Sie in den Spiegel schauen, etwas Nettes, Höfliches, Freundliches zu sich zu sagen. Oder stellen Sie sich einfach die ernst gemeinte Frage: Wie geht es dir? Kann ich etwas für dich tun?
Machen Sie sich ein Kompliment. Vorerst mindestens eines am Tag.

Der zweite Teil des Buches beschäftigt sich mit **hilfreichen und „erfolgreichen" Sprachmustern**. Da die Qualität unserer Kommunikation an der Reaktion, die sie auslöst, erkennbar ist, da sich die Bedeutung dessen, was wir mitteilen, in der Reaktion des anderen zeigt[63] (der andere kann auch ICH sein!), kann man unter „erfolgreich" also **„eine erwünschte Reaktion zeigend"** verstehen. (Unter Kommunikation verstehe ich hier und jetzt tatsächlich das Gespräch, die Worte, die man verwendet.)

Und da Sie erwünschte Ergebnisse leichter als solche erkennen können, wenn Sie sie vorher definiert haben, wird das nächste Kapitel von Zielen und ihrer „Wohlgeformtheit" handeln.

Vorher stelle ich Ihnen jedoch noch eine andere Frage.

7. Was sind Sie, wenn jemand sagt, dass Sie krank sind ...

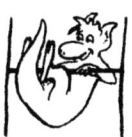

„Du bist ja krank!"
Versuchen Sie, in den nächsten zwei Minuten mindestens fünf Situationen zu finden, in denen dieser Satz zu jemandem gesagt werden könnte.

Mir fallen ein: Eine Mutter zu ihrer vor Fieber glühenden Tochter; eine Frau zu einem Mann, der grundlos eifersüchtig ist; eine Krankenschwester zu einem Kind, das draußen einen Schneemann bauen möchte; ein Mann zu seiner Freundin, die sich dafür entschuldigt, dass die Hemden nicht gebügelt sind; ein Streitender zu dem anderen, der anderer Meinung ist.

> Krankheit ist ein spätes Zeichen dafür, dass etwas nicht stimmt und Handlung erfordert (aus: NLP und Gesundheit)

Was ist krank? Wer bestimmt, was krank ist? Was verbinden Sie mit dem Wort krank? Ab wann sind Menschen krank? Ist es ungesund, krank zu sein?

Dass das, was als Krankheit bezeichnet wird, ebenfalls einer extremen „Wirklichkeitskonstruktion" unterliegt, beschreibt Paul Watzlawick in seinem Artikel „Die Konstruktion klinischer Wirklichkeiten". Er berichtet von einem in den USA wichtigen diagnostischen Handbuch („Diagnostic and Statistical Manual of Mental Disorders"), das immer wieder in neuen Auflagen erscheint.

Seinen Verfassern müsse der wahrscheinlich größte therapeutische Erfolg aller Zeiten zugute gehalten werden, meint Watzlawick, denn sie strichen auf gesellschaftlichen Druck hin aus der dritten Auflage die Homosexualität als psychische Störung und heilten auf diese Weise mit einem Federstrich Millionen Menschen von ihrer „Krankheit".[64]

Sie werden in unserem Buch keine NLP-Definition von *Krankheit* und dem dazugehörigen Adjektiv *krank* finden. Denn es geht hier nur darum zu erkennen, wie sehr unsere Ansichten dessen, was wir *krank* nennen, von unserer kulturellen Umgebung, von unserem beruflichen Kontext und schließlich von uns selbst abhängig sind.

> Bezeichnungen können Lasten sein.

Außerdem soll die Aufmerksamkeit darauf gelenkt werden, dass **Bezeichnungen Lasten**, also belastend, **sein können**. Ein Beispiel der schwerwiegenden Art ist das Wort „Krebs". Ganz egal, welche Heilungschancen jemand hat, ganz egal, worum es bei ihm im Speziellen geht, allein das Wort macht Angst, es zieht einen zentnerschweren Drachenschwanz an Emotionen mit sich. Und jeder, der einmal damit konfrontiert wurde, kann seine Wirkung spüren – auch noch nach Jahren oder Jahrzehnten.

Doch auch der vergleichsweise harmlose Alltag bietet Beispiele *en masse*. Ist es Ihnen schon einmal passiert, dass Sie sich etwas müde und erschöpft fühlten und dass jemand zu Ihnen sagte, Sie sähen krank aus? Fühlten Sie sich danach besser, gleich oder eine Spur schlechter als vorher?

Ist es Ihnen schon einmal passiert, dass jemand mit allen möglichen Beschwerden zu Ihnen kommt und Sie ihm (als

Arzt/als Ärztin) sagen müssen/dürfen, dass er nicht *krank* ist? „Sie haben nichts", könnte man ihm erklären, obwohl er kurze Zeit vorher lang und breit erklärt hat, „was er alles hat." Und es kann sein, dass er danach erleichtert ist – oder auch nicht, denn wenn er nichts hat, darf er sich womöglich nicht mehr um das kümmern, was ihm fehlt.

Die Frage „Was haben Sie?" zieht Antworten nach sich, die in eine andere Welt führen als die Frage „Was fehlt Ihnen?"

Was haben Sie? Was fehlt Ihnen?

Jede Beobachtung beginnt mit dem Akt des Unterscheidens. Will man etwas bezeichnen, muss man sich zuerst für eine Unterscheidung entscheiden.

„Bei George Spencer-Brown findet sich der Satz: ‚Draw a distinction and a universe comes into being.' Der Akt des Unterscheidens wird von ihm als eine Fundamentaloperation des Denkens begriffen. Sie lässt ein ganzes Universum entstehen und erzeugt Wirklichkeiten ..."[65]

Worte lenken in bestimmte Richtungen. „Sie sind Diabetiker und müssen sich nach Ihrer Krankheit richten" böte, wenn so etwas überhaupt jemand sagen würde, die vollständige Identifizierung des Patienten mit seiner Krankheit an.

Aber auch „Sie haben Diabetes. Sie müssen von nun an ..." führt in eine andere Richtung als der Satz: „Ihre Zuckerverwertung funktioniert nicht mehr, wie sie soll. Ich erkläre Ihnen, was Sie und ich tun können, um Ihren Körper dabei zu unterstützen, damit umzugehen."

Worte lenken in bestimmte Richtungen, Fragen noch viel mehr.

Fragen können Welten eröffnen, in denen auch schon die „Lösungen lauern"[66]. „Wie soll's weitergehen?" impliziert, dass es weitergeht. „Was fehlt Ihnen und wie könnten Sie dazu kommen?" impliziert, dass etwas fehlt, was man erhalten kann. „Welche Ideen haben Sie jetzt schon, die Sie bei Ihrem Vorhaben unterstützen?" impliziert, dass es Ideen gibt und noch mehr geben wird, die etwas bewirken werden.

Dass Fragen, in denen Lösungen lauern, sogar in unvorstellbaren, lebensbedrohlichen Situationen eine Kraft haben, die überleben lässt, weiß man von Viktor Frankl. Er soll sich während seines Aufenthaltes im KZ immer wieder die Frage gestellt haben: Wofür ist das eine Gelegenheit?

Wofür ist das eine Gelegenheit?

Denken Sie an Situationen in Ihrem Leben, die Sie selbst oder andere betroffen haben. Welche Antworten kämen herbei, wenn Sie diese Frage stellten?

Im Kapitel über Metaphern werden Sie lesen, dass es vorteilhaft ist, ein paar „hilfreiche Geschichten" auf Lager zu haben. Viktor Frankls Geschichte, verbunden mit dieser Frage, ermöglicht es Ihnen, sie „in den Raum" zu stellen, ohne die Person, mit der Sie sprechen, direkt damit zu konfrontieren. Ihr Gegenüber wird die Frage hören, und sie wird früher oder später etwas in ihm zum Schwingen bringen und Antworten ermöglichen, wenn diese nicht ohnehin schon auf der Zunge liegen.

Hier ist es wesentlich, dass jene gute Grundlage für Kommunikation vorhanden ist, die man im NLP **Rapport** nennt.

Die **direkt gestellte Frage ohne Einbettung in die Geschichte**, ohne den Rahmen der Geschichte (frame), **könnte** beim Gegenüber auch **Unverständnis auslösen**, vor allem bei Menschen, die sich noch nie mit der Idee beschäftigt haben, dass jede Situation, die man im Leben erfährt, mit einem selbst zu tun hat. Auch wenn sie von anderen oder von einem „großen Fragezeichen" ausgelöst wurde. Man ist auf alle Fälle der „gemeinsame Nenner" jeder Situation seines eigenen Lebens.

Manchmal findet man auch erst spät Antworten, vielleicht weil einem erst dann die Frage gestellt wird.

Fragensteller sind Weichensteller (Hans Leopold Davi).

Die Qualität Ihrer Worte, die Qualität Ihrer Sätze und die Qualität Ihrer Fragen werden immer wieder Gegenstand dieses Buches sein. Wie Sie diese Qualität weiter verbessern, Ihre Aufmerksamkeit schärfen und Ihr Sprach-Bewusstsein schulen können, lernen Sie übrigens rasch und effizient in verschiedenen späteren Kapiteln – was impliziert, dass dies möglich ist, dass Sie lernfähig sind und dass Sie weiterlesen werden …

8. Wohin geht Ihre Reise? Welche Ziele haben Sie?

Seneca meinte: *„ Wer den Hafen nicht kennt, in den er segeln will, für den ist kein Wind ein günstiger."*

Wissen Sie, wohin Sie wollen? – Nach Griechenland an einen einsamen Strand? In die Berge? Sie würden gerne daheim in Ihrem Garten bleiben? Wissen Sie, wohin Sie mit diesem Buch wollen? Wie bitte? Sie verstehen die Frage nicht!? Welches Ziel haben Sie mit diesem Buch? Wofür genau lesen Sie es? Welche Ziele haben Sie in Ihrem Leben? Wohin wollen Sie? Haben Sie überhaupt Ziele? Oder stellen Sie nach verschiedenen Ereignissen, Tagen, Lebensabschnitten nur fest, dass Sie „das" eigentlich nicht wollten, dass „das" nicht alles gewesen sein dürfte. Ziehen Sie es vor, über die Zustände zu „raunzen" oder helfen Sie gerne bei Veränderungen mit? Können Sie stundenlang über die Missstände, die bösen Mitmenschen, die Ungerechtigkeiten in der Welt jammern oder überlegen Sie lieber, wie man denn etwas anders oder etwas besser machen könnte? Überlegen Sie womöglich gar, was „die Sache", worum immer es auch geht, mit Ihnen zu tun haben könnte?

Wer den Hafen nicht kennt, in den er segeln will, für den ist kein Wind ein günstiger. Wer den Hafen jedoch kennt und sich auf den Weg macht, lässt sich auch von Flauten, Stürmen oder Unwettern nicht abbringen. Natürlich können sie ihn gehörig durcheinander beuteln oder sogar bedrohen, er wird dennoch, wenn die Gefahr überstanden ist, wieder seine Richtung finden und den Kurs korrigieren.

Selbst wenn er ankert und eine Zeitlang still steht, weiß er, wo sein Ziel liegt.

In jedem NLP-Seminar, in jedem Buch über NLP wird die **Wichtigkeit des Ziels** betont, die Wichtigkeit eines „wohlgeformten Ziels". Wohlgeformt deswegen, weil es bestimmte Kriterien erfüllen sollte.

> Damit Ziele erreicht werden können, müssen sie vorher gedacht werden.

Das NLP-Zielmodell bietet Ihnen die Möglichkeit, über Ziele in einer Weise nachzudenken, die Ihnen vielleicht neu ist. Und für alle, die diese Weise schon kennen, ist es womöglich trotzdem von Vorteil, auf etwas, das Aufmerksamkeit verdient, wieder einmal hingewiesen zu werden, nicht wahr?

Die erste Idee ist einfach und logisch: Damit Ziele erreicht werden können, müssen sie vorher gedacht werden.

Jeden Gegenstand, den Sie um sich herum sehen, gab es zuerst als Idee. Es musste ihn jemand denken, damit er hergestellt werden konnte. (Und manchmal fragt man sich, in wessen Köpfen manche Dinge entstehen ...)

Alles, was von Menschenhand geschaffen werden kann, wird als Idee geboren. Auch Firmen, Vereine, Teams werden „erdacht", wobei in einem Verb die Vorsilbe „er-" meist etwas mit der Schöpferkraft des Subjekts zu tun hat. (Wenn jemand etwas „erfindet", beweist er – zumindest sprachlich – damit, dass **er** etwas **findet**, was es gibt. Er stellt nur andere Verbindungen, andere Zusammenhänge her.)

Aus diesem Grund biete ich Ihnen nun eine Übung an. Machen Sie sie jetzt gleich – und wiederholen Sie sie einmal im Jahr, weil sie mächtig und wirkungsvoll ist.

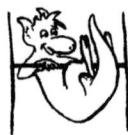

Schreiben Sie 15 Minuten lang alle Ziele und Wünsche auf, die Ihnen einfallen.
Unzensuriert. Stellen Sie sich eine Eieruhr auf fünfzehn Minuten.
Wenn die Stimme im Hintergrund meint, dass dies oder das nicht möglich sei, bitten Sie sie, kurz zu schweigen. Sie darf nach den 15 Minuten wieder in Aktion treten.
Schreiben Sie kleine Ziele und große Ziele, Lebensziele und Tagesziele, seien Sie unbescheiden – vor allem in den Wünschen nach Lebensqualität.
Gönnen Sie sich 15 Minuten für Ihre eigenen Ziele und Wünsche. Nicht für die der anderen. Bleiben Sie bei sich.
Fangen Sie an – und genießen Sie es.
Heben Sie das Blatt, auf dem Sie geschrieben haben, auf, Sie werden es in diesem Kapitel noch brauchen. (Und später ohnehin, weil Sie ja überprüfen wollen, welche Ihrer Ziele und Wünsche in Erfüllung gegangen sind.)

Wie ging es Ihnen mit der Übung? Fiel sie Ihnen leicht oder mussten Sie sich anstrengen, Ziele und Wünsche zu finden?
War die innere Stimme, die Ihnen sagte, dass irgendetwas „so sicher nicht geht", laut oder leise? Oder verhielt sie sich ruhig?
Was fiel Ihnen leichter? Die kleinen Wünsche oder die großen?
Waren alles Ihre eigenen Ziele oder sind solche, die andere gerne für Sie hätten, auch dabei?

Wo die utopischen Oasen austrocknen, breitet sich eine Wüste von Banalität und Ratlosigkeit aus (Jürgen Habermas).

Ziele sind der Motor der Wirklichkeit, ohne Ziele sind viele Menschen entweder antriebslos oder sie werden von anderen getrieben.

Kennen Sie Personen, die in Situationen verharren, die für sie (und für die Zuschauer) fast unerträglich sind? Fragen Sie eine von ihnen, was sie denn gerne stattdessen hätte, und es kann passieren, dass Sie keine Antwort bekommen.

Manche Menschen wissen einfach nicht, welche Ziele es geben könnte, sie können sich nichts anderes vorstellen als das, was sie „haben". Auch wenn sie es überhaupt nicht wollen. Sie wissen nicht, was ihnen „fehlt". Sie „machen" lieber „viel mit", als sich zu fragen, was sie selbst gerne machen würden. Sie haben keine Wahlmöglichkeiten, nicht einmal im Denken.

9. Ziele schaden Ihren Gewohnheiten ...

NLP-Arbeit ist **ziel- und lösungsorientiert**. 10% der Energie investiert man für das Problem, 90% für die Lösung.

Die **Ausrichtung auf Probleme** hat entscheidende Nachteile. Denn während man sein Problem in allen Details beschreibt, geht man meist nochmals in den Problemzustand oder bleibt von vornherein in ihm stecken. In solchen Situationen ist oft jeder Zugang zu Ressourcen versperrt, die einem weiterhelfen könnten. Man ist bewegungs- und handlungsunfähig.

Paul Scheele, Pädagoge und Autor des Buches „Das Gesetz der natürlichen Brillanz", sagt dazu sehr treffend: *„Über Probleme nachzugrübeln ist, als wollte man mit dem Auto vorwärts fahren, indem man nur in den Rückwärtsspiegel schaut."*[67]

Menschen, die NLP kennen oder mit NLP arbeiten, versuchen selbst nur so lang im Problemzustand zu bleiben bzw. andere darin zu lassen, wie für die Informationssammlung nötig ist. Dann geht der Blick zu den Lösungsmöglichkeiten bzw. Zielen.[68]

Auch für das **Gesundheits-Wesen** ist es vielfach selbstverständlich, sein **Hauptaugenmerk** auf die **Gesundheit** bzw. ihre **Wiedererlangung** zu richten.

Es mag schon sein, dass es manchen Menschen besser geht, wenn sie jemandem stundenlang beschreiben konnten, welche Symptome, Schmerzen oder einfach Wehwehchen sie haben, aber im Wesentlichen muss es um die „Lösung" gehen, um das „Auflösen", um das „Sich-Lösen" von einem Zustand, der nicht gut tut.

Lösungen, die etwas mit „sich lösen; auflösen" zu tun haben, können jedoch zu einer massiven Änderung der Lebensgewohnheiten bzw. der Lebensumstände führen. Deshalb erfolgt nun **ein wichtiger Hinweis des Gesundheits-Wesens**:

> *Bei fachgerechter Anwendung von NLP kann es zu Nebenwirkungen kommen, bei denen es jedoch nicht nötig ist, Arzt oder Apotheker aufzusuchen ...*

Eine in den letzten Jahren von Steve de Shazer entwickelte Therapieform heißt „lösungsorientierte Kurztherapie".[69]

Es lohnt sich, sich mit seinen Ideen und Methoden näher auseinander zu setzen. Aber vorläufig reicht es, wenn Sie das Wort **„lösungsorientiert"** in Ihren eigenen aktiven Wortschatz aufnehmen.

Die Ablehnung, Unwichtiges zu tun, ist eine entscheidende Voraussetzung für Erfolg (Sir Alexander Mackenzie).

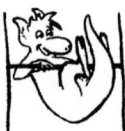

Damit es Ihnen auch geläufig und vertraut wird, sollten Sie dieses Wort von heute an täglich mindestens zehnmal zu sich selbst sagen. Gewöhnen Sie sich an seinen Klang, üben Sie es völlig unmotiviert, schreiben Sie es auf und betrachten Sie es wohlwollend.

Nach etwa zwei Wochen können Sie damit beginnen, das Wort „lösungsorientiert" vorsichtig auch in Gesprächen zu verwenden, davon zu erzählen, in inneren Monologen und Dialogen zu gebrauchen.

Dann stehen die Chancen recht gut, dass es Ihnen in der nächsten echten schwierigen Situation ebenfalls einfällt und Ihr Denken beeinflusst.

Das wiederum könnte bewirken, dass Sie aufhören, die Situation (oder das Problem) von allen Seiten und im Detail zu beschreiben, und sich stattdessen fragen, wo welche Lösung liegen könnte.

Wichtiger Hinweis:
Natürlich ist es klar, dass Sie in Ihrem Beruf zielorientiert und lösungsorientiert handeln und Ihren Patienten etwas anderes zu bieten haben als das gemeinsame Beklagen der Situation.

Hier geht es um den „gedanklichen Alltag", um den allgemeinen Umgang mit allgemeinen Problemen oder Konflikten, um allgemeine Denk- und Handlungsmuster ...

Eine mögliche Nebenwirkung: Sie werden aufhören sich zu beklagen ...

Um zu verdeutlichen, welche „Nebenwirkungen" auftreten könnten, lade ich Sie zu einem **Gedankenexperiment** ein:

Stellen Sie sich vor, Sie hätten den lösungsorientierten Gedanken bereits zu einem Teil Ihres „privaten" Denkens gemacht. Sie sehen zwar allfällige Probleme, bleiben aber nicht wie in einem Sumpf in ihnen stecken, sondern fragen sich selbst recht rasch: „Worum geht es? Was sind die Fakten?" Und: „Wohin möchte ich? Was ist ein mögliches Ziel, was ist mein Ziel?"

Eine der angekündigten Nebenwirkungen ist nun, dass Sie aufhören werden zu jammern. Sie werden weniger bis nicht mehr „raunzen", Sie werden nicht mehr stundenlang über Ihre Probleme reden, werden nicht mehr gemeinsam mit anderen oder allein die Sündenböcke und Sündenziegen suchen, die an all den Miseren, die Sie umgeben, schuld sind.

Vielmehr werden Sie innehalten, die Fakten sammeln, die Sache von verschiedenen Standpunkten aus betrachten, Ihr Ziel formulieren (bzw. überprüfen, inwieweit das Problem überhaupt „Ihnen gehört") und sich dann auf den Weg machen. Irgendwie. Vielleicht zuerst auch nur gedanklich.

Stellen Sie sich nun weiters vor, dass Sie den lösungsorientierten Gedanken auch in der Kommunikation mit anderen einführen. Das wiederum bedeutet, dass sich Ihre Gesprächspartnerlnnen-Qualitäten ändern. Denn es könnte passieren, dass Sie nicht mehr mitjammern, sondern auch zum anderen sagen: „Aha. Was aber sind nun die Fakten? Worum geht's? Worum geht es Ihnen/dir eigentlich? Was ist Ihr/dein Ziel?" (Eine der interessanten Weiterentwicklungen des NLP fand übrigens in Österreich durch den NLP-Master-Trainer Roman Braun statt. Er modellierte erfolgreiche „Friedensverhandler" und entwickelte daraufhin ein Konzept, das er Trinergy® nannte. Die vorhin angesprochenen Fragen gehören zu den „Haupt-Sätzen" dieses Konfliktlösungsmodells.)

… und stattdessen über Lösungsmöglichkeiten reden.

Aber weiter im Experiment:

Sie denken und handeln also für sich selbst schon lösungs- bzw. zielorientiert und stellen anderen ebensolche Fragen. An dieser Stelle können nun verschiedene Reaktionen der anderen auftreten:

a) Ihr Gesprächspartner sieht Sie verblüfft an, ist verwirrt, vergisst seine übliche Strategie (z. B. Wehklagen und Jammern) und antwortet nach einer kurzen Bedenkzeit tatsächlich auf Ihre Fragen. Das führt in weiterer Folge in den meisten Fällen zu einer „gelungenen Kommunikation", von der beide mit dem Gefühl, dass „etwas weitergegangen ist", weggehen.

b) Ihr Gesprächspartner sieht Sie verblüfft an, ist aber so irritiert, dass er sich plötzlich nicht mehr verstanden fühlt. Er gehört vielleicht zu den Menschen, für die es wichtig ist, sich Probleme „von der Seele zu reden." Dabei will er ein bisschen bedauert und „gehalten" werden und verbale Streicheleinheiten bekommen, bevor er die Kraft zur Veränderung, zum „Anderen" aktiviert.

c) Ihr Gesprächspartner sieht Sie verblüfft an und ist dann verärgert. Womöglich meint er sogar, dass man nun mit Ihnen auch nicht mehr reden kann.

Manche Menschen suchen keine Lösungen, sondern wollen nur, unschmeichelhaft ausgedrückt, ihren Müll abladen, damit Platz für neuen (meist den gleichen) geschaffen wird. Sie sind nicht wirklich interessiert an Lösungen, weil sie womöglich etwas tun, ihre Gewohnheiten hinterfragen, selbst etwas ändern müssten.

d) Ihr Gesprächspartner tut so, als hätte er Ihre Fragen gar nicht gehört, und redet einfach weiter.

> Rapport ist der Oberbegriff für alle zwischenmenschlichen Prozesse, die eine Grundlage für gelungene Kommunikation darstellen.

Die Kunst für Sie ist es nun zu erkennen, was Ihr jeweiliger Gesprächspartner „braucht." Außerdem ist es wichtig, dass Sie selbst Ihr eigenes Ziel kennen. Und Ihre Fähigkeit zu Geduld. Denn eine weitere Nebenwirkung zielorientierten Denkens kann sein, dass man problembeschreibende Gespräche nicht mehr gut aushält, weil man dabei still steht und nicht weiterkommt.

Wenn Sie nun das Ziel haben, mit dem anderen in einer Weise zu kommunizieren, die dem anderen „gut tut" (und somit auch Ihnen), so wird es in allen Fällen darum gehen, in welchem Ausmaß Sie zu „Rapport" bereit sind. **„Rapport"** ist im NLP der Oberbegriff für **alle zwischenmenschlichen Prozesse**, die eine **Grundlage für gelungene Kommunikation** darstellen.

Die Bereitschaft zu gutem Rapport beinhaltet auch die Bereitschaft, die „Landkarten des anderen" und somit seine momentane Art, die Welt zu interpretieren, anzuerkennen.

Das heißt aber, dass man die Ideen, die Gedanken, die Gefühle und auch das äußere Verhalten des anderen nicht einfach verurteilt, für unwichtig erklärt oder belächelt, sondern dass man ihn zuerst einmal so akzeptiert, wie er sich zeigt. (Was, wie Sie bereits wissen, noch nichts mit „Gutheißen" zu tun hat!)

Wenn in Büchern über Sterbebegleitung darauf hingewiesen wird, wie notwendig es ist, Wünsche, Gefühle und Gedanken Sterbender ernst und wichtig zu nehmen, so scheint uns das vollkommen verständlich. Wie wäre es, die Wünsche, Gefühle und Gedanken **jedes Menschen** ernst und wichtig zu nehmen?

Erinnern Sie sich an folgende Grundannahme: *„Menschen treffen innerhalb ihres Modells der Welt grundsätzlich die beste ihnen subjektiv mögliche Wahl"*?

Wenn Sie mit jemandem zu tun haben, der Probleme hat, oder dem Sie bei der Suche nach passenden Zielen helfen wollen, ist es wichtig, dass Sie zuerst wahrnehmen, welche Landkarten der andere hat, welche Konstruktionen der Welt in ihm wirken. Nur von seinem Platz aus kann der Weg beginnen, nicht von Ihrem Standpunkt aus.

Mit jemand anderem „lösungsorientiert" zu sprechen beinhaltet also auch die Bereitschaft, dessen Probleme wichtig zu nehmen, hinzuhören, sie anzusehen, sie vielleicht sogar zu begreifen. Danach kann man daran gehen, dem anderen zu helfen, Ziele bzw. Lösungen zu (er)finden.

Mit sich selbst „lösungsorientiert" zu sprechen, beinhaltet übrigens auch die Bereitschaft, seine Probleme wichtig zu nehmen, hinzuhören, sie anzusehen, sie vielleicht sogar zu begreifen. Danach kann man daran gehen, sich selbst zu helfen, Ziele bzw. Lösungen zu (er)finden ...

10. Das wohlgeformte Zielmodell des NLP

Aus einem **Wunsch** ein **Ziel** zu machen ist, wie aus einem Stück Marmor eine Figur zu befreien. (So wie Michelangelo die Bildhauerei als die Kunst beschrieb, ein bereits existierendes Bildwerk aus seinem beengenden Kerker im Steinblock herauszumeißeln.)

> Sich ein Ziel zu setzen, ist eine Denkübung, die das natürliche Erfolgssystem in Ihnen aktiviert (Walter D. Staples).

Bevor Sie damit beginnen, anderen wohlgeformte Ziele zu präsentieren, weil Sie ja schließlich wissen, was das Beste für sie ist oder es nur gut mit ihnen meinen, sollten Sie lieber zuerst bei sich selbst üben und das **„Wohlformen" für Ihre ureigensten Ziele einsetzen** ... Deshalb sind bei folgenden Überlegungen immer **nur Sie der Mittelpunkt**.

a) Betrachten Sie den Ausgangszustand

Sie wissen, dass Ihnen der großartigste Plan einer Stadt nichts hilft, wenn Sie keine Ahnung haben, wo Sie sich gerade befinden, nicht wahr?

Die erste Überlegung, die zu einem wohlgeformten Ziel führt, heißt also immer: Wo stehe ich? Wie sieht die Situation aus, in der ich mich befinde? Wie ist das Verhalten, die Eigenschaft, um deren Veränderung es gehen wird? Was will ich ändern? Was ist nicht so, wie ich es gerne hätte?

Machen Sie das mit sich selbst, was Sie unter den Begriffen **Anamnese** und **Diagnose** kennen: eine Erhebung und Beurteilung des Ist-Zustandes, soweit er mit Ihnen etwas zu tun hat. (Die Vorgeschichte des Zustandes mit einzubeziehen, kann sinnvoll sein, wird aber wegen der eigenen „psychischen blinden Flecken" vielleicht nicht immer ganz leicht sein.)

Sie können keinen Pflegeplan erstellen, keine Behandlung beginnen, wenn Sie den Ausgangszustand nicht kennen, wenn Sie nicht wissen, was nicht in Ordnung ist, was verändert werden sollte.

b) Definieren Sie ein Ziel

Hilfreich beim „Wohlformen" eines Ziels ist es, folgende Punkte zu beachten.[70]

- Ihr Ziel ist **realistisch**.

Sie müssen also die Frage, ob **Ihnen die Erreichung dieses Ziels möglich** ist, ob es **in Ihrem Einflussbereich** liegt, eindeutig bejahen.

Ganz allein das Gesundheitswesen zu reformieren, die Kriege der Welt zu beenden oder das Leid der Straßenkinder in Lateinamerika zu beseitigen, liegt nicht in Ihrem Handlungsspielraum. Nicht einmal das Ziel, ein glückliches und zufriedenes Team zu haben, tut das, denn Sie können nicht kontrollieren, wie sich jemand anderer fühlt.

Die meisten großen Taten, die meisten großen Gedanken haben einen belächelnswerten Anfang (Albert Camus).

Es liegt jedoch sehr wohl in Ihrem Einflussbereich, auf einzelne Patienten optimal einzugehen, gute Gespräche zu führen, Ihren Teil zu einer hilfreichen und tragfähigen Atmosphäre im Team beizutragen, auf Ihre Körper(warn)signale und Gefühle zu achten. Und manchmal liegen auch Dinge, von denen Sie anfangs annehmen, dass sie nicht in Ihrem Einflussbereich liegen, dort, wenn Sie nur den richtigen Weg und das richtige Ziel wählen ... (Sie werden das Gesundheitswesen nicht allein reformieren, aber Ihr Ziel, Menschen zu finden, die von den selben Ideen fasziniert sind, um mit diesen gemeinsam dann ..., ist durchaus realistisch.)

Begrenzen Sie Ihr Ziel so, dass **Sie** es unter Kontrolle haben, dass das zielführende Verhalten durch Sie auszulösen und aufrechtzuerhalten ist. Ihr Erfolg darf nicht davon abhängen, dass sich die anderen zuerst ändern.

Wenn Sie beispielsweise „Herrn B. mobiler machen" oder Frau Z. zu einer ihrer Krankheit angepassten Ernährung bewegen wollen, kann Ihr eigenes Ziel nur „Motivationsfähigkeit" sein. Ändern müssen sich die beiden selbst, das können Sie nicht für sie tun.

Ein positiv formuliertes Ziel bestimmt Ihre Richtung, es zieht Sie förmlich zu sich.

- Ihr Ziel ist **positiv formuliert**.

Ziele müssen das spezifizieren, was Sie wollen, und nicht das, was Sie nicht wollen.[71] Ein positiv formuliertes Ziel zieht Sie an, bestimmt Ihre Richtung. Ein Satz, der beschreibt, was Sie nicht wollen, hält Sie zwar nicht fest, gibt aber keine mögliche Richtung an, in die es gehen soll. Man muss also die „Was-wollen-Sie-stattdessen"-Frage beantworten!

- „So halte ich es nicht mehr lange aus!" – Was wollen Sie stattdessen?
- „Ich will nicht mehr um meine Freizeit kämpfen müssen!" – Was wollen Sie stattdessen?
- „Ich will nicht mehr rauchen" – Was wollen Sie stattdessen?

Machen Sie sich in diesem Abschnitt auch klar, **warum** Sie Ihr Ziel erreichen wollen. Wenn Sie handfeste Gründe dafür finden, etwas zu tun, können Sie sich auch dazu bringen, es zu tun. Machen Sie das „Warum" stark, es wird die Art Ihres Einsatz bestimmen.

Anthony Robbins, ein berühmter amerikanischer NLP-Trainer, sagt dazu: *„Die Motive, die wir haben, entscheiden darüber, ob wir an etwas bloß Interesse haben oder uns leidenschaftlich dafür einsetzen."*[72]

Beim Umgang mit Patienten werden die Ziele sicher nicht ganz so schnell aus den Augen verloren wie im täglichen Leben. In ihrem Alltag sind manche Menschen nämlich so darum bemüht, die Dinge zu vermeiden, die sie nicht wollen, oder von etwas wegzukommen, dass sie vergessen, wo ihr Ziel ist, wo ein mögliches Ziel sein könnte.

Frau D. leidet zum Beispiel immer wieder unter starken Kopfschmerzen, die sie mit schweren Schmerzmitteln bekämpft.

Sie raucht, sie sitzt berufsbedingt täglich Stunden vor dem Computer, betreibt keinen Sport und geht nur am Wochenende manchmal in die frische Luft. Am Abend sieht sie zur Entspannung fern oder liest etwas.

Sie möchte ihre Kopfschmerzen loswerden. Ihr Ziel jedoch müsste es sein zu lernen, ein Leben zu führen, eine Lebensweise zu finden, bei der die Chance, sich körperlich wohl und vital zu fühlen, steigt. (Und wieder eröffnen die beiden Fragen „Was haben Sie? – Was fehlt Ihnen?" ganz unterschiedliche Bereiche. Sie hat Kopfweh, und sie könnte wahrscheinlich genau beschreiben, wann und wie es auftritt, wie stark es dort im Vergleich zu hier ist, was sie schon alles dagegen unternommen hat, wer auch solche Schmerzen hat und so weiter. Was ihr fehlt, wird ihr womöglich am Beginn gar nicht bewusst sein. Die Überlegung, wie sie zu dem „Fehlenden" kommen könnte, wird ihr vielleicht jedoch andere, noch nicht angedachte Möglichkeiten, mit sich umzugehen, erschließen.)

Wichtig für die positive Formulierung Ihres Ziels ist auch die Tatsache, dass wir zuerst an etwas denken müssen, um es dann „nicht mehr zu denken". Unsere Energie folgt der Aufmerksamkeit. Das heißt, wenn wir ständig daran denken, während eines Konzerts nicht zu husten, nicht Schokolade zu essen oder nicht zu rauchen, nehmen die Gedanken „husten", „Schokolade" und „rauchen" in unserem Gehirn viel Platz ein und binden einen Teil unserer Energie.

Und nun denken Sie bitte nicht an diesen kleinen, rosaroten Elefanten, der gerade versucht, ihren Kühlschrank zu öffnen.

> „Was wünschst du deinem Sohn?", fragte man den Meister nach der Geburt seines ersten Kindes. „Dass er maßlos glücklich ist", antwortete er.

- Ihr Ziel ist **konkret**.

Vermeiden Sie vor allem Vergleiche mit anderen Personen und Steigerungen, die „keinen Partner haben".

„Ich möchte der beliebteste Arzt sein", „Ich will zufriedenere Patienten", „Ich möchte das besser können" sind Sätze, aber keine wohlgeformten Ziele.

Frau D. könnte z. B. als Ziel „Ich möchte mich wohl fühlen" angeben statt: „Ich möchte mich wohler fühlen". („Wohler" im Vergleich wozu, zu wem?)

- Der ausformulierte „Zielsatz" steht in der **Gegenwart**, im Präsens, und beinhaltet ein „**Vollverb**".

Vollverben sind jene Zeitwörter, die eine Tätigkeit, einen Zustand direkt benennen, im Unterschied zu den Modalverben „können, wollen, möchten, dürfen" etc., die ein „Vollverb" abschwächen, modifizieren.

Beachten Sie einmal die unterschiedlichen Nuancen der folgenden Sätze.

- Ich muss auf meinen Körper hören.
- Ich sollte auf meinen Körper hören.
- Ich will auf meinen Körper hören.
- Ich werde auf meinen Körper hören.

Hören Sie schon auf Ihren Körper, wenn Sie diese Sätze sagen? All unsere Modalverben beinhalten, wie die Zukunft selbst, Zukünftiges. Vom konkreten Tun ist hier noch nicht die Rede. Erst im Satz „Ich höre auf meinen Körper" liegt die Gegenwart, das konkrete Handeln.

> Es ist nie zu spät oder zu früh zum Lernen, sondern immer höchste Zeit (Albert Camus. Vielleicht bald eine Volksweisheit?).

Wenn Sie dann auch noch z. B. das Wort „lernen" verwenden, also „Ich lerne es, auf meinen Körper zu hören" sagen, birgt dies außerdem die Möglichkeit, am Anfang vielleicht noch nicht „ganz perfekt" zu sein, es noch nicht immer so zu schaffen, wie man möchte, ohne es als Versagen oder Misserfolg werten zu müssen.

Die Bedeutung, die NLP dem Wort **„lernen"** gibt, ist wichtig. Der Sinn des Lernens ist die **Weiterentwicklung,** ist der Weg, zuerst einmal vom Zustand der „unbewussten zur bewussten Inkompetenz" zu kommen, vom „Ich weiß nicht, was ich nicht weiß" zum „Ich weiß, was ich nicht weiß."

Anschließend wird gelernt, geübt, integriert, und es kommt von der bewussten Kompetenz zur unbewussten Kompetenz, vom „Wenn ich genau nachdenke, weiß ich, wie es geht" zum „Ich mache es einfach".

Angenommen, Sie sind Chirurg. Es gab Zeiten, da wussten Sie noch nicht einmal, dass man jemanden operieren kann. Dann wussten Sie es und fragten sich vielleicht, wie das denn genau funktionieren kann.

Irgendwann beschlossen Sie, es zu lernen, und Sie waren zu Beginn Ihrer Karriere noch froh, dass Ihnen jemand zur Seite stand bzw. dass Sie zusehen konnten.

Jetzt tun Sie es. Und obwohl Ihnen (hoffentlich) jeder Handgriff bewusst ist, müssen Sie nicht mehr ununterbrochen darüber nachdenken, was genau Sie tun müssen.

Aber lassen Sie uns kurz ein Beispiel betrachten, das wahrscheinlich mehreren von Ihnen bekannt ist. Angenommen, Sie wollen abnehmen.

Ihr Weg-Von-Satz lautet: Ich will nicht mehr so dick sein. Ihr Hin-Zu-Satz lautet: Ich möchte schlank sein. Ihr konkretes Ziel ist, so viel zu essen und sich so viel zu bewegen, dass Sie selbst Ihr Gewicht kontrollieren und bestimmen.

Ihr Zielsatz könnte also lauten: „Ich esse und ich ‚bewege' mich so, dass ich mein Gewicht kontrolliere und bestimme". Wenn Sie diesen Satz nun laut aussprechen, während Sie sich in den Spiegel schauen, könnte es passieren, dass ein Teil Ihres Unterbewusstseins grinsend „Ha, ha!" flüstert.

Sagen Sie jedoch: „Ich lerne es, so viel zu essen und ...", fällt der Widerspruch anderer Persönlichkeitsanteile meist leiser aus oder gar weg.

- Definieren Sie den **Kontext**,
  also den Ort, die Zeit, die Umgebung.

Wann wollen Sie **wo** und **mit wem was wie** erreicht haben? Dass diese Fragen wesentlich sind, wenn es z. B. im Gespräch mit Patienten um konkrete Pflegeziele geht[73], ist klar, Sie sollten sie aber auch beantworten, wenn Ihr Ziel nur Sie betrifft. Und davon reden wir ja im Moment. (Wenn Sie z. B. lernen wollen, Ihre Wünsche zu äußern, kann das vielleicht im beruflichen Kontext vorerst leichter zu erreichen sein als im privaten, je nachdem, wo die Muster weniger festgefahren sind.)

Definieren Sie Ihr Ziel im Vorhinein. Wenn Sie mit dem Auto auf Urlaub fahren, werden Sie auch wissen wollen, wann Sie am Ziel sind.

- Bestimmen Sie im Vorhinein, woran Sie **erkennen werden, dass Sie Ihr Ziel erreicht** haben.

Es muss **mit Ihren Sinnen wahrnehmbar** sein. Werden Sie es sehen, hören, fühlen, schmecken oder riechen? Was werden Sie sehen, hören, fühlen?

Wenn Ihr Ziel „Erfolg" oder „Glück" ist, ist es schwierig festzustellen, ob und wann Sie dieses Ziel erreicht haben. Definieren Sie jedoch, was Glück oder Erfolg **für Sie** bedeutet, werden Sie es auch erkennen, wenn Sie am Ziel sind. An diesem Ziel.

Überlegen Sie die **Kriterien, die es ausmachen werden, dass Sie sich am Ziel sehen/hören/fühlen** ... Woran werden Sie es merken? An schmerzfreien Tagen, an der Waage, an einer Beförderung, einem Lob Ihrer Vorgesetzten, einem überfüllten Terminkalender, an Patienten, die Ihnen sagen, wie sehr sie Sie schätzen, an Ihrem Bankkonto? Oder werden Sie es einfach spüren? Wird es um dieses satte Gefühl in Ihrem Inneren gehen, um die Zufriedenheit, mit der Sie sich am Abend niederlegen, bzw. um den Schwung, mit dem Sie am Morgen aufstehen?

Was auch immer es sein wird: Definieren Sie es im Vorhinein!

Wenn Sie mit dem Auto auf Urlaub fahren, werden Sie auch wissen wollen, wann Sie an Ihrem Ziel sind. (Ausgenommen, Ihr Ziel ist das Herumfahren.)

Da das Thema wichtig ist und Sie möglicherweise Übersichtliches schätzen: eine **Zusammenfassung!**

Ein Ziel(satz) sollte	realistisch sein
	positiv formuliert und konkret sein
	ein Vollverb in der Gegenwart enthalten
	in der Ich-Form stehen
	in einem bestimmten Kontext stehen
	mit den Sinnen wahrnehmbar und anhand von Kriterien überprüfbar sein

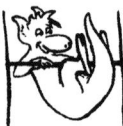

Betrachten Sie nun die Liste der Ziele, die Sie vorhin aufgeschrieben haben, oder andere Aspekte Ihres Lebens, die Sie für veränderungswert halten.
Wählen Sie ein Ziel aus.
Definieren Sie den Ausgangszustand und das, was verändert werden soll.

Formen Sie, wenn nötig, das aufgeschriebene Ziel zuerst in Gedanken so um, dass es allen beschriebenen Kriterien entspricht.

Schreiben Sie anschließend Ihren wohlgeformten Zielsatz auf. Sie werden ihn später noch brauchen.

Die Übung für Fortgeschrittene und Weiterschreitende

Wählen Sie zwei Ziele aus, die Sie innerhalb eines Jahres erreichen wollen. Begründen Sie schriftlich, warum Sie Ihre Ziele auf jeden Fall erreichen wollen, was Ihnen daran wichtig ist. Die Motive, die Sie haben, etwas erreichen zu wollen, entscheiden über die Qualität Ihres Einsatzes. Dann formulieren Sie nach allen Regeln der Kunst einen wohlgeformten Zielsatz.

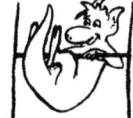

Stellen Sie sich anschließend vor einen Spiegel und sagen Sie den Zielsatz laut zu sich selbst.
Bitten Sie etwaige Gegenstimmen aus Ihrem Inneren, eine Weile still zu sein. Sie werden sie in Kürze beachten, doch lassen Sie Ihre Ziele nicht schon im Augenblick des Ausgesprochen-Werdens an den ersten inneren Bedenken-Trägern zerschellen.

Es gibt nur einen Erfolg – nach seinen eigenen Vorstellungen leben zu können (Christopher Morley).

c) Beantworten Sie nun die folgenden vier Fragen und dann noch ein paar ...

- Was war das Schlechte am Ausgangszustand?
- Was war das Gute am Ausgangszustand?
- Was ist das Gute am Zielzustand?
- Was ist das Schlechte am Zielzustand?

Viele Menschen, die mit dem NLP-Zielmodell bekannt gemacht werden, finden zwei dieser Fragen ungewöhnlich, denn was sollte es Gutes geben an einem Zustand, von dem man eigentlich weg will? Und was soll schlecht am Ziel sein?

Klarer werden die Fragen, wenn man von „Vor- bzw. Nachteilen" spricht bzw. Fragen stellt, die folgendermaßen klingen könnten: „Wozu zwingt mich der Ausgangszustand, woran hindert er mich? Was bringt er mir? Woran wird mich der Zielzustand hindern? Wozu wird er mich zwingen?"

Stellen Sie sich vor, Sie haben schreckliche Halsschmerzen. Sie können nicht mehr schlucken, spüren eine beginnende Heiserkeit, eine sich nähernde Erkältung. Alle hektischen Versuche, die Krankheit in ihrem Anfangsstadium einzudämmen, schlagen fehl. Sie müssen ins Bett.

Es hat alles zwei Seiten. Aber erst wenn man erkennt, dass es drei sind, erfasst man die Sache (Heimito von Doderer).

Das Schlechte an diesem Zustand ist augenfällig. Das Gute auch, wenn man hinschaut und ehrlich ist: Man hat Ruhe, kann nicht weiterarbeiten, kann nicht mehr alles schlucken, braucht womöglich eine Zeitlang nichts mehr zu sagen, wird im besten Fall verwöhnt oder in Ruhe gelassen, je nachdem, ist einige Zeit mit sich und seinem Körper beschäftigt und hat die Gelegenheit, sich wieder zu „erwärmen", was auch immer das im konkreten Fall heißen mag.

Das Gute am Wieder-Gesund-Sein ist auch klar. Und das Schlechte daran? Man wird wieder funktionieren, wird im schlimmsten Fall so weitermachen wie bisher, wird wieder reden müssen, schlucken müssen, wird weder von den anderen noch von sich selbst in Ruhe gelassen werden, wird womöglich wieder zu wenig Ruhe haben.

Der 4-jährige Roland wusste übrigens ganz genau, was das Gute am „schlechten Zustand" sein würde, als er dreimal hüstelte, sich danach laut schnäuzte und schließlich seine Mutter fragte: „Wie lange muss ich noch husten und mich schnäuzen, bis du merkst, dass ich so nicht in den Kindergarten gehen kann?"

Ein Therapeut, der schwerkranke Menschen betreut, meinte vor kurzem, es sei erstaunlich, welche Antworten viele seiner Patienten auf diese Fragen geben, wenn er sie ihnen stellt.

Für so manches Unterbewusstsein scheint „Krankheit" tatsächlich der einzige Weg zu sein, dem Menschen Aufmerksamkeit und Zuwendung zu verschaffen bzw. ihm die Art von Ruhe zu bringen, die er braucht.

In harmloseren Fällen, in solchen, bei denen es nicht um Krankheiten, sondern „nur ums Leben" geht, ist die Bedeutung der vier Fragen meist rascher zu erkennen bzw. zu akzeptieren.

Sie leben in einer Wohnung, die Nachteile hat? Sie hat aber auch sicher einige Vorteile, denn sonst würden Sie nicht mehr dort leben. Und wenn der einzige Vorteil der ist, dass Sie nichts zu tun brauchen, wenn Sie weiter dort leben.

Sie leben in einer Beziehung, die Ihnen nicht gut tut? Überlegen Sie, was Sie sich alles ersparen, wenn Sie weiter in der Beziehung bleiben und nur regelmäßig darüber klagen! Sie müssten eine Unmenge Probleme lösen und offene Fragen beantworten, Sie müssten vielleicht sogar ausziehen, andere Freunde suchen, selbst für Ihr Essen sorgen, selbst der Finanzchef/die Finanzchefin Ihres Haushaltes werden. Vielleicht würden Sie eine Riesenportion Bequemlichkeit aufgeben müssen.

> Jedes Ding hat zwei Seiten. So sind Lärmschutzfenster Eisblumenverhinderer (Elisabeth Schöffl-Pöll).

So gesehen warten manchmal einige der Dinge, die sich als gute am Ausgangszustand erkennen lassen, als schlechte am Zielzustand.

Kennen Sie den Satz: „Es geht ihm/ihr noch nicht schlecht genug"? Der trifft wohl immer dann zu, wenn das Schlechte am Ausgangszustand zwar schon massiv schlecht ist, aber noch nicht schlimm genug. Wenn die Sekundärgewinne noch überwiegen oder die Angst vor dem Neuen noch zu groß ist. Wenn die Wurzeln für die bisherige Nichtveränderung zu tief und zu weit verzweigt sind. Oder wenn die Bequemlichkeit überwiegt. Denn zielbewusst und zielorientiert zu leben bedeutet Tun. Handeln. Aktiv-Sein.

Wie sagte einst Karl Kraus? *„Nach Ägypten wär's ja nicht so weit, aber bis zum Südbahnhof."*

Betrachten Sie nun die Ziele, die Sie zuerst ausgewählt haben, und beantworten Sie der Reihe nach ehrlich folgende Fragen (es muss ja niemand anderer hören).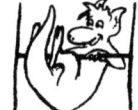
Lassen Sie sich bei der Beantwortung Zeit und versuchen Sie, jeweils mindestens drei verschiedene Antworten zu finden.

- Was war das Schlechte am Ausgangszustand?
- Was war das Gute am Ausgangszustand?
- Gibt es Möglichkeiten, einen Teil des Guten mitzunehmen?
- Was ist das Gute am Zielzustand?
- Was ist das Schlechte am Zielzustand?
- Gibt es Möglichkeiten, das Ziel so umzuformulieren, dass Ihnen vielleicht weniger Schlechtpunkte einfallen?
- Wenn Sie sicher wären, dass Sie erfolgreich sind – was an Ihrem Ziel könnten Sie noch genauer spezifizieren, sodass die Erreichung durch und durch wünschenswert ist?

Indem Sie **die vier Hauptfragen** beantworten, denken Sie über mögliche **Konsequenzen** Ihres Ziels nach.

Wenn es Ihr Ziel ist, nach Korsika zu kommen, Sie aber nicht wissen, dass dort im Moment ein Waldbrand wütet, der die gesamte Insel bedroht, werden Sie entsetzt sein, was sich Ihnen bei Ihrer Ankunft bietet. Vielleicht werden Sie wünschen, nie weggefahren zu sein.

Wenn Sie ein Ziel ansteuern, ohne zu bedenken, welche Konsequenzen auf Sie warten, welche Hindernisse es geben könnte, welchen Herausforderungen Sie die Stirn bieten müssen, welche Änderungen die Erreichung nach sich ziehen wird, werden Sie vielleicht wünschen, nie losgegangen zu sein ...

Sie werden mit dem, was Sie erwartet, sicher besser umgehen können, wenn Sie es schon „vorgedacht" bzw. „angedacht" haben.

Nach der Entziehungskur, zu der man ihn gezwungen hatte, weil er einen Verkehrsunfall verursacht hatte, betrachtete er nüchtern sein Leben bzw. das, was sich ihm als sein Leben darbot.

Er hatte es vorher nicht geliebt, dieses Leben, aber es war ihm doch möglich gewesen, es halbwegs erträglich zu leben.

Nachdem sich die Pforten des Pavillons, in dem er seinen Entzug hinter sich gebracht hatte, nach drei Monaten hinter ihm schlossen, versuchte er in diesem seinem Leben Fuß zu fassen.

Er hatte wieder Kontakt mit den meisten Menschen, mit denen er vorher verkehrt hatte, er tat den Großteil der Dinge wieder, die er vorher gemacht hatte, er konnte wieder an seiner alten Arbeitsstelle arbeiten, und es schien so, als wäre die Umgebung bereit, ihn erneut fraglos aufzunehmen, ihn zu integrieren, ihn zu vereinnahmen, ihn zu gebrauchen, ihn zu benützen, zufrieden damit, dass er wieder – oder endlich – klaglos funktionierte.

Gänzlich ernüchtert war ihm schon nach drei Wochen klar, dass er entweder wieder zu trinken beginnen oder seinem Leben ein Ende setzen musste.[74]

Wenn dir das, was du vor dir siehst, nicht gefällt, ändere es.

Die **Zwischenfragen**, die man sich stellen kann (Gibt es Möglichkeiten, einen Teil des Guten mitzunehmen? Gibt es Möglichkeiten, das Ziel so umzuformulieren, dass Ihnen vielleicht weniger Schlechtpunkte einfallen? Wenn Sie sicher wären, dass Sie erfolgreich sind – was an Ihrem Ziel könnten Sie noch genauer spezifizieren, sodass die Erreichung durch und durch wünschenswert ist?), bewirken zweierlei:

Erstens wird man sich wieder dessen bewusst, dass man sein Ziel ändern kann, dass es an einem selbst liegt, dass man die Verantwortung übernehmen kann und muss. Man selbst fährt den Bus.

Und wenn Sie merken, dass ein Ziel, von dem Sie immer geglaubt haben, es wäre großartig, könnten Sie es erreichen, auf einmal dunkle Flecken bekommt, liegt es an Ihnen, Ihr Ziel zu modifizieren.

„Für angenehme Erinnerungen muss man im Voraus sorgen", soll Paul Hörbiger, ein österreichischer Schauspieler, einmal gesagt haben.

Wenn Sie bereit sind, alle Konsequenzen zu akzeptieren, wird Ihr Entschluss, sich auf den Weg zu begeben, eine „Ja-Ja-Entscheidung". Und deren Dynamik ist unvergleichlich.

Zweitens merkt man vielleicht, dass das Problem eigentlich ein anderes ist ...

Auf einem der „literarischen T-Shirts", die es gibt, steht die Aussage Marcel Duchamps *„Es gibt keine Lösung, weil es kein Problem gibt."*

Und so mancher, der sich mit diesem Zielmodell befasste, kam am Ende darauf, dass es um etwas anderes ging als ursprünglich vermutet.

Frau M., die so unglücklich ist mit ihrem Übergewicht, merkt, dass es gar nicht um das Essen oder die Menge des Essens geht, sondern dass sie immer dann isst, wenn sie sich überfordert fühlt oder sich belohnen muss.

Das heißt, das „Problem" ist ihre Unfähigkeit, rechtzeitig „Nein" zu sagen, sich selbst Ruhe zu gönnen, sich selbst etwas Gutes zu tun. (Außerdem hat sie vielleicht als Kind gelernt, dass sie „etwas Gutes", meist Süßes, bekommt, wenn sie „brav gearbeitet" hat ...)

Herr B., dessen Ziel es ist, weniger zu arbeiten, nennt als Gutpunkt des Ausgangszustandes, dass er sich sicher sein kann, dass die Arbeiten gut erledigt sind, wenn er sie selbst macht. Und nach einiger Überlegung ist der Ausgangspunkt plötzlich sein permanentes Misstrauen anderen gegenüber und die Grundannahme „Vertrauen ist gut, Kontrolle ist besser".

Er kommt also von einem „Ich arbeite zu viel" zu einem „Ich hab kein Vertrauen in die anderen".

All diese Beispiele scheinen vielleicht banal zu sein, aber denken Sie wieder an das schon einmal zitierte Sprichwort: **Den Splitter im Auge** das anderen ...

Es ist leichter, für andere weise zu sein als für sich selbst (François La Rochefoucauld).

Da wir jedoch nicht immer durch direkte Fragen befriedigende Antworten finden, möchte ich jenen, die **Lust am Denken** haben und überraschende Erkenntnisse mögen, einige Fragen vorstellen, die Matthias Varga von Kibéd in seinem Buch für Querdenker[75] („Ganz im Gegenteil") anbietet, weil sie Amüsantes mit Wirkungsvollem verbinden.

- *Wodurch können wir besonders zuverlässig erreichen, dass ein Problem nicht gelöst wird?*
- *Welche Ressourcen zur Verhinderung einer Lösung haben wir bisher unzureichend berücksichtigt?*
- *Wer könnte uns bei der Sicherung der Nichterreichung des Ziels noch unterstützen, auf dessen Hilfe wir in dieser Hinsicht bislang verzichtet haben?*
- *Wie könnten wir ihn oder sie besser dazu motivieren, die Problemlösung wirkungsvoll verhindern zu helfen?*

- *Wo haben wir leichtfertig spontane Lösungsmöglichkeiten zu unterminieren versäumt?*
- *Wenn es uns bislang erfolgreich gelungen ist, ein Ziel zu vermeiden, wodurch könnten wir die Sicherheit dieser erfolgreichen Zielvermeidung noch erhöhen?*

d) Entdecken Sie Ihre Ressourcen – die Quellen, aus denen Sie schöpfen

> Das höchste Gut sucht nicht draußen Hilfsmittel: Im Innern wird es gepflegt, es besteht ganz aus sich selbst. Es beginnt dem Schicksal unterworfen zu sein, wenn es einen Teil seiner selbst draußen sucht (Seneca).

Mittlerweile wissen Sie recht genau, welchen Hafen Sie verlassen und welchen Sie warum ansteuern wollen. Sie kennen die Vor- und Nachteile der beiden Häfen und wissen, dass der neue der ist, den Sie anstreben.

Nun müssen Sie sich mit der Frage der Wegbewältigung beschäftigen. Haben Sie ein Ruderboot, eine riesige Segeljacht oder einen Flugzeugträger?

Mit dem einen werden Sie viel Kraft brauchen, aber wendig sein, mit dem anderen müssen Sie den Wind nützen, mit dem dritten sind Sie zwar mächtig, aber zu schwerfällig, um rasche Kurskorrekturen vornehmen zu können.

Wieder stoßen wir auf unsere zwei Fragen: Was haben Sie? Was fehlt Ihnen?

- **Welche Ressourcen haben Sie, um vom Ausgangszustand zum Ziel zu kommen?**

Unter Ressourcen verstehen wir all das, was Ihnen bei Ihrer Zielerreichung hilfreich sein kann. Das sind zuerst einmal Ihre **„intrapersonalen"** Fähigkeiten und Fertigkeiten, Ihre Stärken, Ihre Eigenschaften, die Sie auszeichnen, Ihre Fachkompetenz, Ihr Wissen, Ihre Allgemeinbildung, Ihr Charme und so weiter.

Dann gibt es **die anderen als Ressource**. (Wenn es z. B. einen unerschütterlichen Optimisten in Ihrem Bekanntenkreis gibt, ist es wahrscheinlich von Vorteil, sich mit ihm zu besprechen ...)

Die relevante Frage lautet hier, wer Sie dabei unterstützen kann, Ihr Ziel zu erreichen.

Dann gibt es natürlich auch noch **materielle Ressourcen** wie ein passendes Auto, ein Klavier, Geld, einen geeigneten Raum etc.

> Was haben Sie? Was fehlt Ihnen?

- **Welche Ressourcen fehlen Ihnen?**
  Und woher könnten Sie sie bekommen?

Intrapersonale Ressourcen findet man tatsächlich in sich selbst, man muss sie nur ent-decken oder nötigenfalls er-finden ...

Manchmal sind die notwendigen Ressourcen Fähigkeiten oder Fertigkeiten, die man z. B. in seiner Kindheit noch hatte, oder Eigenschaften, über die man noch nie nachdachte oder die man nicht als gut empfand.

Sie dürfen dabei auch merk-würdige Zusammenhänge finden, wenn Sie wollen. Wenn Sie z. B. jahrelang versuchten abzunehmen, es nicht schafften, Ihr Übergewicht jedoch auch nicht größer wurde, so können Sie beispielsweise zwei Ressourcen nennen: Ihre Fähigkeit, Ihr Gewicht zu halten, und Ausdauer.

Die „anderen" Ressourcen findet man oft genug, indem man danach fragt. Sie wissen doch sicher, dass beim Reden die „Leut z'sammkommen", nicht wahr?

NLP verdankt sein Image als effiziente Kurzzeittherapie übrigens schnell wirkenden Lernprozessen – und einer davon besteht in der **Integration vorhandener Ressourcen in bestehende „Programme".**

Unsere Programme haben, wie schon einmal erwähnt, „konservativen Charakter". Sie bewahren Verhaltensweisen und Reaktionsmuster auch in Zeiten, in denen sie nicht mehr nützlich oder gar notwendig sind. (Denken Sie z. B. an Menschen, die es als Kind gewohnt waren, sich alles zu „erschreien", bei der kleinsten Kritik zu weinen oder bei jedem Wehwehchen etwas zum Naschen zu bekommen.)

Wenn nun z. B. ein Problemzustand eintritt, so ist das Problem daran ja oft, dass der Mensch, den es betrifft, in diesem Zustand „steckt", also keine Handlungsfreiheit oder Wahlmöglichkeiten sieht.

Wahlmöglichkeiten entstehen aber aus dem **Einfluss, den man auf sich selbst, also auf seine Innenwelt hat** – nicht auf die Außenwelt. Diese ist nicht kontrollierbar oder vorhersehbar.[76]

Wahlmöglichkeiten entstehen aus dem Einfluss, den man auf sich selbst hat.

Bei der Suche nach *intrapersonalen Ressourcen* geht es übrigens kaum darum, möglichst spektakuläre zu finden. Schon die **bewusste Veränderung des Atmens** kann eine **Ressource** sein.

Jede Frau, die ein Kind geboren hat, weiß um die Macht des Atems, aber auch jeder Mensch, der es schafft, in Stresssituationen oder anderen belastenden Momenten sein Atemmuster zu verändern.

Welche intrapersonalen Ressourcen haben eigentlich Sie? Welche Strategien wenden Sie an, um in Situationen, die ausweglos oder auch nur belastend erscheinen, wieder handlungsfähig zu werden?

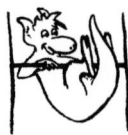

Nehmen Sie sich Zeit und gehen Sie mit mir auf eine kleine Reise.
Wenn Ihre Eltern über Sie sprachen: Wie beschrieben sie Sie? Welche Eigenschaften schrieben sie Ihnen zu? Hatten Sie die damals wirklich? Haben Sie sie noch? Wenn es „schlechte" waren – was wäre jetzt das Gute an diesen schlechten Eigenschaften? Wobei könnten sie Ihnen helfen? Was wäre anders, wenn Sie sie bewahrt hätten?
Wenn ein Kind wild oder ungestüm ist, kein Zeitgefühl hat, einfach „Nein!" schreit, wenn ihm etwas nicht passt, jähzornig ist, wenn es dauernd redet, ständig fragt, nie ruhig sitzen kann, wie wäre dieses Kind dann als Erwachsener, der „das Gute" aus diesen Eigenschaften bewahrt hat? Wie waren Sie? Wie beschreiben Sie sich selbst? Und welche Ihrer Eigenschaften von damals hätten Sie heute noch gerne? Welche haben Sie noch?

Denken Sie nun an Ihr wohlgeformtes Ziel. Welche der Eigenschaften könnte Ihnen bei der Erreichung helfen? Welche der Ressourcen könnten Sie neu entdecken? Und welche fehlt Ihnen ganz einfach?

Wenn Sie etwas gefunden haben, was Ihnen fehlt, versuchen Sie die im nächsten Absatz beschriebene Übung. Ansonsten denken Sie noch einmal an eine Ihrer (wieder entdeckten oder schon immer vorhandenen) Ressourcen und nehmen Sie sie gedanklich in die Gegenwart mit. Verteilen Sie sie mit dem nächsten Atemzug in Ihrem Körper und lassen Sie alle Teile Ihres Körpers, auch Ihre Finger- und Zehenspitzen, spüren, dass Sie diese Ressource haben.

Wenn Ihnen etwas eingefallen ist, was Ihnen noch fehlt, dann gratuliere ich Ihnen, weil Sie es in Wirklichkeit schon **gefunden** haben. Sie haben die Frage: „Was fehlt mir?" tatsächlich beantwortet und sind mit diesem Wissen Ihrem Ziel schon um vieles näher gekommen.
Da Sie sich überdies die Ressource, die fehlt, vorstellen können, ist sie schon in Ihren Gedanken. Sie müssen eigentlich nur mehr lernen, sie auch zu „verwenden":

Wie würden Sie sich fühlen, wenn Sie mit dieser Ressource, die Sie vielleicht von jemand anderem kennen, „bekleidet" wären?
Was würden Sie sehen oder hören? Welche Körperhaltung würden Sie einnehmen? Welche Miene würden Sie

aufsetzen? Welche Gedanken würden Sie denken? Welche Worte würden Sie sprechen – zu sich und zu den anderen? Wie würden Sie sich fühlen?

Tun Sie nun so, als ob Sie die Ressource schon hätten. Stellen Sie sich vor, Sie tragen die Ressource und sehen und hören, was es zu sehen und zu hören gibt. Sie haben die Haltung eines Menschen, der diese Ressource hat, und setzen die dazugehörige Miene auf. Sprechen Sie so, zu sich und zu anderen, hören Sie so zu, sich und den anderen, und fühlen Sie sich so.

Ihr Unterbewusstsein kann nicht unterscheiden, ob sie „nur so tun" oder ob es „wahr ist". Es ist in jedem Fall „wirklich". Es wirkt und wird gespeichert.

Tun Sie all das, wenn Ihnen die Ressource wichtig erscheint, mehrmals und warten Sie auf die Gelegenheit, in der Sie die neue Eigenschaft wirklich einsetzen können.

e) Der Weg ist der Weg oder „Wegweiser zum Ziel"

> „Selbst wenn Sie sich auf der richtigen Spur befinden, werden Sie überrannt werden, wenn Sie nur dasitzen" (Will Rogers).

Woran erkennt man, dass man auf dem Weg ist? Wie sehen die ersten fünf Minuten aus? Wie die ersten Tage? Woran erkennt man, dass man auf dem Weg bleibt?

Ein Patient sitzt/liegt vor Ihnen. Sie haben sich mit einem ausführlichen Anamnese-Gespräch einen Überblick verschafft, eine Diagnose gestellt, gemeinsam mit dem Patienten ein Ziel festgesetzt und Maßnahmen geplant.

Sie brauchen nun auch **Kriterien**, anhand derer Sie feststellen können, ob sich der Patient **auf dem Weg zum Ziel** befindet, ob die Maßnahmen „greifen" oder ob etwas geändert werden muss.

Ist nun wirklich der Weg das Ziel, oder ist vielmehr der Weg doch nur der Weg? Und das Ziel ganz einfach das Ziel?

Wenn man **Pflege- und Behandlungsziele** betrachtet, so kann der Weg nur der Weg sein, denn hier ist **das Ziel** das, wohin man will.

Wichtig scheint aber zu sein, dass der Weg ein gangbarer ist, dass er – in schweren Fällen – nicht zur Qual wird, dass er in manchen Fällen sogar geschätzt oder in anderen genossen werden kann.

Ein Freund, der nach einem Schlaganfall und einer Gehirnblutung wieder gehen, sprechen, lesen etc. lernen musste, erzählte, dass er zeitweise überglücklich gewesen sei, wenn er wieder etwas „Neues" geschafft hatte. Freilich wechselten diese Phasen mit unglaublicher Traurigkeit und Verzweiflung, aber es gab tatsächlich Hochphasen, und sie wurden, je näher er seinem „alten Ich" kam, immer häufiger.

Weiters ist wichtig, dass **unerwünschte Ergebnisse** nicht von vornherein als Misserfolge, sondern als **Hinweise** betrachtet werden, die nötigenfalls **„Kurskorrekturen"** verlangen.

Um an ein Ziel zu kommen, müssen immer wieder Verhaltensweisen oder Handlungen korrigiert werden, wobei der Gedanke, dass **jede Handlung zur Ursache der nächsten Handlung wird**[77], als **„kybernetischer Gedanke"** bezeichnet werden kann.

> Ein Utopist kann ein Mann sein, der zu wollen wagt, was noch keinen Präzedenzfall gehabt hat. Aber auch ein Mann, der es sich leistet, alles auszuklammern, was der Utopie im Wege steht (Ludwig Marcuse).

Mit anderen, komplizierteren Worten ausgedrückt: Das Ergebnis einer Operation eines Systems leitet die nächste Operation dieses Systems ein.[78]

Ein kleines Alltags-Beispiel dafür: Sie entwerfen auf dem Computer einen Text, stellen ihn fertig, entdecken jedoch auf dem Ausdruck in einer Tabelle noch einen Fehler – und zwar zwei fehlende Buchstaben. Sie fügen sie ein, und plötzlich passt das Wort nicht mehr in die Tabelle. Die nächsten Handlungen sind erforderlich.

Erneut ist es so, dass **das Reagieren auf unerwünschte Resultate in der Medizin** bzw. **bei der Krankenpflege logisch** erscheint und in der Mehrzahl der Fälle **selbstverständlich** ist.

Wichtig ist, diese Selbstverständlichkeit auch in den „berufsunspezifischen" bzw. privaten Alltag zu übertragen.

Ein Autofahrer, der sich verfahren hat, bleibt normalerweise nicht resigniert stehen und sagt: „Misserfolg. Ich schaff es nicht. Ich komm einfach nicht an mein Ziel".

> Die lächerlichsten Moden können ein Übergang zu etwas sein, was wir auf keinem andern Wege gefunden hätten (Georg Christoph Lichtenberg).

Von Menschen, die ihre Ziele nicht erreichen, kann man diese Aussagen jedoch manchmal tatsächlich hören. „Ich kann das nicht. Es geht nicht. Ich schaff es nicht", sagen sie und geben auf.

Es gibt keine Misserfolge, nur Resultate. Was wäre, wenn dieser Gedanke einer der wichtigsten in unserem Leben überhaupt wäre, nicht nur auf dem Weg einer Genesung, sondern bei jedem kleinsten und größten Ziel, das wir uns stecken?

„Auch wenn Ihre Handlungen nicht immer zum Ziel führen, führen sie doch zu Ergebnissen. Wenn Sie in der Lage

sind, die Resultate Ihrer Handlungen zu akzeptieren, können Sie jedes Ergebnis, das Sie produzieren, als Wegweiser zu Ihrem Ziel benutzen. Was immer Sie auch tun, sagt Dr. Watzlawick, ich werde Sie bitten, auch von den kleinsten konkreten Indikatoren für Erfolg zu berichten, von jeder Bewegung, die Sie Ihrem Ziel näher bringt."[79]

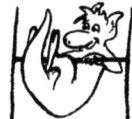

Denken Sie nun wieder an Ihr wohlgeformtes Ziel: Woran werden Sie merken, dass Sie unterwegs sind? Wie fühlen Sie sich in den ersten fünf Minuten?
Woran werden Sie merken, dass Sie am Weg bleiben? Welche „Indikatoren für Erfolg" werden Sie erleben, sehen, hören, spüren? Und wie werden Sie reagieren, wenn Sie eine Kursabweichung bemerken?
Was werden Sie tun, um das Gehen des Weges zu genießen, zu schätzen, zu ertragen?
Welche Ressourcen werden Ihnen dabei helfen, Kurskorrekturen vorzunehmen?
Schreiben Sie alles auf, was Ihnen einfällt.
Es kann gute Dienste leisten in Zeiten, in denen Sie womöglich „feststecken" oder zu langsam vorwärts kommen oder gar aufgeben wollen ...

f) Der Blick zu den anderen – der „Ökologie-Check"

Zu den wesentlichsten Regeln der NLP-Arbeit mit Zielen bzw. zu jeder Art von Veränderungsarbeit gehört die Überprüfung des Ziels auf seine Folgen hin.

Das Hauptverfahren, mit dem die **Art der Integration von neuen Lernergebnissen in persönliche und soziale Lebensumstände** geprüft wird, wird im NLP **„Ökologie-Check"** genannt.[80]

Eine der wichtigsten Fragen beim „Öko-Check" ist daher die Frage, welche **Konsequenzen** die Erreichung Ihres Ziels **für die Menschen in Ihrer Umgebung** haben könnte und ob Sie bereit sind, diese Konsequenzen für die anderen ebenfalls zu akzeptieren.

Rücksicht ist Voraussicht (Paul Ambroise Valéry).

Denken Sie z. B. wieder an unsere Dame mit den Kopfschmerzen. Ihr Ziel ist es mittlerweile, eine Lebensweise zu erlernen, die es ihr ermöglicht, sich körperlich wohl und vital zu fühlen, und bei der sie selbst entscheidet, wie viel und welche Art von Entspannung sie dazu braucht.

Das „Schlechte für die anderen" könnte beispielsweise sein, dass sie am Abend nicht mehr mit ihrem Partner vor dem Fernseher sitzt, sondern außerhalb des Hauses Sport betreibt. Oder dass sie beschließt, in der Wohnung nicht mehr zu rauchen, sondern auf den Balkon zu gehen, was zeitweise sicher ungemütlich sein wird. Vielleicht wünscht sie sich von ihrem Partner ebenfalls Änderungen seiner Rauch-Gewohnheiten.

Es kann nun passieren, dass sie bei einem genauen „Öko-Check" die Angst spürt, den Partner womöglich zu überfordern. Dann hat sie die Möglichkeit, ihr Ziel noch so zu verändern, dass dieser Aspekt berücksichtigt ist.

Da **jeder NLP-Prozess** mit einem Öko-Check verbunden wird, beschäftigt man sich mit seiner Hilfe prinzipiell auch mit den **Konsequenzen für das eigene Leben**.

Beim **Prozess der Zielbildung** kennen Sie den „Öko-Check" bereits als die **Frage nach dem „Schlechten des Zielzustandes"**, es ist aber dennoch sinnvoll, die Akzeptanz der Konsequenzen am Ende eines Zielfindungsprozesses nochmals zu überprüfen.

Und es ist wichtig, genau auf die Antworten zu hören, wenn Sie sich die Frage nach den Konsequenzen und Ihrer Bereitschaft, sie zu tragen, stellen.

Achten Sie dabei vor allem auf etwaige Einwände Ihrer **inneren Stimmen**. Sollte es Stimmen in Ihnen geben, die sich gegen die Veränderung sträuben, warum auch immer, ist es wichtig, sie zu beachten.

Der Verstand sagt oftmals rasch „Ja" zu einem „wohlgeformten Ziel", weil man ja schließlich „weiß", dass es gut, wichtig, nützlich oder sonst was sein könnte.

Die inneren Stimmen haben jedoch ab und zu ihre Bedenken. Dabei sind nicht diejenigen wesentlich, die den Erfolg in Zweifel ziehen oder einen einschränkenden Glaubenssatz verkünden („Das geht doch ohnehin nicht ...; Das schaffst du nicht etc.), sondern die, die **Einwände gegen das Ziel** haben.

Vielleicht hat man etwas Wichtiges noch nicht beachtet, hat man sich mit einer wesentlichen Konsequenz noch nicht auseinandergesetzt.

Manchmal hat man auch das, was man am Ausgangszustand lernen sollte, einfach noch nicht gelernt, und es kann Persönlichkeitsanteile geben, die darauf hinweisen.

Angenommen man hätte Frau D., der Dame mit den Kopfschmerzen, angeboten, an einer neuen Schmerzbekämpfungsversuchsreihe teilzunehmen. Vielleicht hätte ihr bei der Überlegung, ob sie sich darauf einlassen soll, einer ihrer Persönlichkeitsanteile „abgeraten" bzw. das Gefühl von Widerstand erzeugt. Dieser Teil hätte auf diese Weise wahrscheinlich darauf hinweisen wollen, dass sie die Botschaft ihres

---

Man hat jemanden noch lange nicht überzeugt, wenn man ihn zum Schweigen gebracht hat (Christopher Morley).

Körpers noch nicht verstanden hat und dass die Schmerzbekämpfung von außen nicht dauerhaft reichen wird.

Es ist unsinnig, die leuchtende Ölkontrolllampe des Autos auszubauen. Man muss einfach akzeptieren, dass sie darauf hinweist, dass das Auto zu wenig Öl hat ... (Zum Thema „Persönlichkeitsanteile" und zur Lösung der Frage nach dem Grund von „merkwürdigen" Gefühlen bei Öko-Checks etwa gibt es im NLP einen Prozess, den man **„six-step-reframing"** nennt. Er besteht aus sechs Schritten und geht davon aus, dass verschiedene Verhaltens- bzw. Denkmuster von Persönlichkeitsanteilen erzeugt werden, die eine bestimmte **Absicht** damit verfolgen. Sie werden diesen Prozess ab Seite 309 näher kennen und anwenden lernen.)

Wenn Sie jemand anderen dabei unterstützen wollen, wohlgeformte Ziele zu formulieren, ist es beim Öko-Check übrigens sehr wichtig, seine nonverbalen Reaktionen genau wahrzunehmen.

Kongruentes Verhalten, also ein Verhalten, das die Stimmigkeit von nonverbalen und verbalen Botschaften zeigt, bietet hier einen guten Hinweis, ob Ihr Gesprächspartner/Ihre Gesprächspartnerin in allen Teilen seiner/ihrer Persönlichkeit von der Wichtigkeit und der „Güte" des Ziels überzeugt ist.

Wenn jemand „Ja" sagt und dabei den Kopf schüttelt, wenn jemand „Ist schon in Ordnung" sagt und dabei bedauernd die Achseln zuckt, sollte den nonverbalen Botschaften die aussagekräftigere Bedeutung zugemessen werden.

Das ist übrigens immer gut, wenn es auch in vielen Fällen einfacher ist, den Worten zu glauben als den nonverbalen Botschaften. Um diese zu verstehen, muss man hinsehen, hinhören und hinspüren, sich also in echten Rapport mit dem anderen begeben wollen. Dies wiederum bedarf Ihres Interesses am anderen, Ihrer Bereitschaft, mit dem anderen wirklich zu kommunizieren, Ihrer Bereitschaft, dem anderen einige Ihrer Augen-Blicke zu schenken.

Sie brauchen dazu also Zeit. Wenn Sie die nicht haben oder sich nicht nehmen können (oder wollen), werden Sie vielleicht nicht die beste Unterstützung für den anderen sein.

Abschließend möchte ich Ihnen noch eine einseitige Zusammenfassung dieses Kapitels geben. Kopieren Sie sie und tragen Sie sie mit sich. Wenn sie irgendwann ein Teil Ihres Denkens geworden ist, geben Sie das Blatt zum Altpapier.

Hüte dich vor dem Entschluss, zu dem du nicht lächeln kannst (Heinrich F. K. von Stein).

Wohlgeformte Ziele

a) Der Start

Wie und wo ist die Ausgangssituation in Bezug auf das Ziel? Was möchten Sie verändern bzw. was „ist jetzt noch nicht"?

b) Das Ziel

Ihr Ziel ist **realistisch** und liegt in Ihrem Handlungsspielraum? Es ist **positiv formuliert** und **konkret** (das heißt ohne Vergleiche oder Steigerungen und ohne „nicht")? Das **Subjekt** Ihres Zielsatzes ist **„ich"**, das Verb steht in der **Gegenwart** und enthält kein „wollen", „müssen", „sollen" oder „werden"? Wunderbar. Dann definieren Sie nun auch noch den **Kontext**, die Umgebung, in dem Ihr Ziel erreicht sein wird, und setzen Sie sich einen **Termin** dafür. Wann werden Sie wo am Ziel sein – und woran genau werden Sie **erkennen**, dass Sie Ihr Ziel erreicht haben? Es muss mit Ihren **Sinnen** wahrnehmbar sein.

c) Die Konsequenzen

Beantworten Sie die Fragen: „Was war das Schlechte am Ausgangszustand? Was war das Gute am Ausgangszustand? Was ist das Gute am Zielzustand? Was ist das Schlechte am Zielzustand?" und fragen Sie sich, wie Sie das Gute vom Ausgangspunkt mitnehmen bzw. das Schlechte am Zielzustand minimieren können. Verändern Sie Ihr Ziel wenn möglich so lange, bis Sie völlig hinter Ihrem „Ja" stehen können.

d) Die Ressourcen

Überdenken Sie alle Ressourcen, die Sie für eine „gute Reise" benötigen, indem Sie folgende Fragen beantworten: Welche Ressourcen (Erfahrungen, Wissen, Bücher, Ideen, Menschen ...) **habe ich**? Welche Ressourcen **brauche ich** noch und wie werde ich sie beschaffen?

e) Der Weg

Klären Sie das „Verhalten", das Sie Ihrem Ziel näher bringt, und die Frage, woran Sie erkennen werden, dass Sie am Weg sind und am Weg bleiben.

Werden Sie sich bewusst, dass Verhaltensweisen, die „Kurskorrekturen" nach sich ziehen, keine Misserfolge sind.

f) Die anderen – der „Ökologie-Check"

Überprüfen Sie Ihr Ziel nochmals auf jene Folgen, die seine Erreichung für Sie haben wird. Fragen Sie sich anschließend, welche Konsequenzen Ihre Mitmenschen spüren werden und ob Sie bereit sind, diese zu akzeptieren. Wenn Sie auch beim zweiten Punkt ein ehrliches „Ich will" verspüren, können Sie losgehen.

11. Auf welcher Ebene arbeiten Sie?

Die Menschen, die im Wiener Allgemeinen Krankenhaus arbeiten, kennen die Frage, auf welcher „Ebene" sie arbeiten, denn dort werden die Stockwerke so genannt. Auf ihnen sind jeweils die einzelnen Abteilungen mit ihren Stationen untergebracht.

Auch im NLP wird die Frage nach den Ebenen häufig gestellt, denn dort gibt es ein **Denkmodell**, in dem es um unterschiedliche Ebenen geht, auf die Einfluss genommen werden kann, bzw. das es ermöglicht, manche Zusammenhänge anders oder besser zu verstehen.

Das Modell geht zurück auf den englischen Philosophen Bertrand Russel und den Anthropologen Gregory Bateson, die sich hauptsächlich mit den „logischen Kategorien des Lernens" befassten.

In den achtziger Jahren adaptierte Robert Dilts, einer der weiteren Entwickler des NLP, die Ideen von Russel und Bateson, indem er die Idee der **„logischen Ebenen"** und der **„neurologischen Ebenen"** des menschlichen Verhaltens und von Veränderung formulierte.[81]

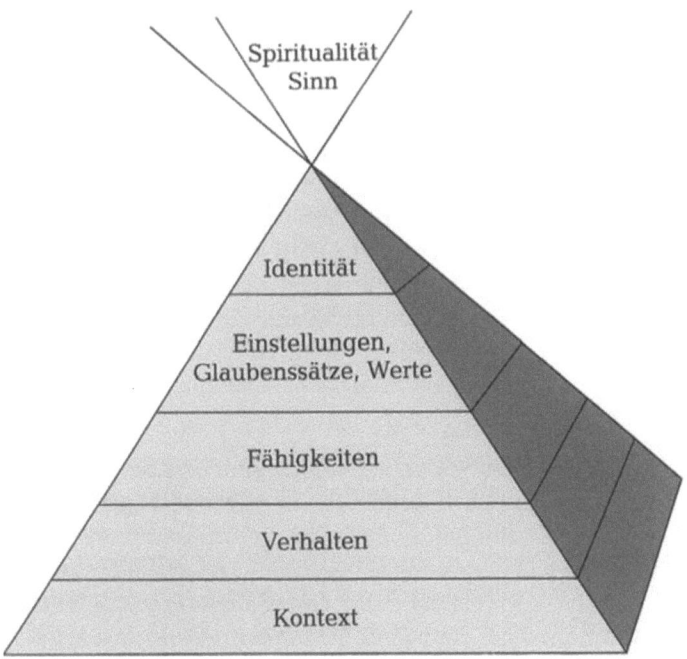

Die Qualität unserer Beziehungen hat große Auswirkungen auf unsere Gesundheit (aus: „NLP und Gesundheit").

Die **erste Ebene** dieses Modells, das man sich wie eine Pyramide vorstellen kann, beinhaltet **die Umwelt**. Dazu gehören die Menschen, die einem begegnen, die Dinge, mit denen man zu tun hat, die Orte, die Zeit, eben alles, was von außen auf uns zukommt. Diese Umwelteinflüsse beinhalten laut Robert Dilts die spezifischen äußeren Bedingungen, unter denen unser Verhalten stattfindet.

Die **zweite Ebene** ist die **Verhaltensebene**, die Ebene der Handlungen, der Aktionen und Reaktionen, die der Betreffende in der jeweiligen Umgebung produziert, die Ebene dessen, was er tut. Dazu gehören beispielsweise auch Gewohnheiten oder Rituale.

Die **dritte Ebene** ist die der **Fähigkeiten**. Sie sind, einfach ausgedrückt, das, was man kann. Es ist die Ebene der Verhaltensweisen, die wir automatisch und unbewusst beherrschen bzw. verwenden, und jener, die wir bewusst erlernt haben. Hier herein fällt auch das, was im NLP „Strategie" genannt wird: gewohnheitsmäßige Denk- und Reaktionsabläufe, Sequenzen, die wir bewusst oder unbewusst einsetzen, um ein Ziel zu erreichen.

Viele NLP-Prozesse setzen auf dieser Ebene an: Denn wenn es jemandem zum Beispiel gelingt, sich selbst solche Angst zu machen, dass er schon lange vor der Blutabnahme oder dem Zahnarztbesuch zu schwitzen beginnt, so hat er damit eine gewisse Fähigkeit entwickelt: die Fähigkeit, sich Situationen intensiv vorzustellen, sie sich auszumalen, sie wahrscheinlich mit Stimmen und Geräuschen zu füllen, sodass Gefühle und Empfindungen wirklich werden. Das Resultat ist jedoch unerwünscht. Denn es reicht ja, das zu empfinden, was man empfindet, wenn man sich tatsächlich in dem Kontext befindet, wo etwas mit einem geschieht. Sich im Vorhinein „zu Tode zu fürchten" ist unsinnig. Man erfährt dann ja nicht mehr, ob man sich womöglich grundlos gefürchtet hat ...

Da ist es schon besser, man lebt weiter und betrachtet immer wieder die **vierte Ebene**: die der **Einstellungen**. Unsere Einstellungen beinhalten das, was wir bezüglich eines Themas glauben und was uns dabei wichtig ist. Wir sprechen daher auf dieser Ebene auch von **Glaubenssätzen** und **Werten**.

Glaubenssätze sind jene Gedanken, die in uns wirken, bewusst und unbewusst. Manche von ihnen stärken uns in dem, was wir tun, denken oder fühlen, andere schwächen oder hindern uns gar. Es gibt also nützliche und einschränkende Glaubenssätze. (Viele unserer einschränkenden Glaubenssätze sind in einer Lebensphase entstanden, an die wir uns nicht mehr bewusst erinnern können. Im NLP gibt es daher einige Prozesse, sie durch andere, nützlichere zu ersetzen. Wie diese Prozesse ablaufen, erfahren Sie im Kapitel „Und woran glauben Sie" ab Seite 289)

Werte sind im Allgemeinen der Grund dafür, warum wir etwas tun. Sie sind keine absoluten Größen, sondern durchaus kontextspezifisch relativ. „Genauigkeit" kann z. B. im beruflichen Umfeld lebenswichtig sein, in einem anderen vielleicht unwichtig. Um eigene Werte zu definieren, erscheint eine **zweifache Fragestellung** interessant, die sich wiederum aus den logischen Ebenen ableiten lässt:

> In einem gewissen Alter wird ein Überprüfen der Werte notwendig; es bedarf aber einer besonderen geistigen Freiheit, um sich vom Anerkannten loszumachen
> (André Gide).

- *Wenn Sie den oder den Wert haben, wie handeln Sie dann?* (Man fragt von der vierten Ebene aus nach der zweiten.)
- *Welcher Wert realisiert sich für Sie, wenn Sie so oder so handeln?* (Man fragt von der zweiten Ebene aus nach der vierten.)

Auf diese Weise kann man vielleicht am ehesten vermeiden, dass bei der Frage nach den Werten „*eine hoffnungslose Mischung aus Rationalisierung, idealisiertem Selbstbild und einigen zutreffenden Selbstbeobachtungen*"[82] herauskommt.

Die **fünfte Ebene** ist die Ebene der **Identität**. Sie fasst unser Verhalten, unsere Fähigkeiten und ganze Systeme von Überzeugungen und Werten zu einem Selbstbild zusammen, zu unserem „Selbstverständnis". Dieses ändert sich im Lauf des Lebens und vermag hilfreich oder hinderlich zu sein.

Wenn sich jemand beispielsweise hauptsächlich über seine Arbeit definiert („Ich bin ein tüchtiger Arbeiter, Rechtsanwalt, Arzt, Verkäufer etc.") und diese dann verliert oder nicht mehr ausüben kann, wird seine „Pyramide" brüchig.

Ähnliches kann einer 50-jährigen Frau passieren, die mehr als die Hälfte ihres Lebens „Hausfrau und Mutter" war und deren letztes Kind nun auch ausgezogen ist.

Mit Hilfe der logischen Ebenen hat man hier die Möglichkeit, andere Pyramiden zu bauen und somit ein neues Selbstbild und eine „neue Wirklichkeit" zu erschaffen. Und vielleicht einen neuen Sinn.

Auf der **sechsten Ebene** ist die **Spiritualität** angesiedelt. Sie ist der Ort, der über die Identität hinausgeht, was auch immer man darunter verstehen mag.

> Beginne ein riesiges, unsinniges Projekt, so wie Noah. Es kommt überhaupt nicht darauf an, was die Leute von dir denken (Rumi).

Dort findet sich die Frage nach dem Platz, den man in der Welt einnimmt, nach dem Sinn, nach einer Vision oder einer Mission. Dort wohnt die Frage nach dem „Wer ist da noch? Was ist da noch?".

Diese Aspekte beziehen sich auf die Tatsache, dass wir Teile eines größeren Ganzen sind, das hin zu unseren Familien, zu den Gemeinschaften, in denen wir uns aufhalten, zu globalen Systemen reicht.

In den letzten Jahren wurde das Modell der logischen Ebenen noch „ausgebaut" bzw. verfeinert, aber die dargebotene Betrachtungsweise reicht für alle, die sich erst für NLP zu interessieren beginnen bzw. die Grundbegriffe kennen lernen wollen.

Der Wechsel der Ebenen

„Meine Schmerzen sind noch da. Das Mittel hat nicht gewirkt. Er hat mir das falsche verschrieben. Er weiß wohl nicht, was bei mir wirkt. Und es scheint ihm auch nicht wichtig zu sein. Vielleicht glaubt er, dass bei mir ohnehin alles zu spät ist. Oder er ist ganz einfach ein schlechter Arzt."

„Meine Schmerzen sind noch da. Das Mittel hat nicht gewirkt. Vielleicht habe ich bei der Einnahme einen Fehler gemacht? Ich bin nicht einmal fähig, mit dem Mittel gesund zu werden. Wahrscheinlich gehen die Schmerzen überhaupt nicht mehr weg. Ich bin einfach ein Opfer dieser Krankheit."

> Erkennen Sie, auf welcher Ebene ein Problem liegt. Und dann verändern Sie etwas auf der nächst höheren.

Bei jedem Gespräch (auch bei den Gesprächen mit sich selbst) kann es hilfreich sein, die Ebene, über die man gerade spricht, zu erkennen und nötigenfalls zu wechseln. Vor allem bei Problemen oder bei dem Versuch, sich über irgendeine Sache Klarheit zu verschaffen, lohnt es sich.

Wenn jemand darüber klagt, dass ihn sein Berufsstress krank macht, wird es ihm wenig nützen, wenn man ihm vorschlägt, er solle Urlaub nehmen.

Letzteres bezieht sich auf die 1. Ebene (Orts-, Umgebungswechsel etc.), kann vielleicht kurzfristig helfen, ändert aber nichts daran, dass der Betreffende keine Strategie zu haben scheint, Stress zu vermindern oder zu vermeiden. Das Problem könnte also auf der Ebene der Fähigkeiten liegen.

Befragt man den Betroffenen weiter, merkt man vielleicht, dass er zwar wüsste, was wie zu tun wäre, dass er aber glaubt, es nicht zu dürfen. Er würde dann nämlich vielleicht nicht mehr so gute, pünktliche, effiziente etc. Arbeit leisten ...

Wer weiß, vielleicht ist es einer seiner Glaubenssätze, dass er nur dann anerkannt und geachtet wird, wenn er

„mehr als das Menschenmögliche macht", wenn er „mehr als 100% gibt" oder wenn er jeden Auftrag übernimmt.

Soll es auf der Handlungsebene Veränderungen geben, so passieren diese umso leichter, je „weiter oben" die eigentliche Veränderung erfolgt, und es wird wichtig sein, die Ebene herauszufinden, auf der „das Problem" liegt.

Die 85-jährige Frau W. erleidet bei einem Sturz vom Rad einen Oberschenkelhalsbruch. Operation, Krankenhausaufenthalt, das Übliche. Ihren Kindern und Enkelkindern erzählt sie, dass sie *wisse*, dass sie bald wieder alles tun könne, was sie wolle, vor allem Rad zu fahren, weil das für sie einfach enorm wichtig sei. Niemand widerspricht ihr, obwohl einige daran zweifeln, dass es wirklich so einfach werden würde.

Frau W. ist eine gelehrige und fleißige „Schülerin". Sie fragt immer wieder, was sie noch tun könne, um den Heilungsprozess zu beschleunigen, übt regelmäßig, lässt sich aber auch zu Geduld mahnen. Und es genügt, mit ihr auf der Ebene der Fähigkeiten und Handlungen zu arbeiten.

Der 66-jährige Herr C. erleidet ebenfalls einen Oberschenkelhalsbruch nach einem Radunfall. Er erzählt allen, die ihn besuchen, er hätte es schon immer gewusst, dass ihm so etwas einmal passieren würde. Und er wisse, dass er nie wieder Schi oder Rad fahren werde, er würde wohl nun zu einem Spaziergänger werden. Und dick. Denn Leute, die keinen Sport betreiben, würden entsetzlich dick werden.

Bei allem, was er tun soll, wehrt er sich zuerst einmal mit der Begründung, es hätte bei ihm ohnehin keinen Sinn. Das sei das Ende seiner „Bewegungslaufbahn", wie er sagt. Er würde nun ein Geher und Sitzer.

Ja, so etwas gibt es, sagen Sie vielleicht. Die Menschen sind eben verschieden.

Wichtig ist, dass beide nun doch wieder Rad fahren bzw. dass Herr C. auch wieder Sport betreibt.

Er fand eine Krankenschwester, die sich die Zeit nahm, mit ihm über das zu reden, was ihm wichtig ist. Sie fand mit ihm heraus, dass Bewegung in der frischen Luft gemeinsam mit seiner Frau zu den Dingen gehörte, die ihn aufblühen ließen. Sie bat seine Frau, ihm ein Photo ins Krankenhaus zu bringen, auf dem man ihn mit seinem Fahrrad sah, unter blühenden Bäumen. Dann forderte sie ihn auf, so zu tun, als könne er das, was es auf dem Photo zu sehen gäbe, mit seinen eigenen Augen sehen.

Nach drei Tagen meinte er plötzlich, dass er natürlich wieder Rad fahren werde, und bemühte sich im Anschluss daran, genau auszuführen, was man ihm zeigte und sagte ...

Vielen Menschen sind die logischen Ebenen und ihre Bedeutung „unbewusst bewusst", was das folgende Beispiel zeigt.

Eine Gynäkologin, die noch nichts von NLP gehört hatte, beschrieb ihre Arbeit einmal so: „Ich bin eine Frau und sehe in meinen Patientinnen zuerst einmal die Frau. Mir ist es wichtig, dass alle wissen, dass ich weiß, wovon sie reden. Ich glaube, dass mein Frau- und auch mein Muttersein für das Vertrauensverhältnis wichtig ist. Außerdem kann ich gut zuhören, mit Ängsten umgehen und ungestellte Fragen beantworten. Ich nehme mir für jede Patientin die Zeit, die sie braucht, und es gibt bei mir keinen gynäkologischen Stuhl, sondern nur ein Untersuchungsbett, was für die meisten angenehmer ist."

> Bei der Arbeit mit Patienten ist es meist sinnvoll, alle Ebenen mit einzubeziehen.

Auch wenn Silvia D., Teilnehmerin an einem NLP-Practitioner für Gesundheits-Wesen, in ihrer Projektarbeit über die Wichtigkeit der logischen Ebenen bei der Arbeit mit Stoma-Trägern spricht, so erscheint vieles von dem, was sie beschreibt, selbstverständlich.

Silvia D. arbeitet als „Stoma-Schwester" in einem großen Krankenhaus und ihre Aufgabe ist es u. a., Menschen, die einen künstlichen Darmausgang haben, dabei zu helfen, die selbständige Stomaversorgung zu übernehmen. Dabei ist es besonders wichtig, alle Ebenen in die Betreuung mit einzubeziehen. Es geht einerseits um das konkrete Handeln und die Fähigkeit, die notwendigen Dinge zu tun, andererseits aber auch um detaillierte Aspekte der Umgebung (*„Wenn ein Patient daheim keinen großen Spiegel zur Verfügung hat, ist es nicht sinnvoll, mit dem großen Spiegel auf der Station zu arbeiten"*) bzw. um Glaubenssätze, Werte und Fragen der Identität. [83]

Sie hinterfragt vor allem den anfänglichen Zustand der Ablehnung genau, und es ist ein Unterschied zu wissen, ob diese Ablehnung aus der Angst resultiert, damit „nie alleine zurecht zu kommen", ob man sich selbst nun als „behindert" empfindet, ob man fürchtet, seinen Partner abzustoßen oder ob es einen vor diesem künstlichen Darmausgang einfach ekelt.

In manchen Fällen kann es auch hilfreich sein, die Betroffenen mit dem Modell der logischen Ebenen direkt bekannt zu machen.

Es ist sinnvoll, einem Kind, das in Englisch in der Schule durchfällt, zu erklären, dass seine Fähigkeit, Englisch zu lernen, nichts mit seinen Qualitäten als Mensch zu tun hat (sondern vielleicht gar nur mit falschen Strategien oder hinderlichen Glaubenssätzen).

Und es ist sinnvoll, Betroffenen zu erklären, dass Behinderungen, Krankheiten oder gesundheitliche Probleme nichts mit ihren Qualitäten als Mensch zu tun haben. Dass also beispielsweise die Notwendigkeit zu bestimmten Handlungen in bestimmten Kontexten (Medikamente vor jedem Essen, Insulinspritzen etc.) eben nur bestimmte Kontexte betreffen. (Übrigens kann man das Auseinanderhalten der verschiedenen Ebenen schon beim Umgang mit Kindern üben. Zu einem Kind „Du bist böse" zu sagen, wenn es gerade seiner Schwester ein Spielzeug auf den Kopf geworfen hat, heißt, Identität mit Verhalten zu verwechseln.)

Bevor Sie das nächste Mal über jemanden sagen, er sei inkompetent, überlegen Sie, ob Sie auch wissen, an welchen konkreten Handlungen Sie das zu erkennen glauben.

Jede der aufeinanderfolgenden Ebenen löst sich immer stärker von den Einzelheiten des Verhaltens und der Sinneswahrnehmung, bekommt aber, je höher sie angesiedelt ist, eine zunehmend umfassendere Wirkung auf das Verhalten und das Erleben.

Aussagen über jemanden oder etwas nehmen außerdem immer mehr „Raum" ein, je höher die Ebene liegt, weshalb sich der Angesprochene in zunehmendem Maße geehrt oder angegriffen fühlt. Probieren Sie es aus. Lassen Sie die Sätze auf sich wirken:

- *Die Station, auf der Sie arbeiten, ist großartig/schlecht.*
- *Das, was Sie jetzt bei dem Patienten gemacht haben, war großartig/schlecht.*
- *Ihre Fähigkeit, mit Menschen umzugehen, ist großartig/schlecht.*
- *Was Sie glauben und was Ihnen wichtig ist, ist großartig/schlecht.*
- *Sie sind ein großartiger Mensch. Sie sind ein schlechter Mensch.*

Wenn Sie übrigens an jemandem etwas auszusetzen haben, also **Kritik** an ihm/ihr üben wollen (oder müssen), dann ist es immer günstig, möglichst **nahe an den konkreten und wahrnehmbaren Handlungen** zu bleiben, weil der oder die Betroffene Kritik auf diese Weise meist besser „verdaut" und auch weiß, was er oder sie konkret ändern kann.

Wollen Sie jemanden hingegen **loben oder ihm/ihr etwas Gutes tun**, ist es vorteilhaft, zuerst ebenfalls die konkreten Handlungen zu beschreiben (weil sonst leicht die Gefahr von Schmeichelei besteht), dann aber **in den Ebenen höher** zu gehen. Das hat auch den Vorteil, dass man sich selbst klarer wird, was genau man am anderen schätzt – womit er/sie zu einem „Modelling-Objekt" werden könnte …

Eine Übung für Gesundheits-Wesen

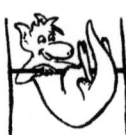

- Beschreiben Sie kurz in Gedanken die Orte, an denen Sie als „Gesundheits-Wesen" wirken, und denken Sie dann auch an die Menschen, denen sie dort begegnen. An diejenigen, die sie immer wieder sehen, also an Kollegen, Vorgesetzte, Mitarbeiter etc.; und an diejenigen, die wechseln, also an Patienten und ihre Angehörigen.
- Wie handeln Sie? Was genau tun Sie? Wie sieht Ihr Tagesablauf auf? Was ist Routine? Was ändert sich? Wie verhalten Sie sich wem gegenüber?
- Was würde jemand anderer als „typisch für Sie" beschreiben?
- Welche Fähigkeiten setzen Sie dabei ein? Was können Sie besonders gut? Was gelingt Ihnen? Denken Sie dabei sowohl an Ihre beruflichen Tätigkeiten als auch an Ihren Umgang mit den Menschen, an Ihre Art, Gespräche zu führen, auf Menschen zuzugehen, Begegnungen zu ermöglichen – oder zu verhindern.
- Was ist Ihnen wichtig? Wofür verwenden Sie Zeit und Energie? Wofür stehen Sie auf und ein? Welche Werte unterstützen Ihre Fähigkeiten, motivieren Ihre Handlungen? Was tun Sie nicht, weil es einen Ihrer Werte verletzen würde? Welche Werte wüssten Sie gerne bei allen Menschen Ihrer Umgebung verwirklicht?
- Was glauben Sie von sich? Was glauben Sie von den Menschen, mit denen Sie zu tun haben? Was glauben Sie vom Leben insgesamt?
- Welche dieser Glaubenssätze tun Ihnen gut? Welche behindern Sie in Ihrer Freiheit? Welche würden Sie gerne verstärken? Welche hätten Sie gerne?
- Wer sind Sie? Was für ein Mensch sind Sie – für sich selbst und für die, die mit Ihnen zu tun haben? Welches Selbstgefühl haben Sie?
- Zu welchem größeren Ganzen fühlen Sie sich zugehörig?
- Welchen Sinn hat Ihr Tun und Sein? Haben Sie eine Vision? Eine Mission?
- Gibt es etwas, was da auch noch ist, dessen Teil Sie sind? Woran glauben Sie?
- Wenn Sie Antworten auf die letzten Fragen gefunden haben, stellen Sie sich vor, Sie würden diese auf Ihrem Weg zurück durch die Ebenen mitnehmen können – als Ahnung, als Symbol, als Wissen, als Satz oder Wort.
- Wer sind Sie dann? Was für ein Mensch sind Sie dann für die anderen oder für sich selbst?

Es interessiert mich nicht, wie du dein Brot verdienst. Ich will wissen, wonach du dich sehnst und ob du es wagst, dich dem Verlangen deines Herzens zu stellen (Ein Ältester der Stämme der Großen Ebenen).

- Was glauben Sie dann von sich? Was wäre sinnvoll, dann von sich zu glauben?
- Und was wäre Ihnen dann besonders wichtig? Wofür würden Sie dann Zeit und Energie verwenden? Wofür würden Sie dann (noch) aufstehen oder einstehen? Und was würden Sie dann noch viel weniger tun, weil es einen Wert verletzen würde?
- Welche Fähigkeiten würden Sie dann verstärkt einsetzen oder ausbauen?
- Wie würden Sie dann konkret handeln? Was würden Sie tun? Wie würden Sie sich dann wem gegenüber verhalten? Was sollte man dann als „typisch für Sie" beschreiben?
- Wie sähen dann die Menschen aus, denen Sie begegnen? Würden sich Ihre Beziehungen verändern?

Zwischen-Wort

Trixi Rosenthaler

Vorwörter enthalten oft wichtige Botschaften, grundsätzliche Überlegungen oder andere wesentliche Gedanken. Sie werden aber manchmal nicht gelesen, vor allem nicht von jenen ungeduldigen Lesern und Leserinnen, die am liebsten bereits zu Beginn eines Buches den gesamten Inhalt kennen würden.

Dies war der Grund, warum wir nicht alles, was wir zusätzlich sagen wollen, in ein Vorwort steckten, sondern uns für ein **Zwischenwort** entschieden.

Da wir in Seminaren für Gesundheits-Wesen die anfängliche Vorliebe dieser für klar strukturierte und genau vorgegebene Abläufe entdeckten, bieten wir Ihnen auch hier eine Inhaltsangabe der Themen:

a) Hoch lebe die Pflegeperson, denn sie kann männlich und weiblich sein
b) Das Wagnis von Interdisziplinarität
c) Zwischenwände und Einwände gegen NLP
d) Grenzen

Hoch lebe die Pflegeperson, denn sie kann männlich und weiblich sein

Frauen begnügen sich nicht mehr mit der Hälfte des Himmels, sie wollen die Hälfte der Welt (Alice Schwarzer).

Liebe Leser und Leserinnen!
Liebe Leserinnen und Leser!
Liebe LeserInnen!

Vor vielen Jahren wäre es normal gewesen, Sie alle nur als „Leser" anzusprechen und von „Krankenschwestern" und „Ärzten" zu reden. Nun haben sich aber die Gesundheits-Berufe vermännlicht und verweiblicht, was im Bereich der Pflege zu der Bezeichnung „Pflegepersonen" führte. Man hätte natürlich auch in Analogie zu den Lehrkräften und dem Lehrkörper das Wort „Pflegekräfte" und „Pflegekörper" einführen können.

Das umfassende Wort für „die Ärzte" fehlt noch. Es gibt weder die „Arztpersonen" noch die „Medizinkräfte" und auch sonst erscheint keine neue Bezeichnung am Wörterhorizont.

Wir werden geprägt von der Sprache, die uns umgibt. Und wir prägen unsere Umwelt durch die Sprache, die wir verwenden ...

Vor etwa zwanzig Jahren wurde es durch die verschiedensten Umstände beinahe zu einem „Muss", immer die männlichen **und** weiblichen Anreden zu verwenden, und man war rasch als sexistisch, feministisch, ignorant oder sonst etwas entlarvt, wenn man es nicht tat oder forderte.

Unserer Meinung nach ist es noch immer wichtig und wesentlich, das Bewusstsein der Bevölkerung auf „Missstände" und Umstände der sprachlichen Diskriminierung zu lenken bzw. die unwidersprochen vermännlichte Sprache zu hinterfragen oder durch Neuschöpfungen zu bereichern.

Es ist amüsant, statt des Wortes „be**herr**schen" das Wort „be**frau**schen" zu verwenden, statt eines Johnny Walkers eine Johanna Walker zu bestellen, ein Raumschiff auch zu befrauen statt nur zu bemannen, satt herrlich fraulich zu sagen und nicht in einer Mannschaft, sondern einer Frauschaft Volleyball zu spielen.

Dass eher konservativ denkende Frauen sich dann doch lieber „Frau Bezirkshauptmann" nennen lassen, ist eine andere Sache.

Für einen Autor oder eine Autorin ist es auf alle Fälle lästig, jedes Mal die männliche **und** die weibliche Form zu verwenden. Wenn dann noch Personalpronomen oder Possessivpronomen dazukommen, bremst dies nicht nur den Fluss der Gedanken, sondern auch den Fluss des Lesens.

Stellen Sie sich vor, Sie müssten folgenden Text lesen:
Stellen Sie sich vor, Sie als Ärztin/Arzt/Pflegeperson haben es mit einem Patienten/einer Patientin zu tun, der/die schon seit vielen Wochen auf Ihrer Station liegt und dessen/deren größte Sorge es ist, seiner/ihrer Familie ...

Wir einigten uns daher auf Ungenauigkeiten und Uneinheitlichkeit.

Manchmal finden Sie also weiblich/männlich oder männlich/weiblich nebeneinander, manchmal nur männlich, manchmal nur weiblich, wobei wir uns dennoch nicht dazu entschließen konnten, ein ganzes Kapitel nur mit weiblichen Formen zu schreiben.

Frauen fühlen sich meist ebenfalls angesprochen, wenn irgendwo "jeder von ihnen" oder „Sie als Mediziner" steht. Männer fühlen sich hingegen nicht angesprochen, wenn sie einen Satz wie „Jede Ärztin weiß mittlerweile um die Wichtigkeit ihrer Kommunikationsfähigkeit" lesen, oder?

Wir erfanden nicht analog zum Wort „Lehrkörper" den „Pflegekörper" und „Medizinkörper", sondern das Gesundheits-Wesen.

Durch die Uneinheitlichkeit wird es natürlich in manchen Fällen für jede(n) Einzelne(n) von Ihnen möglich, sich einmal nicht angesprochen zu fühlen, wodurch Sie ein gewisses Maß an LeserInnen-Autonomie erhalten.

Außerdem (er)fanden wir in unserem Denken den Begriff „Gesundheits-Wesen" (auch GesundheitsWesen geschrieben). Und **das** Wesen ist eindeutig sächlich (neutrum).

Die Anrede „Liebes Gesundheits-Wesen" oder „Sie als GesundheitsWesen" schließt Sie also alle mit ein, egal, welchen Geschlechtes Sie sind, egal, welchen Beruf Sie konkret ausüben.

Sie zählen übrigens zu den ersten Menschen, die die folgenden Definitionen kennen lernen, für die wir auch schon einen Antrag auf Aufnahme ins Deutsche Wörterbuch gestellt haben:

> **Gesundheits-Wesen, das**: Wesen, das
>
> a) bestrebt ist, die eigene Gesundheit zu erhalten
> b) sich um die Gesundheit anderer kümmert bzw. andere auf dem Weg der Gesund-Werdung unterstützt. Den Platz, an dem Gesundheits-Wesen arbeiten oder wirken, nennt man Gesundheitsplatz (→ Gesundheitsplatz)
> c) jedes Wesen, das andere auf dem Weg in einen menschenwürdigen Tod begleitet
> d) Gesamtbegriff für diejenigen, die den Gesundheits-Wesen und den Menschen die äußeren Gegebenheiten bieten, Gesundheitsplätze in Anspruch zu nehmen, indem sie sie errichten, erhalten, fördern und so weiter.
>
> **Gesundheitsplatz, der:**
>
> Die Bezeichnung geht zurück auf das Gesundheit!-Institut, das der amerikanische Arzt Patch Adams (bekannt als der Vater der Clini-Clowns) seit vielen Jahren in Virginia leitet. Sie ersetzt die bisher üblichen Bezeichnungen „Ordination", „Krankenhaus", „Pflegeheim" etc.

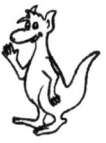

Das Wagnis von Interdisziplinarität

„Was mich ergriffen hat, war diese Begeisterung und die Euphorie, mit der man hier diskutierte und das noch Unfertige gemeinsam zu Ende dachte. Es gab eine kreative, das Verbindende betonende Dynamik und ein beständiges Fragen

nach Zusammenhängen und den Möglichkeiten, ein Konzept oder eine Idee weiterzuentwickeln. Niemand hat sich mit diesem öden akademischen Ritual des Diskreditierens von anderen Auffassungen und Begriffen abgegeben.

Was mich so begeisterte, war, dass diese Menschen [...] miteinander sprachen, es war ein Fest der Verständigung und ein Geben und Nehmen, das immer die Integrität des anderen würdigte."[84]

Mit diesen Worten beschreibt Heinz von Foerster die sogenannten „Macy-Tagungen", bei denen sich Anfang der 50erJahre die Elite der amerikanischen Wissenschaft versammelte und die von zentraler Bedeutung für die Entwicklung der Kybernetik waren.

„Manche Menschen sehen die Dinge, so wie sie sind – und fragen: Warum? Ich erträume Dinge, die es noch nie gegeben hat, und frage: Warum eigentlich nicht?", sagte George Bernard Shaw.

> Ein Fest der Verständigung und ein Geben und Nehmen, das immer die Integrität des anderen würdigt (frei nach Heinz von Foerster).

Und ich frage mich, ob es nicht wünschenswert wäre, auch jedes Treffen von Gesundheits-Wesen so beschreiben zu können ...

Das Verbindende ist klar: Jedes Gesundheits-Wesen ist selbst Mensch und sein Interesse gilt einem anderen Menschen, der auf dem Weg der Genesung begleitet wird. Die Handlungen und Fähigkeiten jedes einzelnen Gesundheits-Wesens sind verschieden, sie bedurften verschieden langer Ausbildungen und Übungszeiten. Die Werte und Glaubenssätze, dieses „Begleiten" betreffend, sollten jedoch gleich sein und unabhängig von Hierarchie oder Ausbildungsstatus.

Je weiter oben in der Hierarchie man sich ansiedelt, umso größer wird der Kreis der Menschen, die man begleiten möchte. Es geht dann ja auch nicht nur um das Wohl der Hilfe- und Begleitung-Suchenden, sondern auch um das Wohl der „Gesundheits-Wesen" selbst.

Die Kreise werden größer, ihr Zentrum und damit der Mittelpunkt der Konzentration bleibt dasselbe: der einzelne Mensch.

> Der Mensch ist der Mittelpunkt seiner Welt – und Ihrer beruflichen Welt.

Setzt man das Buch „NLP im Gesundheitswesen" in diesen Rahmen, verschwindet die Herausforderung, die Interdisziplinarität bedeuten könnte.

Wir bieten Ihnen hier keine neuen Details zu Ihrer jeweiligen Arbeit oder Ihrer spezifischen Ausbildung. Wir reden hier über das Zentrum Ihres Berufes, über das, was es Ihnen überhaupt erst möglich macht, Ihren Beruf auszuüben: über den Menschen und seine Art, mit sich und den anderen zu kommunizieren.

Einwände

In den letzten Jahren rückte NLP zeitweise in das Blickfeld der Öffentlichkeit, weil über seine Anwendung in der Politik diskutiert wurde.

Dass Politiker seit Menschengedenken bestimmte Techniken verwenden, um möglichst mitreißende Reden zu halten bzw. möglichst viele Menschen in ihren Bann zu ziehen, ist bekannt. Demagogen, hervorragende Rhetoriker, brillante Redner gab es schon immer.

Was man im NLP lernt, ist, die unterschiedlichsten Techniken zu klassifizieren, zu benennen, zu durchschauen, ihre Wirkungsweise kennen zu lernen, sie zu üben und ihre Anwendungsgebiete zu besprechen.

NLP hat „wirksame Methoden der Kommunikation, des Lernens und von Veränderungsarbeit" nicht erfunden, sondern nur beschrieben und in ein nachvollziehbares und erlernbares „Programm" gesteckt.

Manchmal kann man Einwände wegschieben und nachsehen, was dahinter steckt.

Die Methoden an sich, die „Werkzeuge", die „Techniken" sind „neutral". Es kommt auf den Einzelnen an, was er damit macht.

Man kann einen Sessel beschreiben, abzeichnen, anmalen, auf ihm sitzen, ihn hochheben, auf ihn steigen, ihn werfen oder mit ihm jemanden erschlagen. Das alles hat nichts mit „dem Sessel an sich" zu tun.

Es mag sein, dass sich so mancher, der ein zweitägiges NLP-Seminar absolviert hat, begeistert auf irgendwelche Grundtechniken stürzt, um damit beispielsweise seine Produkte leichter an den Mann/die Frau zu bringen.

Es gibt aber doch unzählige exzellente Verkäufer, die keine Ahnung von NLP haben. Vielleicht wenden sie manche Methoden unbewusst an – das würde ihnen aber doch niemand vorwerfen, oder?

Und wenn eine Ärztin, um ihren Patienten „schmerzresistenter" zu machen, ihn mit den Worten „Gut machen Sie das! Es ist gleich vorbei! Sie sind wirklich tapfer!" beschenkt, so wird diese „Methode" zwar im NLP beschrieben, es würde der Ärztin jedoch niemand Manipulation vorwerfen.

Es kommt im Leben immer darauf an, was die einzelnen Menschen mit ihrem Wissen, mit den Dingen, die sie besitzen, mit den Methoden, die sie haben, tun. Sie haben die Verantwortung dafür. Man kann ein Narkosemittel für Katzen als Narkosemittel für Katzen verwenden, aber auch als Droge. Man kann Glykol als Frostschutzmittel verwenden oder aber um Wein zu versüßen. Man kann Schlafmittel zum Einschlafen verwenden oder um Selbstmord zu begehen.

Niemand wird das Narkosemittel, Glykol oder Schlaftabletten verteufeln und Artikel mit flammenden Appellen gegen diese Stoffe schreiben.

„Technisch sind wir Übermenschen, moralisch nicht einmal Menschen", sagte Aldous Huxley, ein berühmter englischer Schriftsteller.

Meines Erachtens bietet NLP mit seinen Wurzeln, seinen Grundannahmen, seinen Werten und seinen prinzipiellen Überlegungen auch eine breite moralische und ethische Basis, über die aber bislang nur in wenigen Fällen geschrieben wurde.

Alle, die sich näher dafür interessieren, seien auf ein Buch verwiesen, das schon mehrfach zitiert wurde: Alexa Mohl „Die Wirklichkeit des NLP. Erkenntnistheoretische und ethische Schlussfolgerungen."

Grenzen

Bei Seminaren werden wir oft gefragt, welche Grenzen NLP hat, was also „nicht geht", und eine der Antworten ist immer wieder, dass diese Grenzen jeder ausprobieren müsse. Viele der Grenzen stecken wir uns nämlich selbst.

Wenn jemand mit einer Klientin arbeitet und selbst nicht daran glaubt, dass sie das, weswegen sie gekommen ist, „in den Griff bekommt", so macht er es ihr unbewusst sicher schwerer, ihr Ziel zu erreichen.

Wie geht es Ihnen mit Menschen, bei denen Sie nicht wirklich überzeugt sind, dass Sie ihnen helfen können? Wie geht es Ihnen gar mit Menschen, bei denen Sie sich „sicher" sind, dass ihnen „niemand" mehr helfen kann?

Vor kurzem konnte man im Fernsehen eine Sendung sehen, bei der ein an Leukämie erkrankter Mann zu Wort kam. Die Ärztinnen und Ärzte hatten ihn aufgegeben und zum Sterben nach Hause geschickt. Als er einige Monate später anrief, glaubte der Arzt vorerst an einen schlechten Scherz, weil er sich doch sicher war, dass der Mann längst gestorben war, ja, gestorben sein musste.

Aber wieder kann man auch bei Gedanken bleiben, in denen es nicht um Leben oder Tod, sondern nur um das Leben geht.

Wenn es Ihnen wichtig ist, durch Ihre Art der Kommunikation „Begegnungen" zu ermöglichen, werden Sie dafür auch immer wieder Zeit haben. Erstens weil Begegnungen manchmal auch aus „Augenblicken" bestehen können, und zweitens, weil Sie jeden möglichen Augenblick für Begegnungen nützen werden.

Wenn es Teil Ihrer „Vision" ist mitzuhelfen, Menschen die Zeit, die sie in ihrem Leben haben, möglichst lebenswert und lebenswürdig zu gestalten, so werden Sie es schaffen – und NLP wird Ihnen einerseits Namen für das, was Sie schon immer tun, gegeben, andererseits Wege gezeigt haben, auf denen Ziele vielleicht rascher, leichter oder ein bisschen vergnügter erreicht werden können.

Das eine Mittel, die eine Technik, den einen Gedanken, mit dem man alle Menschen in gleicher Weise gut erreicht, wird es Sie nicht lehren.

Unser Buch „NLP im Gesundheits-Wesen" spricht immer wieder (oder vielleicht gar vorrangig?) von der Möglichkeit, **NLP in sich selbst** anzuwenden. Überdenken Sie das, was Sie lesen, machen Sie die Übungen und bilden Sie sich dann ein Urteil.

Einige Grenzen von NLP zeigen sich meines Erachtens dort, wo es um systemische Verstrickungen geht. Diese hier auch nur zu skizzieren, würde jedoch den Rahmen des Buches sprengen. Erwähnenswert erscheint mir aber, dass mittlerweile viele Therapeuten, die mit systemischen Interventionen arbeiten, über ein umfangreiches NLP-Wissen verfügen.

> Erst muss, bevor die Welt sich ändern kann, der Mensch sich ändern (Bertholt Brecht).

Teil 2

Beziehungs-Weise

Die Beziehung macht den Unterschied – Rapport

Annelies Fitzgerald und Martina Kriegbaum

Erinnern Sie sich an Ihr letztes prickelndes Rendezvous? Die Welt um Sie herum war vergessen, alles war unwichtig, nur diese Momente, dieses Gespräch, das Jetzt zählten. Die Atmosphäre, das Gesicht gegenüber, die Stimme, Ihre Gefühle. Die Bewegungen im Einklang, der fast gleichzeitige Griff zum Glas, einer beugt sich zum anderen, die Worte, gleich im Ton, gleich im Rhythmus.

Automatisch funktioniert ein Einverständnis, automatisch werden Ton und Geschwindigkeit beim Sprechen vom anderen übernommen, wie selbstverständlich stimmen sich Bewegungen aufeinander ab. Und manchmal passiert es sogar, dass der andere auch genau jene Worte oder Sätze verwendet, die einem selbst gerade auf der Zunge liegen. Dem Gegenüber an den Lippen hängen, begierig, die Worte zu hören und zu erfassen, zu verstehen, was der andere meint, ganz offen und bereit zuzuhören, teilzuhaben an den Gedanken dieses Menschen – und dasselbe auch beim anderen zu spüren. Momente voller Harmonie!

Wie kann man so eine Situation mit den Gesprächen im Krankenhaus vergleichen? Natürlich ist das Prickeln bei der Kommunikation des Alltags oft ein anderes oder auch gleich gar keines. Aber ob Sie einem anderen Menschen etwas mitteilen oder etwas bei ihm erreichen möchten: Ihr Erfolg dabei wird immer **von einer Grundlage abhängen**, nämlich von der, wie stark Sie mit dem anderen **Kontakt** aufnehmen können.

Ist ja völlig logisch und ohnehin klar, werden Sie vielleicht denken. Ist es auch, nur wird dieser Kontakt, dieser

"Draht", den Sie zum anderen herstellen, im NLP **Rapport** genannt und spielt dort eine der wichtigsten Rollen.

Und da eine der Grundannahmen des NLP besagt, dass sich die Qualität Ihrer Kommunikation in der Reaktion des Gegenübers zeigt, beschäftigt sich NLP immer wieder hauptsächlich damit, die Qualität zwischenmenschlicher Kommunikation zu verbessern, ihre Effektivität zu erhöhen und ihre Fähigkeit, erwünschte Resultate zu erzeugen, zu optimieren.

> Es gibt Menschen, die begegnen dir mit so viel Herzlichkeit, dass dir schwindlig wird im Herzen (Konstantin Wecker).

Erwünschte Resultate sind meist einfach zu erhalten, wenn Sie eine **Begegnung mit einem anderen Menschen** haben, **die Sie** völlig **in den Bann zieht**. Sie finden sich in einer Unterhaltung wieder, die sie genießen, Sie sind aufeinander abgestimmt, fühlen sich wohl und interessiert. Es ist alles ganz einfach und ergibt sich automatisch.

In Situationen, in denen sich nicht „einfach und automatisch" ein Kontakt mit dem anderen Menschen ergibt, kann es schon wesentlich schwieriger sein, „gelungene Kommunikationssituationen" zu schaffen.

Denken Sie an ein Krankenzimmer. Sie öffnen die Türe, treten ein und sehen auf dem Bett eine Patientin, den Kopf über ihre Arme gebeugt. Sie hören, wie sie leise vor sich hin weint. Und Sie schwanken zwischen dem Gefühl, etwas tun zu *müssen*, dieser zusammengekauerten Gestalt etwas zu sagen, irgendetwas zu tun oder einfach wieder hinauszugehen ...

Oder denken Sie an die Situation mit einem Patienten, der einfach zu nichts zu bewegen ist. Er verweigert alles, er spricht mit niemandem. So oft haben Sie schon versucht, ihn zu motivieren und ihm zu erklären, wie wichtig es ist, dass er auch mithilft, z. B. wieder gehen zu können. Sie nähern sich ihm und spüren schon den Widerstand, der Ihnen entgegenkommt ...

Oder finden Sie sich an einem jener Tage wieder, an dem erneut alles auf einmal zu tun ist. Es gibt viele Sonderaufgaben und Sie wissen schon jetzt nicht mehr, was zuerst erledigt werden soll. Sie sind gerade auf dem Weg in ein Krankenzimmer, und als sie um die Ecke biegen, kommt der Sohn einer Patientin auf Sie zu. Ungehalten, wild gestikulierend, lautstark nach einem Arzt verlangend ...

Es gibt wohl **unzählige Momente**, die **für viele von uns schwierig** sind! Manchmal wünscht man sich dann, irgendein Instrument zur Verfügung zu haben, irgendetwas, das die Situation erleichtert, entschärft und vielleicht die Chance zu Kommunikation überhaupt erst eröffnet. Man wünscht sich, eine Möglichkeit zu kennen, bewusst Veränderung in eine Gesprächssituation bringen zu können. Ein Gegenkonzept zu haben, wenn man sich hilflos oder überfordert fühlt.

In sehr angenehmen Situationen gehen wir ohne viel nachzudenken auf die andere Person ein, stimmen uns ein auf den anderen, lassen uns führen und lenken. In schwierigen Situationen jedoch, ja da ...

Was passiert, wenn Sie vor der weinenden Frau stehen bleiben, ihr auf die Schulter klopfen und sagen: „Das wird schon wieder"? Wie wird der Patient, der sich weigert, etwas zu sagen oder zu tun, darauf reagieren, wenn Sie bei ihm stehen und auf ihn einreden? Wie erfolgversprechend ist die Lösung des Konfliktes mit dem Sohn der Patientin, wenn Sie zurückschreien? Oder wenn Sie dem Drang nachgeben und „beschäftigt" gleich ins nächste Zimmer abbiegen?

Wir versuchen oft, **für uns schwierige Situationen** mit anderen so zu lösen, dass wir mit dem **beginnen**, was **wir gerne als Lösung hätten**. Und diese Lösung hätten wir am liebsten sofort, damit wir uns nicht mit etwas auseinandersetzen müssen, das uns selbst womöglich hilflos macht, überfordert oder aufhält.

Manchmal wünschen wir sofort Lösungen, weil wir uns aus der Situation lösen wollen.

Wir wünschen uns, dass die Frau wieder zuversichtlich ist, dass der Patient, der alles verweigert, wieder redet oder dass man nach der erfolgreichen Klärung eines Konflikts wieder getrennte Wege gehen kann.

Diese Ziele haben aber vor allem etwas mit uns selbst zu tun, mit den eigenen Vorstellungen und Wünschen. Wir reagieren dabei zuerst einmal ausschließlich auf unsere eigenen Gefühle und lassen den anderen außer Acht.

Wir stellen keinen Kontakt her, wir suchen keinen Draht zum anderen, wir nehmen nicht **seine Situation als Ausgangsbasis** – und genau deshalb wird die Situation manchmal auch besonders schwierig.

Immer wieder setzen wir fast reflexartig Handlungen, von denen wir uns momentane Erleichterung erhoffen, die jedoch den Konflikt nicht selten noch verschärfen.

Das eigene Haus verlassen

„Das echte Gespräch bedeutet, das eigene Haus zu verlassen und an die Tür des anderen zu klopfen", sagte der französische Schriftsteller Albert Camus.

Um guten Rapport herzustellen, beginnt man im NLP damit, den anderen zu **„spiegeln"** (auch *pacing* oder *pacen* genannt).

Danach können wir jemanden aus einer Situation in eine andere **führen** (auch *leading* oder *leaden* genannt).

... und manchmal bedeutet „den anderen aus seiner Situation abzuholen" einfach nur, für den anderen **sichtbar da zu sein**, ihn **wahrzunehmen** – und vielleicht auch gar nicht viel zu sagen oder zu tun.

> Nicht Heimat suchen, sondern Heimat werden sollen wir (Ina Seidel).

Sich neben die Frau setzen und bei ihr sein und ihr dann die Hand anbieten, die sie möglicherweise auch nehmen kann.

Bei dem Patienten, der nicht und nicht will, einfach nur einmal dasselbe wie er tun: bei ihm sein und nichts tun oder sagen oder verlangen – und möglicherweise ...

Und manchmal ist es hilfreich den aufgebrachten Angehörigen ebenfalls lautstark zu fragen, worum es ihm jetzt geht.

Das klingt wie eine Sammlung von Kochrezepten und tatsächlich steht auch immer die gleiche Absicht hinter all den unterschiedlichen Ausgangssituationen: Es geht darum, **zuerst einmal das zu tun, was Sie beim anderen wahrnehmen.** Meist genügt es ja im Ansatz. Es geht darum, ein wenig von der **Stimmung zu „spiegeln"**, in der sich der andere gerade befindet.

Es geht also darum, die Situation des anderen im Detail wahr-zu-nehmen, sie dann zum eigenen Ausgangspunkt zu machen und erst von dort aus loszugehen. Das ist die Herausforderung beim Herstellen von Rapport, denn genau das wird jedes Mal ein wenig anders sein.

> Den anderen zu spiegeln bedeutet, ihn wahr zu nehmen.

Rapport heißt mit anderen Worten ausgedrückt: **„wahrnehmen, wichtig nehmen, ankoppeln und abholen".**

Um Rapport in diesem Sinne herzustellen, zeigt Ihnen NLP tatsächlich Möglichkeiten, mit deren Hilfe Sie sich vorerst ausschließlich darauf konzentrieren, was zu tun ist, um diesen „Draht" **bewusst** herzustellen.

Denn **Rapport wird** am besten **durch Spiegeln der Physiologie aufgebaut**. Dabei spiegeln wir die **Körperhaltung**, den **Rhythmus des Atems**, die **Körpersprache**, den **Gesichtsausdruck**, die **Gesten**, die **Fußstellung**, die **Neigung des Kopfes**, die **Bewegung der Augenbrauen**, die **Muskelspannungen**, die **Bewegungen**.

Wir **gleichen die Stimme an** (den Tonfall, die Tonhöhe, die Phrasierung, die Stimmlage, die Sprechgeschwindigkeit, den Sprechrhythmus, die Art der Unterbrechungen, die Lautstärke, die Klangfarbe) **und die Sprache** (Lieblingswörter, Lieblingsausdrücke, das bevorzugte Repräsentationssystem).

Sie finden das schwierig? Das ist es auch.

Wenn man es zum ersten Mal versucht und womöglich auf alles zugleich aufpassen möchte.

Und es wird Ihnen auch nur soweit gelingen, soweit Sie Ihre Fähigkeiten dazu einsetzen können und wollen. **Ihre Fähigkeit zuzuhören, Ihre Fähigkeit, genau wahrzunehmen**, welche Bewegungen der andere macht, was sich verändert und was Sie als nächstes tun können.

Wenn es Ihnen jedoch nicht wichtig ist, tatsächlich Kontakt zum anderen aufzubauen, werden Sie die vielen verschiedenen Dinge, die zu gutem Rapport notwendig sind, ohnehin nicht unter Ihrer bewussten Kontrolle halten können.

Die eigene Rolle

Was Sie tun, welche Fähigkeiten Sie einsetzen und ob es Ihnen auch wirklich ein Anliegen ist, hängt vor allem davon ab, wie Sie Ihre **eigene Rolle** erleben, **Ihre Aufgabe in der Situation**, sich selbst. Außerdem ist es von Vorteil zu überlegen, ob es überhaupt Sinn macht, mit dem anderen jetzt, in dem besagten Moment, zu kommunizieren.

All das geht blitzesschnell und großteils unbewusst vor sich. Davon hängt jedoch ab, ob Ihnen tatsächlich Rapport gelingen wird oder nicht.

Wenn es für Sie sinnvoll ist, sich der weinenden Frau tatsächlich „jetzt" zuzuwenden, wenn Sie Ihre Aufgabe in der Situation spüren, wenn es Ihnen wirklich wichtig ist, werden Sie automatisch Ihre Fähigkeiten einsetzen und das tun, was ihr in dem Moment vermittelt, dass Sie wirklich Kontakt mit ihr aufnehmen wollen.

Zusätzlich wird Ihnen Ihr Wissen über Rapport helfen, dort einzusteigen, wo der andere jetzt ist.

Wenn Sie jedoch nur vortäuschen wollen, es wäre zwar jetzt angebracht, aber eigentlich: „Keine Zeit! Und warum gerade ich?", denken, wird der andere dies spüren, auch wenn Sie noch so versuchen, Stimmlage, Rhythmus, Bewegungen, Körperhaltung, Worte und alles, was Sie wahrnehmen, zu spiegeln.

Wenn man sich darauf einlässt, mit dem anderen Menschen wirklich in Kontakt zu treten, **kommt es** aber auch **vor, dass man beginnt, tatsächlich Sinn darin zu finden**, den anderen „abzuholen und zu führen".

Was ist Ihre Rolle? Was ist Ihnen wichtig für den anderen? Oder geht es um Sie?

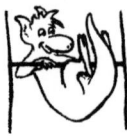
Nehmen Sie, wann immer Sie Zeit haben, von nun an andere Menschen manchmal etwas genauer wahr als bisher. Bleiben Sie aber vorerst bei dem, **was Sie sehen.**
Beobachten Sie und spiegeln Sie, und nehmen Sie sich am Beginn vor, tageweise auf bestimmte Details zu achten.

Sehen Sie sich heute Körperhaltungen an und spiegeln Sie sie.
Beobachten Sie morgen Gesten und spiegeln Sie sie.
Spiegeln Sie übermorgen Gesichtsausdrücke, Stirnfalten, hochgezogene Schultern und verkrampfte Hände.
Spiegeln Sie ein Lächeln, das Sie wahrnehmen, spiegeln Sie die Stellung der Füße, die Haltung des Kopfes.
Und versuchen Sie auch, den Atem des anderen zu erkennen und zu spiegeln.

Und dann, irgendwann, nehmen Sie die Sprachmuster dran, die Sie in den nächsten Kapiteln kennen lernen werden.
Verwenden Sie die selben Repräsentationssysteme wie Ihr Gegenüber, benützen Sie die selben Wörter.

Und wenn Sie das Gefühl haben, Sie schaffen es, gleichzeitig auch einige sichtbare Details Ihres Gegenübers zu spiegeln, versuchen Sie noch, sich auf die Stimme zu konzentrieren.

Oder gehen Sie die Sache umgekehrt an.
Beginnen Sie mit den Sprachmustern, wenn Ihnen das leichter fällt und gehen Sie dann zu den sichtbaren Zeichen.

Wichtig ist nur, dass Sie irgendwann wirklich zu den sichtbaren Zeichen kommen, denn diese sind es, die Ihnen einen optimalen Einstieg in die momentane Welt des anderen ermöglichen. Warum, wird später noch zu lesen sein.

> *„Wer will, dass sein Sohn Respekt vor ihm und seinen Anweisungen hat, muss selbst große Achtung vor seinem Sohn haben" (John Locke).*

Die Grundlage von gutem Rapport ist vor allem, Menschen **Respekt** entgegenzubringen.

Damit ist gemeint, mit dem anderen **in einem angemessenen Ausmaß** in Kontakt zu kommen und diesen „Draht" auch zu halten.

Man muss auf seinen eigenen Wert stolz sein und den der anderen achten können (Sully Prudhomme).

In einer familiären Situation oder bei einem romantischen Abendessen mit einem geliebten Menschen wird ein anderes Maß an Rapport bestehen als bei einer Besprechung mit der Vorgesetzten.

In manchen **Situationen** wird es sogar wichtig sein, **Rapport einmal zurückzunehmen**, um nicht zu sehr auf den anderen fixiert zu sein und um gesamte Zusammenhänge in den richtigen Relationen erkennen zu können.

Es gibt aber gerade im Gespräch mit Patienten, mit Angehörigen oder auch mit Kollegen **Situationen**, in denen es wichtig ist, **sehr intensiven Rapport** herstellen zu können.

Begegnungen

Wo ist es nun **besonders wichtig, Rapport zu haben?** Denken Sie an Gespräche mit Patienten über sehr emotionale Themen. Wie ist es, mit jemandem über das Sterben, über den Tod zu sprechen, jemandem eine unangenehme Nachricht zu überbringen oder einem Menschen zu helfen, eine wichtige Entscheidung zu treffen?

Jemand, der **in einer** für ihn **extrem belastenden Situation** ist, wo er nichts ändern kann, keine Kontrolle über die Situation hat, sich hilflos fühlt, **nimmt die Umgebung** ganz **anders wahr** als in einer für ihn „normalen" Situation.

Alles im Zeitlupentempo zu erleben oder wie in einem Zeitrafferfilm, sich selbst wie von außen zu betrachten, das Gefühl zu haben, alles sei unwirklich, es sei nur ein Traum – die meisten von uns kennen so etwas auch selbst aus ganz, ganz schwierigen Situationen. Das Einzige, was wir **wirklich wahrnehmen** ist, ob hier jemand ist, der uns **Sicherheit** vermittelt oder nicht.

Sicherheit und Orientierung – alles andere ist in diesen Momenten nebensächlich.

Dies zu vermitteln, egal um welche spezielle Situation es geht, ist nur durch sehr starken Rapport möglich. Das bedeutet, sich tatsächlich auf den anderen einzustellen, ihn wahrzunehmen, jede kleinste Veränderung, mit der Aufmerksamkeit beim anderen Menschen zu sein und zu erkennen, was der andere jetzt braucht. Wahrzunehmen, ob es Zeit ist, Abstand oder Nähe oder einfach nur Stille zu ermöglichen.

Das Maß an Sicherheit und Orientierung, das Sie in dieser Situation geben können, bestimmt den weiteren Verlauf.

Damit ist jetzt nicht gemeint, Sie müssten einen therapeutischen Kontext herstellen können, sondern damit ist gemeint, dass Sie in der Lage sind, einen **„normalen" Menschen in einer für ihn** ganz und gar **nicht normalen Situation zu unterstützen**.

> Das Einzige, was wir in einer extrem belastenden Situation wirklich wahrnehmen, ist, ob hier jemand ist, der uns Sicherheit und Orientierung vermittelt.

Pacing

Wie schon erwähnt, bedeutet pacing „spiegeln", was übertragen „einen Schritt auf dem Weg mitgehen" heißen könnte.

> Um zur Wahrheit zu gelangen, sollte jeder die Meinung seines Gegners zu verteidigen versuchen (Jean Paul).

Ein Sprichwort sagt: *„Willst du den anderen verstehen, zieh seine Schuhe an."* Nur in den Schuhen eines anderen kann man die Schritte, die er macht, auch wirklich nachvollziehen.

Laut Mc Dermott und O'Connor sind *„Pacing und Leading (mitgehen und führen) Schlüssel, um sich selbst und andere verantwortungsvoll und positiv zu beeinflussen."*[1]

Nur wenn man in gutem Kontakt mit jemandem ist, kann man ihm auch etwas erklären, ihn zu etwas anleiten oder ihn aus einem unangenehmen Zustand in einen angenehmeren führen.

Alexa Mohl sagt über das Spiegeln: *„Beim Spiegeln gleiche ich meine verbalen und nonverbalen Lebensäußerungen denen meines Gegenübers an."*[2]

Die Psychologie kennt den Wunsch, uns denen, die wir lieben, anzugleichen. Schon als Kind ahmen wir die Verhaltensweisen unserer Eltern nach. Wir beobachten unsere Eltern und imitieren ihr Gehabe, ihr Auftreten, ihr gesamtes Sein.

Humberto Maturana, ein chilenischer Biologe, und sein Kollege Francisco Varela (bekannt durch das Buch „Der Baum der Erkenntnis", das 1984 erschien) nennen diese Nachahmung „kulturelles Verhalten", das dadurch entsteht, dass sich kommunikative Verhaltensweisen über Generationen vererben und stabil bleiben.[3]

„Pacing braucht guten Rapport und bezeichnet jenen Prozess, in dessen Verlauf Sie bis in das „Weltbild" Ihres Gegenübers einsteigen können, indem Sie Elemente Ihres eigenen Verhaltens dem wahrgenommenen Verhalten des anderen angleichen. Verbal, nonverbal, durch Spiegeln typischer Einstellungen und Glaubenssätze bzw. Einstellungen der anderen."[4]

Offen bleibt nun noch die Frage, wie denn das Spiegeln, also das „Nachmachen" des anderen, zu einem guten Rapport führen kann. Was genau ist es, oder was genau könnte es sein?

Dass man dem anderen näher kommt, wenn man seine Einstellungen und Glaubenssätze kennt und akzeptiert oder gar teilt, ist logisch. Nicht umsonst verstehen wir uns mit Menschen, die ähnliche Einstellungen, Werte und Glaubenssätze haben, rasch besser als mit jenen, die völlig konträre Dinge glauben oder hochhalten.

Warum aber sollte ich jemanden besser verstehen, ihm näher kommen bzw. seine momentane Sicht der Welt und Stimmungslage kennen lernen, wenn ich das nachmache, was ich sehe?

Sie wissen sicher, dass **Ihre Stimmung Ihre Körperhaltung beeinflusst**. Wenn Sie grantig sind, springen Sie nicht leichtfüßig durch die Gegend, wenn Sie selig sind, schlurfen Sie nicht mit gesenktem Blick durch die Gänge. Und ein trauriger Mensch hat nicht den Blick nach oben gerichtet, sondern eher nach unten.

Nun ist es aber auch so, und das ist nicht jedem ganz bewusst, dass **unsere Körperhaltung unsere Stimmung beeinflusst**. Versuchen Sie es am besten gleich:

Strecken Sie Ihre Hände in die Höhe, sehen Sie nach oben und warten Sie, welche Gedanken kommen. Mit Sätzen wie „Ach Gott, bin ich unglücklich" ist dabei normalerweise nicht zu rechnen!

Unsere Körperhaltung beeinflusst unsere Stimmung.

Der Volksmund kennt übrigens den Satz „Kopf hoch!" – und wie Recht er hat! Mit einem „hohen Kopf" und dem nach oben oder nach vorne gerichteten Blick **kann** man sich nicht mehr ganz so schlecht fühlen wie vorher. (Im Kapitel über die sinnesspezifischen Sprachmuster findet sich übrigens eine der Erklärungen dafür: Wenn man nach unten blickt, ist man in besonders gutem Kontakt mit seiner Kinästhetik und die negativen Gefühle werden dadurch verstärkt. Blickt man nach oben, kommen andere Impulse dazu, und es fällt einem leichter, aus den Gefühlen zu kommen.)

Spiegelt man nun einige der Details, die man an seinem Gegenüber wahrnehmen kann, so bekommt man die Empfindungen dazu quasi mitgeliefert, und man kann **tatsächlich spüren**, wie es dem anderen gehen könnte.

Man weiß es nicht, aber man ahnt es, mit etwas Übung immer genauer, und das reicht schon. Das reicht, um einem unglücklichen Menschen **nicht** auf die Schulter zu klopfen und fröhlich „Kopf hoch" zu rufen. Denn in der Stimmung, in der er sich befindet, braucht er das nicht. Was er braucht, spürt man besser, wenn man seine Stimmung teilt.

Probieren Sie es aus. Spiegeln Sie jemanden in so vielen Details wie möglich und überlegen Sie, wie sich der Mensch wohl gerade fühlt.

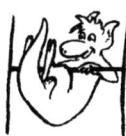

> Oder nehmen Sie einzelne Details heraus.
> Wie geht es jemandem, der sich auf die Lippen beißt?
> Wie geht es jemandem, der die Schultern hängen lässt und seine Schuhspitzen anstarrt?
> Wie geht es jemandem, der ständig mit den Zehen auf den Boden klopft?
> Wie geht es jemandem, der mit verschränkten Händen, steifem Rücken und unbewegter Miene vor einer Tür steht?
> Wie geht es jemandem, der sich ständig wie gehetzt umblickt, dabei mit den Fingern der rechten Hand die Nagelhaut der Fingernägel der linken Hand nach unten schiebt?

... und Leading

Manchmal brauchen wir einen anderen, der uns die Butterseite wieder schmackhaft machen kann.

Leading bedeutet „führen": jemand anderen in einen anderen Zustand führen.

Jeder von uns war schon einmal dankbar, von einem Menschen aus einer tristen Stimmung in eine bessere geführt zu werden.

Sie ärgern sich, nichts ist, wie es sein sollte, und eigentlich ist es ein Tag, an dem man am liebsten gar nicht aufgestanden wäre. Missmutig stapfen Sie zur Arbeit, und Sie fragen sich, wie dieser Tag vergehen soll.
Und dann treffen Sie eine Kollegin, die Sie schon länger nicht gesehen haben, die, die immer so nett war, die Ihnen schon oft geholfen hat. Sie kommt auf Sie zu, und mit Ihrer weichen, melodiösen Stimme fragt Sie vorsichtig: „Wie geht's?", und Sie gehen gemeinsam ein Stück den Gang entlang. Sie erzählen, und Ihre Kollegin hört zu, geht mit Ihnen im selben Schritt und fragt dann, ob Sie nicht gemeinsam noch eine Tasse Tee trinken wollen.
Während Sie beim Tee sitzen, erinnert sie Sie an diesen einen Tag, an dem Sie ihr erzählt haben, wie glücklich Sie sind, weil sich die Dinge genau so entwickelt haben, wie Sie es sich gewünscht haben. Und während die Kollegin sich weiter an diese Situation erinnert, tauchen auch bei Ihnen die Bilder von damals wieder auf. Sie erinnern sich daran, wie froh Sie waren und wie wohl Sie sich gefühlt haben. Wie damals taucht langsam ein Lächeln auf Ihrem Gesicht auf und Sie spüren nach und nach mehr von diesem warmen Gefühl in der Magengegend. Und während sich dieses in Ihrem Körper ausbreitet, legt Ihnen Ihre Kollegin mit sanftem Druck die Hand auf die Schulter und meint: „Ja, auch dieser Tag hat die Chance, ein guter Tag zu werden."

Manchmal brauchen wir einen anderen, der uns „die Butterseite wieder schmackhaft" machen kann. Der uns in bestimmten Momenten an die Hand nimmt und mit uns eine andere Richtung einschlägt. Der uns wieder Lust aufs Leben macht.

Wie schafft es diese Kollegin, die Stimmung aufzuhellen?

Sie verwendet **Pacing** und **Leading**. **Sie geht ein Stück mit** und **führt dann in eine andere Richtung.**

Leading wendet man an, um jemanden von einem Zustand in einen anderen zu begleiten. (Wobei im Wort begleiten „leiten" und „gleiten" steckt ...)

Dabei ist Pacing unbedingte Voraussetzung. Durch das Spiegeln gelangt man zuerst in die Welt des anderen, und erst dann ist es möglich, ihn in die eigene oder eine andere Welt einzuladen.

Die einzelnen Schritte sind einfach:

- *Pacing, bis guter Rapport erreicht wird,*
- *und dann vorsichtiges, schrittweises Leading*

Bei jeder Begegnung mit jemand anderem bleibt es uns überlassen, in unserem eigenen Zustand zu bleiben, unser Verhalten beizubehalten und vom anderen zu erwarten, dass **er uns** versteht, dass er unseren Ausführungen folgt.

Wenn wir allerdings die Chance erhöhen wollen, verstanden zu werden, ist die bessere Methode, einen Schritt in die Welt des anderen zu wagen, Rapport herzustellen und damit seine Bereitschaft zu erhöhen, gemeinsam einen Blick in eine andere Richtung zu machen.

Rapport, Pacing und Leading stehen hinter jeder erfolgreichen Intervention und sind die Basis jeder gelungenen Kommunikation, egal in welchem Zusammenhang.

Lesen Sie nun **Ausschnitte aus Projektarbeiten** von TeilnehmerInnen jenes **NLP-Practitioners für den Gesundheitsbereich**, von dessen Evaluierung ab Seite 237 berichtet wird.

> Eines Tages, wenn wir die Kräfte des Windes, der Gezeiten und der Schwerkraft gemeistert haben, werden wir uns die Kraft der Liebe nutzbar machen. Dann wird der Mensch zum zweiten Mal in seiner Geschichte das Feuer entdecken (Teilhard de Chardin).

*„... Als Erstes habe ich nun versucht, mich mit den, so verstehe ich das, Grundlagen des NLP zu beschäftigen: auf **Rapport** zu achten, zu ‚**pacen**' durch Angleichen der Körperhaltung, des Atemrhythmus (was mir nach wie vor oft noch schwer fällt), des Sprechtempos, der Tonalität, der Lautstärke, der Sprache – und dies alles bei jeder sich bietenden Gelegenheit einmal auszuprobieren. Und dann auch, wenn notwendig, zu ‚**leaden**'.*

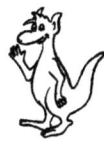

Dabei ist mir vor allem das Gespräch mit der Gattin eines Patienten in Erinnerung. Sie war sehr aufgebracht darüber,

dass ihr Gatte nicht auf sie hören wollte und deshalb schon wieder kardiale Beschwerden hatte. Binnen sehr kurzer Zeit konnte ich sie durch Anpassung meines Sprechtempos an ihres und durch direktes Spiegeln ihrer Handbewegungen in einen ruhigeren Zustand (regelmäßige und ruhige Atmung, langsamere Körperbewegungen) führen und ihr dann Tipps geben, wie sie ihrem Gatten in einer ähnlichen, wiederkehrenden Situation helfen kann. Damit muss sie sich nicht so hilflos fühlen, wie sie's mir gegenüber beschrieben hat"[5] (Claudia Krautgartner).

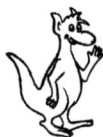

„... Auf unserer Station war eine ältere Patientin, die dringendst Infusionen brauchte, aber keinen Arzt an sich heranließ, der einen Venflon setzen wollte.

Durch den Aufbau von gutem Rapport ließ sie sich jedoch auf ein Gespräch ein. Sie erzählte über ihre Ehe und die schwere Arbeit. Ihr Mann hatte einen Gartengestaltungsbetrieb gehabt, in dem sie auch mitgearbeitet hatte.

Nachdem die Patientin über die negativen Seiten ihres Berufes und Privatlebens erzählt hatte, brachte ich sie dazu, sich auch an schöne Begebenheiten zu erinnern. Diese schönen Erinnerungen vertiefte ich und ich führte sie bis zu einem besonders intensiven Erlebnis. Dieses verstärkte ich durch Ankern am rechten Handrücken. [Näheres dazu im Kapitel über Ankern.] In dieser Phase setzte der Arzt den Venflon in ihre linke Hand. Die Patientin blickte kurz in seine Richtung. Durch den Druck auf den Anker am rechten Handrücken war sie sofort mit dem Blick wieder bei mir und ließ sich weiterführen. Nachher war die Patientin ganz ruhig und äußerte den Wunsch, jetzt zu schlafen"[6] (Christine Retzer).

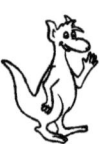

„Ist-Zustand: Patient A., Diagnose: Sarkom der Stirne, 3 x Op, jetzt Strahlentherapie. Der Patient kam gehend zur Aufnahme, nimmt seit Jahren Psychopharmaka. Nach der ersten Bestrahlungswoche ist der Patient sehr depressiv, er möchte nicht mehr bestrahlt werden, er möchte nicht nach Hause gehen, er sagt: „Hat ja eh alles keinen Sinn".

Ich habe zwei Wochen Urlaub gehabt und bin wieder im Dienst. Der Patient ist jetzt bettlägerig, stark depressiv, reagiert weder auf das Pflegepersonal noch auf die Familie, spricht nicht mehr, dreht nur kurz den Kopf, wenn man ihn anspricht.

Mein Ziel: Als der Patient zur Aufnahme kam, war er gehend und sehr nett, wenn ich mich mit ihm unterhalten habe. Das will ich wieder erreichen!

Warum NLP-Techniken?

1. *Rapport, um eine Kommunikationsbasis aufzubauen, für einen guten Draht und aus ehrlichem Interesse am Patienten.*
2. *Pacing, also „Spiegeln", um dem Patienten zu signalisieren, dass ich ihn in seiner Welt verstehe – verbal durch Sprechtempo, Wortwahl, Lautstärke und nonverbal durch Lidschlag, Bewegung, Atmung, Mimik, Körperhaltung.*
3. *Leading, „Abholen des Patienten in seiner Welt" und in kleinen Schritten zu einer anderen Welt führen.*
   Bei gutem Rapport wird der Patient mitgehen.
4. *Kongruenz, im Einklang mit mir sein, um dem Patienten auf allen Ebenen zu vermitteln, dass ich echtes Interesse an seiner Person und an seiner Situation habe.*
5. *VAKOG, mittels VAKOG ist es möglich, den Patienten auf allen Sinnesebenen anzusprechen, um einen besseren Zugang zu ihm zu finden.*

Umsetzung

Der Patient liegt am Rücken im Bett, das Gesicht zum Fenster gedreht. Ich grüße und bitte ihn, mich anzusehen. Ich frage ihn, ob er sich vielleicht an mich erinnern kann, da ich ja auf Urlaub war. Der Patient dreht sich zu mir, sieht mich an und zwinkert mit den Augen und dreht aber den Kopf gleich wieder zur Seite. Nun spreche ich mit leiser, ruhiger Stimme zu ihm und bitte ihn, sich nochmals zu mir zu drehen, da ich ihm gerne davon erzählen möchte, wie er zur Aufnahme kam und ich ihn das erste Mal sah. Der Patient wendet den Kopf zu mir und ich achte auf seine Atmung und spreche weiter. Ich erzähle ihm von dem Tag, als er gehend zur Aufnahme kam und ich ihm die Station zeigte und er mir sagte, dass er alleine zur Bestrahlung gehen möchte. Ich frage, ob er sich daran erinnern kann und der Patient nickt mit dem Kopf, ich freue mich. Bestärkt durch diesen Erfolg, frage ich weiter, ob er sich noch an die Zeit vor seiner Erkrankung erinnern kann, und er nickt erneut mit dem Kopf. Dann frage ich, ob er sich erinnern kann, wie er seine Gattin kennen gelernt hat, und er nickt wieder. Ich bitte den Patienten, mir die Haarfarbe seiner Frau zu sagen, und er antwortet: „Braun". Er lächelt zufrieden und ich frage, ob ich morgen wieder kommen soll. Er antwortet mit: „Ja" ...[7] (Susanne Sellinger).

Und wenn sich nun aber doch einer beschwert

Alexander Seidl

Das Konzept von Pacen und Leaden ist klar und nachvollziehbar.

Nun stellen Sie sich aber folgende Situation vor, die die meisten MitarbeiterInnen in Gesundheitsberufen kennen:

Ein Mensch, den man nicht kennt und der sich nicht vorstellt, stürmt mit ärgerlichem Blick auf einen zu und schleudert einem in beschuldigendem Tonfall Sätze entgegen wie *„Es ist ja unglaublich! Keiner kümmert sich um die Mama. Ihr wollt wohl gar nichts arbeiten, was?!"*

Hier ist guter Rat teuer und meist auch schon zu spät. Denn während man sich fragt, wer diese Person ist, wer von allen betreuten Patientinnen „die Mama" ist und was genau denn eigentlich vorgefallen sei, merkt man, dass man selber wütend wird: *„Eine Unverschämtheit, mir so etwas zu sagen – noch dazu, wo das auf keinen Fall stimmen kann und ich sowieso unschuldig bin"*, denkt man noch, hört sich aber bereits mit ebenfalls aufgebrachter Stimme sagen: *„Na, das kann ich mir aber nicht vorstellen, dass sich keiner um die Mama kümmert. Und dass wir nichts arbeiten wollen, ist eine Frechheit. Wer sind denn Sie überhaupt? Wie wär's, wenn Sie sich einmal vorstellen?"*

Wie die Szene weitergehen könnte? Nun, der Angehörige, erbost über diese Antwort, wird seine Vorwürfe weitertreiben und schließlich auch übertreiben. Der/die MitarbeiterIn wird immer lauter und ärgerlicher zu verstehen geben, dass die Vorwürfe nicht stimmen, und der Konflikt kann sich noch durch viele Hierarchien ziehen. Das Ergebnis? Entweder findet der Angehörige einen Mitarbeiter, der es schafft, Zugang zu ihm zu finden, oder wir lesen von dem Fall in der Zeitung.

Beschwerden werden von den meisten Menschen als etwas Unangenehmes gesehen, als Kritik an der eigenen Arbeitsweise und oft auch als Angriff. Und dagegen möchte man sich wehren.

Die Frage, die Sie sich nun stellen könnten, ist: Was soll man hier machen? Einfach pacen? Also das eigene Gesicht vor Wut verzerren und den anderen schreiend fragen, was sein Anliegen ist?

Wenn wir uns das plastisch vorstellen, wird recht deutlich, dass dieser Weg wohl kaum zu einem wünschenswerten Ergebnis führt. Aber was ist dann zu tun? Ruhig bleiben und den anderen anlächeln? Das wird vermutlich als Provokation empfunden. Also funktioniert das Konzept „zuerst pacen, dann leaden" doch nicht immer?

Zur Beruhigung: Es funktioniert. Der Trick liegt nicht im direkten, sondern im **indirekten Spiegeln**. Wir modellierten Menschen, die genial darin sind, aufgebrachten „Angreifern" den Wind aus den Segeln zu nehmen, sie auf ihrer emotionalen Ebene abzuholen und auf eine sachliche zu führen.

Doch bevor wir einen Blick darauf werfen, wie das genau geht, ein paar **grundsätzliche Gedanken** zum Thema **Beschwerde**. Denn die richtige Technik allein wird nur wenig helfen, wenn die Einstellung beim Anwenden nicht dazu passt.

Wieso sind Beschwerden wichtig?

> Nicht „Was ist schlecht?", sondern: „Was können wir besser machen?"

Es gibt immer zwei Blickrichtungen: Die eine schaut darauf, was die anderen falsch machen, und die andere darauf, was man selbst anders oder besser machen könnte. Während die erste Art zu denken Frust und Ärger schafft, schafft die zweite Lösungen.

Natürlich könnte man lange darüber reden, dass sich manche Beschwerdeführer unangemessen verhalten und sich über Dinge aufregen, für die Sie nichts können.

Eine Möglichkeit wäre auch, dem anderen sofort zu sagen, dass er Unrecht hat, sich anders verhalten solle und so weiter. Die Erfahrung hat allerdings gezeigt, dass solche Gespräche oft in lange Diskussionen münden und selten ein für alle Beteiligten zufrieden stellendes Ergebnis liefern.

Da im Gesundheitswesen Zeit eine knappe Ressource ist (und bei manchen Mitarbeitern auch die eigenen Nerven), ist es hilfreich, Wege zu kennen, **aufgebrachte Menschen** schnell **zu beruhigen**. Denn **das spart Zeit und Nerven**.

Und sobald sich der andere beruhigt und das Gefühl hat, sein Anliegen wird ernst genommen, ist er auch viel eher bereit, sich Ihre Sicht der Dinge anzuhören.

Sollten Sie noch ein paar griffige Argumente benötigen, warum Beschwerden wichtig sind, nun, vielleicht sind Ihnen folgende Ideen hilfreich:

- **Beschwerden sind nur die Spitze des Eisberges**

  Eine Telefonumfrage in den USA unter 3000 Menschen über deren Zufriedenheit mit Dienstleistungen (incl. Dienstleistungen im Gesundheitswesen) hat gezeigt, dass sich nur 1/27tel aller Menschen, die einen Beschwerdegrund gehabt hätten, auch tatsächlich beschwerte.

  Ohne vergleichbare Zahlen aus Österreich zu haben, kann dennoch davon ausgegangen werden, dass hinter jedem Beschwerdeführer eine größere Zahl an Menschen steht, die über die gleiche Sache unzufrieden war, es aber nicht sagte.

- **Beschwerden prägen die öffentliche Meinung**

  Auch wenn eine Beschwerde aus oben angegebenen Gründen nicht geäußert wird, so ist sie vorhanden und sucht oft ein anderes Ventil. Entweder zeigt sie sich in unfreundlichem Verhalten oder es wird außerhalb des Krankenhauses umso lauter darüber gewettert, wie schrecklich die Zustände dort waren.

  Das wiederum prägt die öffentliche Meinung und somit die Stimmung der Menschen, die in ein Krankenhaus kommen. Schließlich dürfen Spitäler keine konventionelle Werbung betreiben, und so gehört Mundpropaganda zu einem der wichtigsten Faktoren, die die Stimmung gegenüber einem Krankenhaus prägen. Nicht zuletzt auch deshalb, da man Bekannten, die einem etwas erzählen, gerne glaubt.

  So kann es passieren, dass ein Patient auf Grund der Dinge, die er gehört hat, bereits missmutig und misstrauisch in ein Krankenhaus kommt und ebenso auf die Mitarbeiter zugeht. Natürlich provoziert das ein entsprechendes Verhalten seitens der Mitarbeiter, was den Patienten wiederum in seiner Art bestärkt. Es beginnt eine stimmungsmäßige Abwärtsspirale.

- **Beschwerden sind versteckte Bitten**

  Hinter jeder Beschwerde steckt die Bitte, in Zukunft etwas anders oder nicht mehr zu tun.

  Hinter dem Beispiel am Beginn des Kapitels steht die Bitte, sich auf andere Art um „die Mama" zu kümmern, hinter Beschwerden über die Wartezeit die Bitte, etwas zu unternehmen, damit man schnell dran kommt.

Mit sachlich vorgebrachten Bitten bzw. Beschwerden haben die meisten Menschen keine Probleme. Man hört sich das Anliegen an und kommt ihm nach oder erklärt, aus welchem Grund das nicht möglich ist und was man stattdessen anbieten kann. Beschwerdeführer, die ihre Bitten sachlich und ruhig anbieten, sind diesen Argumenten auch durchaus zugänglich.

Je emotionaler allerdings eine Beschwerde vorgebracht wird, je eher neigt man dazu, selbst „in den Ring" zu steigen und ebenso emotionalisiert zu antworten.

Gerade in diesen Situationen wird es nur zur Beruhigung kommen, wenn man den Beschwerdeführer zuerst „emotional abholt" und auf eine ruhigere Ebene führt und anschließend herausfindet, was das eigentliche Anliegen ist.

Bei dieser Vorgehensweise fühlt sich der Beschwerdeführer verstanden und lässt sich rasch beruhigen

■ Beschwerden zeigen den Entwicklungsstand eines Systems

Es ist nicht nur interessant, wie mit Beschwerdeführern umgegangen wird, sondern auch, wie mit Mitarbeitern umgegangen wird, die Beschwerden entgegennehmen und weitertragen.

Es ist nicht nur interessant, wie man mit Beschwerdeführern umgeht, sondern auch, wie mit Mitarbeitern umgegangen wird, die Beschwerden weitertragen.

Hier zeigt sich, wie sehr Systeme bereit sind, sich zu entwickeln. Es sollte Ziel sein, Kollegen, die mit Beschwerden konfrontiert sind, nicht zu kritisieren, sondern ein Klima zu schaffen, in dem Mitarbeiter ermutigt werden, Patientenbeschwerden mitzuteilen.

Die Zeiten, in denen Überbringer schlechter Nachrichten enthauptet wurden, sollten schon lange vorbei sein.

Am Umgang mit Beschwerden kann man gut erkennen, wie es um ein System bestellt ist. Wird bei einem Beschwerdefall versucht, einen Sündenbock zu finden, oder wird zusammengeholfen, über Abteilungs- und Berufsstandesgrenzen hinweg, ein Problem zu lösen?

■ Beschwerden tragen zur Qualitätssicherung bei

Es liegt Kraft in Beschwerden. Durch Beschwerden werden Schwachstellen aufgezeigt, die, wenn sie analysiert werden, einen wesentlichen Beitrag zur Qualitätssicherung leisten können. Niemand kann so gut mitteilen, wo beispielsweise im Krankenhaus etwas nicht gut läuft, wie der, der es am unmittelbarsten erlebt, nämlich der Patient.

Dies wurde sehr gut in der Untersuchung eines von der Schließung bedrohten amerikanischen Spitals gezeigt: Dort wurden radikale Veränderungen primär aufgrund von Patientenbeschwerden durchgeführt und dadurch wurde die Performance innerhalb von zwei Jahren so verbessert, dass das Haus bestens überlebte.[1]

Aus diesen Gründen (und aus einer Vielzahl anderer) gibt es heute immer mehr Unternehmen, die eine Beschwerde als Geschenk betrachten.[2] Das mag vielleicht ungewöhnlich klingen, ergibt aber durchaus Sinn. Denn hinter jeder Beschwerde steht der Wunsch, mit uns in Kontakt zu treten, der Wunsch, mit uns zu kommunizieren.

Unterscheidungsmöglichkeiten

Es gibt eine Vielzahl von Unterscheidungsmöglichkeiten von Beschwerden, etwa ob sie persönlich oder schriftlich, anonym oder deklariert, sachlich oder emotional, an den Auslöser oder an Dritte gerichtet werden usw. Zu all diesen Themen gibt es spezielle Literatur.

Eine Unterscheidung möchte ich hier jedoch nochmals erwähnen, da sie direkt aus dem NLP kommt und in diesem Zusammenhang nach meinem Wissen noch nicht explizit in der Beschwerde-Literatur getroffen wurde:

Im NLP gibt es, wie Sie mittlerweile ja wissen, das Modell der **logischen Ebenen**, das Robert Dilts entwickelt hat. Er stellte sich die Frage, was die Unverwechselbarkeit eines Menschen ausmacht. Wieso ist jeder Mensch einzigartig und unterscheidet sich von allen anderen?

Die Antwort fand er in diesem Modell, welches das menschliche Sein in mehrere Ebenen strukturiert. Damit Sie mit diesen Ebenen noch vertrauter werden, lade ich Sie ein, mich auf eine kurze Reise durch Ihr Leben zu begleiten:

- **Kontext**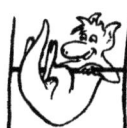
  Beginnen Sie Ihre Reise in Gedanken an den Orten, die Ihr Leben ausmachen. In Ihrem beruflichen Leben an Ihrem Arbeitsplatz, in Ihrem Büro oder Ihrer Station und in Ihrem privatem Leben, dort, wo Sie wohnen, wo Sie Ihre Freizeit verbringen. Orte, wo Sie immer wieder (gerne) sind. Und an vielen dieser Orte haben Sie mit Menschen zu tun. Manche werden einen wichtigen Platz in Ihrem Herzen einnehmen, manche sind nur Passanten in Ihrem Leben. Vielleicht hat so mancher Ihr Leben nachhaltig beeinflusst, auf die eine oder andere Art.
  Nun denken Sie einmal daran, welche Informationen Sie mit diesen Menschen an diesen Orten austau-

schen. Was sagen Sie und was wird Ihnen gesagt? Wovon erfahren Sie, welche Informationen haben Sie und welche geben Sie weiter? Und vermutlich werden Sie sich mit unterschiedlichen Menschen in Ihrem Leben über unterschiedliche Dinge austauschen. Und an all diesen Orten werden Sie auch unterschiedliche Dinge verwenden. Dinge, um Ihre Arbeit zu machen, Dinge, die Sie jeden Tag benötigen. Manche werden Ihnen wichtig sein, andere verwenden Sie einmal und werfen Sie weg. Nehmen Sie sich einen Moment Zeit, sich das ganz und gar bewusst zu machen.

- **Handlungen**
  An diesen Orten, mit diesen Dingen, Menschen und Informationen, welche Handlungen setzen Sie da? Was tun Sie im Laufe eines Tages auf Ihre ganz persönliche Art und Weise? Nur durch Ihre Handlungen bewirken Sie eine Veränderung in Ihrem Kontext. Nur weil Sie etwas tun oder sagen, geschieht etwas. Manche Handlungen werden Sie täglich verrichten und gar nicht mehr daran denken, andere werden Sie sehr bewusst tun und vielleicht mit viel Hingabe.

- **Fähigkeiten**
  Dass Sie an diesen Orten im Umgang mit diesen Dingen, Menschen und Informationen durch diese Handlungen wirken, hat zu tun mit Ihren Fähigkeiten. Was können Sie alles und was haben Sie gelernt, um diese Handlungen auf Ihre ganz typische Art zu setzen? Sie können etwas nur tun, wenn Sie auch die nötigen Fähigkeiten haben, und das, was Sie in Ihrem Leben sehr gründlich gelernt haben, wird Ihnen auch entsprechend leicht fallen. Ihre Fähigkeiten spiegeln die Summe all Ihrer individuellen Erfahrungen Ihres gesamten Lebens.

- **Einstellungen**
  An diesen Orten, mit diesen Dingen, Menschen und Informationen, wo Sie all Ihre Handlungen auf Grund Ihrer ganz persönlichen Fähigkeiten vollziehen: Welche Einstellungen stehen bei Ihnen im Hintergrund? Was ist Ihnen wichtig und woran glauben Sie? Was meinen Sie, was möglich ist, und wo haben Sie Ihre Grenzen? Was glauben Sie, dass nicht möglich ist oder dass Sie nicht schaffen? Wofür stehen Sie auf, in der Früh oder im Leben und sagen: „Dazu stehe ich, das ist mir wichtig" oder „Das lasse ich nicht zu"? Sie bilden Ihre Fähigkeiten auf Grund der Dinge aus, die Ihnen wichtig sind.

Typisch für viele Führungskräfte und erfolgsorientierte Menschen ist, dass sie den Wert „Gesundheit" zu gering schätzen ... (Alexa Mohl).

Wenn es Ihnen ein Anliegen ist, Menschen zu helfen, werden Sie entsprechende Fähigkeiten erlernen, wenn Sie gleichzeitig nicht daran glauben, das schaffen zu können, werden Sie es nicht oder nur schwer lernen.

- **Identität**

  An diesen Orten, mit diesen Dingen, Menschen und Informationen, wo Sie all Ihre Handlungen auf Grund Ihrer ganz persönlichen Fähigkeiten vollziehen, die Sie auf Grund Ihrer Einstellungen gelernt haben: Wer sind Sie dabei? Oft hilft in diesem Zusammenhang eine Metapher: Ich bin wie ein/wie eine ...

  Es sind diese Bilder, diese Identitäten, die unser Leben grundsätzlich prägen und wir können auch mehrere Identitäten haben. So sagen Sie vielleicht in Ihrem beruflichen Kontext „Ich bin Arzt/Pflegeperson", in Ihrem privaten „Ich bin Vater/Mutter" und „Ich bin Ehepartner". Wir haben unsere verschiedenen Rollen, und vielleicht steht hinter all denen ein großes Bild. Das, was ich als Summe all dieser Teile bin. Was könnte das für Sie sein?

- **Zugehörigkeit**

  An diesen Orten, mit diesen Dingen, Menschen und Informationen, wo Sie all Ihre Handlungen auf Grund Ihrer ganz persönlichen Fähigkeiten vollziehen, die Sie auf Grund Ihrer Einstellungen gelernt haben, welche aus Ihrem Selbstverständnis resultieren: Zu welcher Gruppe fühlen Sie sich zugehörig? Wo sagen Sie: Ich bin einer von denen? Das kann gleichermaßen eine Berufsgemeinschaft wie eine Glaubens- oder Ideengemeinschaft sein. Diese Zugehörigkeit muss in keiner Weise laut oder nach außen deklariert sein. Es geht nur darum, wo Sie sagen würden: „Da gehöre ich dazu" oder „Ich bin eine(r) von denen, die ...".

- **Sinn**

  An diesen Orten, mit diesen Dingen, Menschen und Informationen, wo Sie all Ihre Handlungen auf Grund Ihrer ganz persönlichen Fähigkeiten vollziehen, die Sie auf Grund Ihrer Einstellungen gelernt haben, welche aus Ihrem Selbstverständnis und Ihrer Zugehörigkeit resultieren, was ist der Sinn hinter all dem? Wozu machen Sie es? Was ist die übergeordnete Vision und Mission, die Sie für sich verfolgen? Wovon werden Sie an Ihrem Lebensabend sagen: „Das wollte ich erreichen, danach habe ich gestrebt"?

Der Sinn in unserem Leben ist wie der Stern von Bethlehem, der uns leuchtet und uns die Richtung vorgibt. Es geht hier um die Lebensziele, die Sie in Ihrem Kontext verwirklichen wollen.

Die Summe der logischen Ebenen macht Ihre Individualität aus. Sie macht Sie unverwechselbar. Es ist sehr hilfreich, sich dessen immer bewusst zu sein.

Interessant ist, dass sich in **Zeiten der persönlichen Stabilität** die **logischen Ebenen stets von oben nach unten strukturieren:** Jede höhere Ebene kontrolliert und organisiert die Informationen der darunter liegenden Ebenen. Veränderung auf einer höher gelegenen Ebene verändert die Dinge automatisch auch auf den tieferen Ebenen. Veränderung auf einer niedrigen Ebene berührt umgekehrt aber nicht notwendigerweise die höhere Ebene.

Vision ist die Kunst, unsichtbare Dinge zu sehen (Jonathan Swift).

Haben wir eine **große Vision** in unserem Leben, werden wir mit anderen Menschen zusammenkommen und uns dort **zugehörig** fühlen, die Ähnliches anstreben. Durch unsere Rolle auf diesem Weg wird sich unsere **Identität**, unser Selbstbild erzeugen – und das prägt unsere **Einstellungen**: Woran glaube ich, woran nicht und was ist mir wichtig?

Nun werde ich aber nur dort Fähigkeiten erwerben, wo es mir wichtig ist und woran ich auch glaube, dass ich es kann. Glaube ich fest daran, eine Ausbildung nicht schaffen zu können, werde ich sie gar nicht erst beginnen oder ich werde sie mit so wenig Engagement betreiben (weil ich es ohnehin nicht schaffen werde), dass ich mir meinen ursprünglichen Glaubenssatz bestätige.

Nun geben im nächsten Schritt die Grenzen unserer **Fähigkeiten** die Grenzen unserer **Handlungen** vor. Ich kann nur Dinge in dem Rahmen tun, in dem ich die Fähigkeiten dazu habe.

Und im **Kontext** letztlich wirken wir nur auf Grund unserer Handlungen, all der Dinge, die wir tun, und der Dinge, die wir unterlassen.

Oft sprechen Menschen davon, dass ein Problem auf einer ganz anderen „Ebene" liegt. Manch einer sagt, dass eine Erfahrung auf der einen Ebene negativ, jedoch auf einer anderen positiv war.

Wirksame Veränderungen sind deshalb nur auf der Ebene, auf der ein Problem angesiedelt ist, oder auf einer höher liegenden möglich.

Haben Mitarbeiter z. B. ein Problem auf der Ebene der Einstellungen, glauben sie etwa nicht, dass eine Sache ihnen helfen oder die Arbeit erleichtern kann, ist es wenig hilfreich, ihnen die notwendigen Fähigkeiten zu vermitteln. Sie werden diese nicht annehmen. Erst muss an den Einstellungen gearbeitet und der Glaube an die Sinnhaftigkeit geweckt werden.

Das Modell der logischen Ebenen hilft zu erkennen, auf welcher Ebene sich ein Mensch gerade befindet. Dadurch wird es möglich, ihn dort zu treffen und abzuholen. Pacing und Leading ...

Die Idee der logischen Ebenen dient gut zum Verständnis, wie sich ein Streit hochschaukeln kann. Kennt man diese Dynamik, kann man sie ganz bewusst verhindern und auf die konkrete Ebene des Problems gehen (siehe Meta-Modell ab Seite 173), statt ins Abstrakte zu gelangen, wie hier zwischen Patient (Pat.) und Pflegeperson (PP) gezeigt:

Ein Aufruhr, angeflammt in wenig Augenblicken, ist eben auch so bald durch Klugheit zu ersticken (Johann Wolfgang von Goethe).

Pat. „Also das ist wirklich arg: Hier gibt es nicht einmal mehr frisches Mineralwasser" (Kontext).
PP. „Was soll ich tun, ich hetze ohnedies schon seit zwei Stunden von einem Patienten zum anderen" (Verhalten).
Pat. „Dann sind Sie eben mit diesem Beruf überfordert, wenn Sie die Dinge nicht auf die Reihe kriegen" (Fähigkeiten).
PP. „Wenn Ihnen Ihr Mineral so wichtig ist, holen Sie sich halt selbst eines. Für mich gibt es im Moment Wichtigeres" (Einstellungen, Werte).
Pat. „Ach so, ich bin also unwichtiger Ballast?" (Identität)
PP. „Was soll ich machen, Sie gehören zu denen, die man nie zufrieden stellen kann" (Zugehörigkeit).
Pat. „Das ist ja unglaublich. Sie arbeiten wohl auch nur hier, um die Patienten zu vergraulen" (Sinn/Mission).

Wichtig für Beschwerden

Missstände sind nur auf der Ebene des Kontexts und der Handlungen wahrzunehmen, alles andere sind Behauptungen.

Jeder Beschwerdeführer kann wahrnehmen, ob im Kontext etwas nicht seinen Vorstellungen entspricht (Ich habe kein Mineralwasser, es ist kein Arzt bei meiner Mutter etc.) oder ob die Handlungen der Mitarbeiter nicht passen (irgendetwas wurde nicht gebracht oder gemacht, die Durchführung war schmerzhaft etc.).

Viele Beschwerden kommen jedoch auch auf höheren Ebenen angebraust:

Fähigkeiten:	„Sie können das nicht", „die andere kann das besser", „Sie haben ja keine Ahnung von diesen Dingen ..."
Einstellungen:	„Ich bin Ihnen nicht wichtig", „Ihre Berichte sind Ihnen viel wichtiger", „Sie glauben ja selber nicht, dass das was bringt"
Identität:	Alle Formulierungen, welche die Wendung „Sie sind ..." enthalten, also „Sie sind inkompetent" (Vermutetes Fehlen von Fähigkeiten auf die Ebene der Identität getragen), „Sie sind ein(e) ..." etc.
Zugehörigkeit:	Formulierungen ähnlich wie bei der Identität, hier im Stil von „Ihr seid ..." oder „Ihr gehört doch auch zu denen, die ...", z. B. „Ihr seid alle die gleichen Halsabschneider", „Ihr steckt doch alle unter einer Decke ..."
Sinn:	Hier werden meist unehrenhafte Ziele untergeschoben: „Sie wollen doch nur alle Patienten ausnehmen/lang hier behalten und viel zahlen lassen/schnell loswerden und gar nicht mehr genau anschauen", „Euch geht es ja nur darum, dass die Leute ..."

Beschwerden werden umso persönlicher, je höher die logische Ebene ist, auf der sie gebracht werden.

Während man bei Kontext/Handlungen noch am ehesten das wirkliche Anliegen erkennt und darauf eingehen kann, ist es auf den höheren Ebenen nicht mehr erkennbar.

Dennoch gilt es zu beachten: Auch Menschen, die auf sehr persönliche und emotionale Weise an Sie herantreten, haben im Hintergrund ein reales Anliegen. Irgendetwas haben sie ganz konkret und sinnesspezifisch wahrgenommen.

Für einen produktiven Umgang mit Beschwerden ist es daher notwendig, alle Arten von Beschwerden, auch persönliche Angriffe, durch gezielte Fragen (wer/wo/wie/was genau?) auf die Ebene der Handlungen bzw. des Kontextes zurückzuführen. Nur dort kann eine Lösung gefunden werden.

Allerdings sind Fragen gleich zu Beginn, während der andere noch aufgebracht ist, wenig zielführend, da sie nur selten beantwortet werden.

Konkrete Vorgehensweise

Speziell bei starken Emotionen ist es wichtig, eine „gemeinsame Ebene" zu finden (Im Kontext bedeutet das z. B., dass beide stehen, falls möglich). Verbalisieren Sie die Gefühle des anderen („Ich verstehe, dass Sie das schlimm finden") und achten Sie auf den Tonfall. Verwendet er einen empörten Tonfall, empören Sie sich mit ihm (siehe unten), regt er sich auf, zeigen Sie auch in einem eher aufgeregten Tonfall Verständnis. Deuten Sie aber die jeweilige Emotion nur an, zeigen Sie diese auf keinen Fall so stark wie der Beschwerdeführer.

Konkret empfiehlt sich folgendes Vorgehen:

1. Gerechtfertigte – nicht gerechtfertigte Beschwerden

Aus der Sicht der Pflegeperson/des medizinischen Personals gibt es subjektiv gerechtfertigte und nicht gerechtfertigte Beschwerden. Gerechtfertigte sind leicht nachvollziehbar, man gibt dem Beschwerdeführer innerlich Recht (z. B. Ich habe vergessen, dem Patienten ein Glas Wasser zu bringen, obwohl ich es versprochen habe …)

Nicht gerechtfertigte Beschwerden („Keiner kümmert sich um die Mama") ärgern uns, weil wir genau wissen, dass das so nicht richtig ist bzw. sein kann. Wir wollen uns rechtfertigen.

Aus der Sicht des Patienten/Angehörigen gibt es diese Unterscheidung nicht. Er hält seine Beschwerde in jedem Fall für gerechtfertigt. Aus diesem Grund sollte man mit allen Beschwerden wie mit gerechtfertigten umgehen.

2. Ersten Schwall über sich ergehen lassen

Lassen Sie den ersten Ärgerschwall über sich ergehen, spiegeln Sie wie oben beschrieben und hören Sie aktiv zu („ja, mhm …").

3. Verständnis für Emotionen und Werte

Zeigen Sie, dass Sie grundsätzlich Verständnis dafür haben, dass sich jemand ärgert, wenn er das Gefühl hat, etwas Bestimmtes ist auf nicht angemessene Weise passiert:

„Ja, Herr X, das kann ich schon verstehen, dass Sie sich ärgern, wenn Sie das Gefühl haben (… wenn bei Ihnen der Eindruck entstanden ist … wenn es Ihnen so vorkommt …), dass Ihre Mutter hier nicht optimal betreut wird."

Mit dem Frieden ist es wie mit der Freiheit: So wie Freiheit immer auch die Freiheit des anderen ist, so ist Frieden immer auch der Frieden des anderen (Franz Alt).

Wichtig: Wir geben dem Beschwerdeführer hier **nicht** Recht, denn das hat er – zumindest in dieser generalisierten Form – nicht. Was wir machen, ist, lediglich Verständnis dafür zu zeigen, dass man sich darüber ärgern kann, wenn man das Gefühl hat, etwas sei nicht korrekt gelaufen.

4. Die Aussage des anderen als Frage stellen

Verpacken Sie nun die Aussage des Beschwerdeführers als Frage. Er wird nicht anders können, als Ihnen Recht zu geben. Statt in Konfrontation stehen Sie auf „seiner Seite". Damit ist ihm sein „Gegner" abhanden gekommen:

„Das kann ich schon verstehen. Schließlich will man, dass die Mutter auch optimal versorgt wird, wenn sie im Krankenhaus liegt, oder? (... Ist ja so, oder? ... Stimmt's?)

In dieser Schleife (Punkt 2 bis 4) bleiben Sie so lange, bis sich der Beschwerdeführer beruhigt hat. Erfahrungsgemäß dauert es kaum länger als eine halbe bis ganze Minute.

5. Eigene Werte äußern und nachfragen

Beziehen Sie kurz zu Ihren Werten Stellung: *„Wissen Sie, Herr X, uns ist sehr wichtig, dass unsere Patienten optimal betreut werden und dass die Angehörigen das auch so empfinden ..."*

Und fragen Sie anschließend nach, was konkret passiert ist: *„... darum, Herr X, was genau ist denn passiert?"*

Durch das Fragen versuchen Sie, das konkrete Anliegen herauszufinden. Sie fragen sich die logischen Ebenen „nach unten" und erkennen, was tatsächlich der Auslöser war.

Bei unserem Herrn X könnte es z. B. sein, dass seine Mutter recht lange nüchtern auf eine Untersuchung warten musste und in der Zeit niemand kam, um sie auf dem Laufenden zu halten, wie lange es denn noch tatsächlich dauern würde. Dass so ein Missstand natürlich aufgedeckt werden muss, ist aus seiner Sicht ganz klar, auch wenn die Sicht des Beschwerdeempfängers naturgemäß ein wenig anders aussieht.

Diesen Unterschied klärt man im nächsten Schritt:

6. Erklärung bzw. Lösungssuche

Nachdem Sie herausgefunden haben, was genau vorgefallen ist, können Sie nun erklären, wie es dazu gekommen ist, bzw. eine Lösung für das Problem suchen.

„Nun, Herr X, ich kann schon verstehen, dass es den Eindruck erweckt, dass sich niemand um Ihre Mutter kümmert, wenn in der ganzen Zeit niemand vorbeikommt und ihr Bescheid gibt.

Aber leider gab es heute insgesamt vier Notaufnahmen, und es konnte deswegen tatsächlich niemand genau wissen, wann Ihre Mutter drankommen würde.

Das nächste Mal werden wir versuchen, regelmäßig zu den wartenden Patienten zu gehen, damit sie wissen, woran sie sind."

Exkurs: Persönliche Angriffe

Grundsätzlich tut jede persönliche Kritik weh. Wir können aber lernen, zwischen konstruktiv gemeinter Kritik (zeigt uns Verbesserungspotenziale) und destruktiver Kritik (ist nur beleidigend) zu unterscheiden.

Während für konstruktive Kritik sogar Dank angemessen ist (*„Danke für den Hinweis, ist mir noch gar nicht aufgefallen"*), sollten Beschimpfungen, vor allem wenn Sie über die erste Erregungsphase hinaus anhalten, durchaus gestoppt werden.

Wenn über die Anfangsemotion hinaus Beschimpfungen verwendet werden, versuchen Sie, wie folgt vorzugehen:

1. Verwenden Sie den Namen. Kennen Sie diesen nicht, fragen Sie danach (das ist auch ein guter Unterbrecher): *„Wie schon gesagt, Herr X, ich verstehe Ihren Ärger und ich würde Ihnen gerne helfen."*
2. Sprechen Sie die Beschimpfung an: *„Aber das geht nicht, solange Sie mich persönlich beschimpfen. Darum: Bitte ändern Sie Ihren Tonfall (und beruhigen Sie sich ein wenig)."*
3. Schimpft er auf dieser persönlichen Ebene weiter, dann ist der nächste Schritt: *„Ich würde Ihnen gerne weiterhelfen, aber in diesem Tonfall funktioniert das nicht. Wenn Sie nicht sofort aufhören, mich persönlich zu beleidigen, werde ich dieses Gespräch für den Moment beenden, und wir sprechen weiter, wenn Sie sich ein wenig beruhigt haben."*

> Man muss den Punkt kennen, bis zu dem man zurückweichen darf (Ernst Jünger).

4. Schimpft er weiter: Gespräch abbrechen, ev. Vorgesetzten informieren und kurzes Protokoll (Datum, Uhrzeit, Art der Beschimpfung) verfassen, falls sich der „Wüterich" bei den nächsthöheren Stellen über Ihr „unfreundliches Benehmen" beschwert.

Unterlassen Sie beim Umgang mit aufgebrachten Menschen

- **Gegenangriffe**
  „Na, gerade Sie haben es nötig ..." – Die Situation würde sich nur weiter aufschaukeln.

- **Sofortiges Rechtfertigen**
  „Also das kann ich mir sicher nicht vorstellen." – Es ist schwer, vage Angriffe zu entkräften. Das kann nur noch mehr Motivation sein weiterzuschimpfen. Erkundigen Sie sich zuerst einmal danach, was tatsächlich passiert ist.

- **Leugnen**
  „Nein, wir haben damit sicher nichts zu tun." – Statt die Schuld auf andere zu schieben, was nur noch weiter aufregt, suchen Sie lieber eine Lösung statt eines Schuldigen.

- **Persönlich-Nehmen**
  Das bringt statt Lösungen Magengeschwüre ...

Gutes Beschwerdemanagement ist lösungsorientiert, nicht rechtfertigungsorientiert.

Teil 3

Und Ihre Sprache wird Medizin sein

Nichts als Worte?

Trixi Rosenthaler

Ein einziges Wort

Als der Meister eines Tages von der hypnotischen Kraft der Worte sprach, rief jemand vom hinteren Ende des Saales laut dazwischen: „Sie erzählen Unsinn! Wenn ich Gott, Gott, Gott sage, wird mich das dann göttlich machen? Und wenn ich Sünde, Sünde, Sünde sage, wird es mich böse machen?"

„Setz dich hin, du Hundesohn", sagte der Meister. Der Mann wurde kreidebleich vor Zorn und brachte eine Weile kein Wort heraus. Doch bald überschüttete er den Meister mit wüsten Beschimpfungen.

Mit zerknirschtem Gesicht sagte der Meister: „Entschuldigen Sie, mein Herr, ich ließ mich hinreißen. Ich bedaure meine unverzeihliche Entgleisung aufrichtig."

Der Mann beruhigte sich sofort. Der Meister sagte: „Sehen Sie, da haben Sie Ihre Antwort: alles, was es brauchte, war ein einziges Wort, um Sie zu einem Wutanfall zu bringen, und ein anderes Wort, um Sie zu beruhigen."[1]

Auch wenn Untersuchungen zufolge die Wörter, die man tatsächlich spricht, nur ganz wenig Prozent dessen ausmachen, was beim anderen an Information ankommt (der Rest geht über Tonalität und Körpersprache), ist es dennoch wichtig zu wissen, was man sagt.

Für ein gutes, das heißt erwünschtes Ergebnis seiner Kommunikation mit jemand anderem (oder sich selbst) **reicht es** aber leider doch **nicht**, nur zu wissen, **was** man sagt. Denn die Sprache *„läuft auf zwei verschiedenen Spuren"*[2].

Die eine Spur ist die Spur **der äußeren Erscheinung**. Wenn Sprache sich auf dieser Spur befindet, ist sie Monolog. Da gibt es Geräusche, die hervorgebracht werden, Wörter, die Grammatik, die Syntax, Sätze.

In ihrer äußeren Erscheinung ist Sprache **deskriptiv**, also beschreibend. Man vermeint, das zu beschreiben, was man gesehen, gehört, gespürt, erlebt hat oder gerade sieht, hört, spürt, erlebt.

Die andere Spur ist die Spur der **Funktion**. Auf dieser Spur ist Sprache dialogisch. Es gibt genauso Geräusche, Wörter, Sätze etc., aber sie sind an jemanden gerichtet und bringen „*Saiten im Geist des anderen zum Klingen*". **In ihrer Funktion** ist Sprache **konstruktiv**, also „schaffend". Der andere, der meine Worte hört, konstruiert daraus in seinem Kopf eine neue Welt.

„Der Hörer, nicht der Sprecher, bestimmt die Bedeutung einer Aussage."[4] Die Qualität meiner Kommunikation zeigt sich daher in der Reaktion des anderen.

> Jeder Sprachbenutzer baut Bedeutungen, beim Sprechen und beim Hören.

Bedeutungen werden von **jedem** Sprachbenutzer gebaut, sie sind nicht absolut in den Worten, die er verwendet. „Von jedem" heißt, dass **auch der Sprecher Bedeutungen baut** – und dass die Qualität seiner Kommunikation sich auch in seiner **eigenen Reaktion** zeigt.

Stellen Sie sich vor, jemandem fällt etwas Wichtiges auf den Boden. Es ist kaputt. Sie sehen den Vorfall und sagen: „Ach, wie lästig." Derjenige, der das Ding fallen ließ, kann Ihnen nun Recht geben, weil die Konsequenzen wirklich lästig sind: das Kaputte wegräumen, womöglich etwas wegwaschen, ein neues Etwas holen etc. Er kann aber auch meinen, Sie würden **ihn** als lästig bezeichnen. (Hier geht es im Prinzip nur um unterschiedliche „logische Ebenen".) Dies wiederum kann bei ihm zu verschiedenen (auch nicht sichtbaren) Reaktionen führen. So weit, so klar.

> Bei allem, was Sie sagen, hört auch Ihr Unterbewusstsein mit. Und es nimmt alles persönlich …

Bei allem, was Sie sagen, hört aber auch Ihr Unterbewusstsein mit. Egal, ob Sie mit anderen oder mit sich selbst reden.

Vielleicht meinten Sie im konkreten Fall tatsächlich nur, dass die Konsequenzen lästig seien, schauten danach den Verursacher jedoch kurz bewusst an und verbanden sein Gesicht unbewusst mit dem Wort „lästig".

Es mag sein, dass daraus keine Konsequenzen erwachsen, es mag aber auch sein, dass Sie dem Wort „lästig" ein neues Gesicht hinzugefügt haben oder, was noch schlimmer wäre, „dem Gesicht ein neues Wort"…

Welche Gesichter Wörter haben können, zeigt sich auch im folgenden Beispiel: Ein Studienkollege, der oft knapp bei Kasse war, bekam von seiner Mutter immer wieder „Geldspritzen". Für ihn erhielt das Wort „Spritze" viele Jahre lang dadurch eine überaus erfreuliche Bedeutung.

Als er sich wegen massiver Knieprobleme einer „Spritzenkur" unterziehen musste, hatte die Vorstellung davon für ihn weit weniger Bedrohliches als für jemanden, der beim Wort „Spritze" schon das Gesicht verzieht.

Den Effekt, dass das, was ich sage, bzw. dass die Bedeutung, die ich Worten gebe, auch „auf mich abfärbt", könnte man mit dem Rückstoß beim Schießen vergleichen: Ein Teil der Kraft, die beim Schuss produziert wird, trifft auch mich. Ein Teil der Worte, die ich von mir gebe, bleibt an mir haften. Man „(ge)wöhnt sich die Worte und die Bedeutungen, die man ihnen gibt, an", und nicht immer ist man sich ihrer Wirkung bewusst.

- Schimpfen Sie einmal einen Tag lang unentwegt leise oder laut vor sich hin – und sehen Sie sich am Abend in den Spiegel.
- Loben Sie einen Tag lang unentwegt leise oder laut vor sich hin – sich selbst und die anderen, alles, was Ihnen auffällt, und sehen Sie sich am Abend in den Spiegel ...

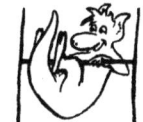

Sprechen Sie das Ziel an

Sprechen Sie von Ihrem Ziel

Sagen Sie, was Ihr Ziel ist, was Sie wollen, von sich und den anderen. Sagen Sie nicht, was Sie nicht wollen, denn damit lenken Sie die Aufmerksamkeit darauf.

Sagen Sie, was Sie wollen. Damit lenken Sie die Aufmerksamkeit darauf.

„Sie müssen sich keine allzu großen Sorgen machen", sagte der Kinderarzt, der den Buben 25 Minuten nach der Entbindung mit auf die Kinderintensivstation nahm, weil beim Atmen ein leichtes Röcheln zu hören war. „Wir untersuchen ihn und schauen nach, welche Probleme es mit seiner Lunge gibt. Vielleicht ist es nichts besonders Schlimmes. Am Vormittag können Sie nachfragen. Wenn was passiert, verständigen wir Sie aber gleich." Sprach's und verschwand im Lift.

Die Hebamme, die die Szene miterlebt und die Ratlosigkeit und Verzweiflung der Eltern bemerkt hatte, meinte hingegen: „Sie haben unser Krankenhaus gewählt, weil Sie wissen, dass wir eine gute Neugeborenen-Station haben und bei jeder auch noch so kleinen Frage auf Nummer Sicher gehen. Ihr Sohn wird untersucht, und wir schauen nach, ob irgendwas noch nicht ganz in Ordnung ist. Wenn wir etwas finden sollten, können wir ihm gleich helfen. Sie entspannen sich einstweilen ein bisschen. Um 9 Uhr können Sie dann zu ihm hinüber gehen und ihn sicher in den Arm nehmen."

Eine Situation, zwei Wirkungen. Beide Gesundheits-Wesen wissen nicht genau, was los ist. Beide haben Vermutungen. Die Hebamme denkt vielleicht anders als der Arzt, der es ständig mit „besorgniserregenden" Neugeborenen zu tun hat. Beide müssen mit den Eltern reden, die Angst haben. Und das Ziel beider sollte es sein, die Eltern zu beruhigen, bevor man Genaues weiß.

Zielbewusstsein kann also tatsächlich bis **ins Detail Ihrer** Worte gehen – und wird im Allgemeinen als überaus hilfreich empfunden.

Um Ziele anzusprechen, braucht man übrigens genau so viel oder wenig Zeit, wie um über das Problem zu reden, in dem man sich befindet, bzw. das, was man nicht möchte, zu beschreiben ...

Zielorientiertes Sprechen spart Zeit.

Zielorientiertes Sprechen hat daher **nichts mit Zeit oder Zeitmangel zu tun**, sondern nur mit

a) dem Wissen um das Ziel
b) dem Wissen um zielorientiertes Sprechen und
c) der Bereitschaft, es anzuwenden.

Denn auch hier gilt, was schon einmal gesagt wurde: Es reicht nicht, es zu wissen, man muss es auch tun. Und alle, die jetzt meinen, dass das „schwer" sei, seien ganz einfach an das Sprichwort „Übung macht den Meister" erinnert. Mit etwas Übung kommt man auch immer tiefer in den Zustand der „unbewussten Kompetenz": Das heißt, man tut es dann einfach, ohne lang darüber nachzudenken. Man hat sich etwas Neues „angewohnt"...

Übungsschritte auf dem Weg zum zielorientierten Sprechen

- **Hören Sie zu.** Hören Sie die anderen an und prüfen Sie, wer wann mit wem zielgerichtet spricht.

- **Hören Sie sich** anschließend **selbst zu**. Seien Sie geduldig mit sich selbst. **Formulieren Sie** eben Gesagtes **um**. Seien Sie erfinderisch, wenn es um die Ziele geht, denn manchmal ist es gar nicht so einfach, die Frage, was man denn „stattdessen will", zu beantworten.

- **Reden Sie** mit anderen **darüber**. Machen Sie sich ein Vergnügen daraus, die anderen, mit denen Sie gesprochen haben, auf Ihre Erfolge bzw. auf problemhafte Formulierungen hinzuweisen. Machen Sie sich ein Vergnügen daraus, selbst darauf hingewiesen zu werden.

- **Stellen Sie zielorientierte Fragen.** Wenn Ihnen jemand wortreich erklärt, was er nicht will, bleiben Sie hartnäckig bei Ihrer Frage, was er denn stattdessen wolle. (Nein, bleiben Sie lieber „nur so" bei Ihrem Vorhaben. „Hartnäckig" dabei zu bleiben, könnte weh tun.)

> Wenn der Rapport stimmt, kann man auch „hartneckig" bleiben (Eva Kornfeld).

- Lernen Sie, dem (bzw. einem möglichen) **Ziel einen Gedanken** zu schenken, **bevor** Sie zu sprechen beginnen. Tun Sie es mehrmals am Tag, bei „großen" und bei „winzigen" Gesprächssituationen.

- **Formulieren** Sie folgende Sätze **um**. Stellen Sie sich dabei Situationen aus Ihrem Berufsalltag vor. (Weshalb es natürlich immer mehrere Lösungen gibt!)

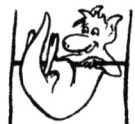

  - Sie brauchen keine Angst zu haben.
  - Es wird gar nicht lange dauern.
  - Es wird nur ein bisschen weh tun.
  - Sie stören uns überhaupt nicht.
  - Erschrecken Sie nicht.
  - Wenn Sie das nicht regelmäßig üben, werden Sie es nie lernen.
  - Vor Ende des Monats können Sie nicht heim gehen.
  - Seien Sie nicht so verkrampft.
  - Es ist nicht nötig, so nervös zu sein.
  - Über die Nebenwirkungen würde ich mir nicht den Kopf zerbrechen.
  - Das sollte Sie nicht beunruhigen.
  - Es muss nicht zu einer Verschlimmerung kommen.

Wie der Einzelne übrigens konkret auf das, was Sie sagen, reagiert, können Sie nicht im Detail vorherbestimmen, da Sie wiederum die Bedeutung, die der andere ihren Worten oder Aussagen gibt, nicht kennen.

Manche Menschen hören auch gar nicht zu. Sie sind so mit sich selbst und ihrer Innenwelt beschäftigt, dass Aussagen von außen sie nicht wirklich (be)treffen.

Andere jedoch „hängen an Ihren Lippen", und Sie wissen besser als ich, dass es Situationen gibt, wo Menschen stundenlang darauf warten, was Sie zu sagen haben. In solchen Fällen ist Ihre Verantwortung groß, und es wird sich wahrscheinlich lohnen, sie bewusst wahrzunehmen.

> Wo Worte selten sind, haben sie Gewicht (William Shakespeare).

Ihre Sprache kann dabei hilfreich für den anderen sein – oder noch mehr Stress auslösen.

Helene Saldek hat sich seit einigen Tagen schon in sich selbst zurückgezogen; seit ihr Gynäkologe einen Knoten in ihrer rechten Brust getastet hat. Gestern ist dieser Knoten entfernt worden und nun wartet sie auf die Nachricht, ob gut- oder bösartig. [...]
Endlich ist sie an der Reihe. Der Oberarzt stellt sich ans Fußende des Krankenbettes, hebt die Arme, zieht die Augen-

brauen hoch und schürzt die Lippen: „Ja, Frau Saldek, es tut mir Leid, Sie haben Krebs. Ja, bei Ihnen tut es mir besonders Leid, weil Sie ja noch so jung sind, aber so ist es nun einmal. Ja und überhaupt...", seine ernste Miene verzieht sich zu einem breiten Lächeln und er wendet sich seiner Gefolgschaft zu: „So wie sie aussieht, schafft sie das schon, sie steht das schon durch, ja, sie macht das!", und dann, um die Zustimmung seines Gefolges heischend: „Nicht wahr, die Frau Saldek, die hält schon durch!"[5]

Sprechen Sie mit Ihrem Ziel

„Die Frau Saldek, die hält schon durch", sagt der Arzt **über** Frau Saldek, **nicht zu** ihr.

„Die Patientin setzt sich hierher", sagte die Ärztin **zu** Frau M., die von dieser Ärztin nach einer Lumbalpunktion über die dadurch festgestellte Multiple Sklerose aufgeklärt werden sollte.

„Frau G. ist eine glückliche Person, sie hat schon zwei Kinder, sie ist 37 Jahre alt und es wird gar nicht schlimm sein, wenn man bei ihr gleich eine Hysterektomie durchführt", sagte der Arzt im Krankenhaus zu seinem Chef. (Dieser war kurz vor Ende der Untersuchung dazugekommen, bei der der Arzt noch nicht von dieser Möglichkeit gesprochen hatte.) Dabei tätschelte der Arzt den nackten Oberschenkel der Frau, die mit gespreizten Beinen auf dem gynäkologischen Stuhl saß. („Woher wissen Sie, dass ich glücklich bin?", fragte Frau G. nachher. „Das sieht man", antwortete der Arzt und sagte, dass sie in den nächsten Tagen wegen eines Termins für die Operation anrufen solle.

Sie rief nicht an. Man (sie) brachte ihr Myom auf eine andere Weise zum Schrumpfen, mit 40 bekam sie ihr drittes, mit 41 ihr viertes Kind.

Zur Zeit ihrer Untersuchung hatte sie gerade in Scheidung gelebt, mit allen dazugehörigen finanziellen und psychischen Belastungen.)

Man kann **mit jemandem, zu jemandem, über jemanden oder von jemandem** sprechen.

Wenn sich der Empfänger Ihrer Botschaft in Ihrer Nähe oder gar Ihnen gegenüber befindet, ist es sinnvoll, mit ihm oder zu ihm zu sprechen, nicht wahr?

Über jemanden zu sprechen, der neben oder vor einem steht, sitzt oder liegt, ist eine Unart bzw. eine schlechte Gewohnheit, egal ob es sich um Kinder, Schüler oder Patienten handelt.

Überlegen Sie: Können Sie sich daran erinnern, wann das letzte Mal in Ihrer Gegenwart über Sie gesprochen wurde? Wenn Sie sich erinnern können: Wie fühlten Sie sich? Ist es angenehm, wenn sich zwei oder mehr Menschen über Sie unterhalten, wenn Sie daneben stehen?

Wie würden Sie sich fühlen, wenn neben Ihnen etwas vielleicht hauptsächlich Sie Betreffendes, für Sie überaus Wichtiges besprochen würde? Sie würden daneben stehen, es gäbe keinen Raum und keine Zeit für Ihre Fragen, Sie wären „ein Thema", kein Mensch.

Scheint so eine Situation für Sie erstrebenswert?

Würden Sie sie als „gelungene Kommunikationssituation" bezeichnen?

Es gibt großartige Ärztinnen und Ärzte und großartige Pflegepersonen, die gelungene Kommunikationssituationen schaffen, immer wieder, vielleicht unbewusst, vielleicht bewusst. Sie reden mit den Menschen, die sich ihnen anvertrauen. Sie sprechen zu ihnen, sie sprechen mit ihnen. Und nicht immer brauchen Sie dazu viel Zeit.

Es gibt aber auch jenes Krankenhaus-Ritual, das Visite genannt wird.

Unter **Visite** verstand man früher einen **Höflichkeitsbesuch**, nach allen Regeln der Kunst. Er musste nicht Stunden dauern, er konnte aus einer einzigen Verbeugung und wenigen Worten bestehen.

Das Ziel des Besuches war der Empfänger der Worte, und wenn man konnte, so sprach man mit ihm in einer Sprache, die er verstand. (Noch heute richtet etwa der Papst seine Grußbotschaften in unzähligen verschiedenen Sprachen an alle Weltbewohner und Weltbewohnerinnen.)

Es mag sein, dass Sie in einem Krankenhaus arbeiten (oder ohnehin unter Visiten „Hausbesuche" verstehen), wo die Rituale der Visite wirkliche Besuchsrituale sind. Rituale mit dem Ziel, sich nach dem Wohlbefinden des Besuchten zu erkundigen, ihm Zeit für Fragen zu geben, diese zu beantworten, ihm zu erklären, was mit ihm geschehen wird oder geschehen ist. Also mit dem Ziel, einfach kurz **„für ihn oder sie da zu sein"**.

Und vielleicht sind jene oben beschriebenen Fälle Einzelfälle. Genau wie die Geschichte jenes alten Mannes, dessen Operation vier Tage lang verschoben wurde und der daher schon ungeduldig auf die Visite wartete, um zu erfahren, wann er drankäme.

Als die vielen Menschen wieder weg waren, fragte ihn ein anderer Patient, was denn nun sei. „Ich weiß es nicht",

Unter Visite verstand man früher auch einen Höflichkeitsbesuch nach allen Regeln der Kunst.

sagte der Mann, „ich hör nicht mehr gut. Ich hab kein Wort von dem verstanden, was der Doktor gesagt hat."

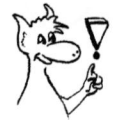

Die ersten Grundpfeiler gelungener Kommunikationssituationen sind einfach und stabil:

- Sprechen Sie **mit dem Empfänger Ihrer Botschaft**, wenn er in „hörbarer" Nähe und Ziel Ihrer Kommunikation ist,
- sprechen Sie **über ihn**, wenn er nicht mehr der Empfänger, sondern **das Thema** Ihrer Botschaft ist. Ihre Empfänger sind dann andere Personen.
- Sprechen Sie **mit dem Empfänger** in einer **Sprache**, von der Sie annehmen können, dass **er sie versteht**,
- sprechen Sie **über ihn in einer Sprache**, die **die aktuellen Empfänger verstehen**.
- **Klären Sie** Ihr eigenes **Ziel**:
  Was wollen Sie? Worüber wollen Sie mit dem Menschen, mit dem Sie zu tun haben werden, sprechen? Welches Ziel hat Ihre Kommunikation? (Wenn Sie ihm beweisen wollen, dass Sie mehr wissen als er, dass Sie über ihm stehen [an Krankenhausbetten oft im wahrsten Sinn des Wortes], dann sprechen Sie über ihn, wenn möglich in medizinischen Fachausdrücken.)

> „Der Arzt, der keinen positiven Einfluss auf seine Patienten hat, hätte Pathologe oder Anästhesist werden sollen. Wenn sich der Patient nach der Visite nicht besser fühlt, sind Sie am falschen Platz" (J. Blau: „Clinician and placebo", in: Lancet 1/1985, 344).[6]

Die Struktur der Sprache

Die erwähnten und andere **Grundpfeiler** gelungener Kommunikation kann man in den meisten Kommunikationsseminaren lernen, in zahlreichen Büchern lesen bzw. dürften sie vielen Menschen ganz einfach angeboren sein. Es handelt sich dabei um sogenannte **„Makrostrategien"**, um komplexe, große Strategien, die rasch benannt und geübt werden können. In manchen Fällen mag es fürs Erste schon reichen, diese „Basispfeiler" zu beachten. Damit ein Gericht gut schmeckt, genügen oft die Grundzutaten.

Man kann die Kunst des Kochens aber auch erlernen, durch eigene Kreativität bereichern bzw. durch beides perfektionieren. Das Verfeinern von Sprache, die Muster der Anwendung, die Struktur dessen, was „Magie" sein kann – all das interessierte Richard Bandler und John Grinder, und die beiden

Den Stil verbessern heißt, den Gedanken verbessern (Friedrich Nietzsche).

befassten sich intensiv mit der Frage, was genau uns dazu bringt, Sprache spezifisch zu verwenden, und was diese spezifische Sprache beim Sprecher bzw. seinem Hörer bewirkt. Sie untersuchten die (unbewusste) **Struktur der Sprache**.

Nach Bandler und Grinder gebrauchen wir unsere Sprache auf zwei Arten:

a) Um unsere Erfahrung darzustellen, zu repräsentieren (wir nennen dies Folgern, Denken, Phantasieren, Einstudieren). Wenn wir die Sprache dazu verwenden, schaffen wir ein Modell unserer Erfahrung. Dieses Modell der Welt beruht auf unseren Wahrnehmungen der Welt und erfolgt im Wesentlichen mit Hilfe dreier Mechanismen, die später noch Thema sein werden: der **Generalisierung**, der **Tilgung** und der **Verzerrung**.

b) Um unser Modell bzw. unsere Repräsentation der Welt einander mitzuteilen. Dann nennen wir es Reden, Diskutieren, Schreiben, Lehren, Singen. Das, was wir von der Welt wahrnehmen, ist, wie schon mehrfach erwähnt, eine „Landkarte" der Welt. Wenn wir unsere Sprache für die Mitteilung, die Kommunikation, gebrauchen, versuchen wir also, anderen unser Modell der Welt vorzulegen.

Normalerweise sind wir uns bei der Verwendung von Sprache weder bewusst, wie die Wortwahl für die Darstellung unserer Erfahrung passiert, noch wie wir die ausgewählten Worte ordnen und strukturieren. Unsere Aktivität, also unser Sprachgebrauch, **ist** jedoch stark strukturiert und durchaus regelgeleitet.[7]

> Unser Sprachgebrauch ist stark strukturiert und regelgeleitet. Lernen Sie mit uns ein paar dieser Regeln kennen und nützen.

Diese Regeln beziehen sich nicht nur **auf das, was man** gemeinhin **„Grammatik"** nennt und was einem sehr bewusst ist, wenn man eine Fremdsprache lernt, sondern **auch auf die unbewusste Auswahl von Wörtern und Wortgruppen**, was der Hauptinhalt des nächsten Kapitels (Die VAKOG-Sprachen) sein wird.

Im Kapitel „Die gefilterte Welt" wird es dann um jene „Programme" in uns gehen, die Teile dessen bestimmen, **worüber wir reden, was uns interessiert** und **wonach wir fragen**.

Für die letzten beiden Kapitel des Teils „Sprache als Medizin" werden einerseits die Mechanismen Generalisierung, Tilgung und Verzerrung im Blickfeld des Interesses stehen. Andererseits wird es um das gehen, was Bandler und Grinder die **drei Hauptkategorien sprachlicher Intuitionen** (= Fähigkeiten, die jedem in seiner Muttersprache zugänglich sind) nennen:

a) Wir merken, wann Satzgruppierungen Sätze darstellen oder nicht, bzw. wann sie sinnvoll sind oder nicht. (*Selbst der Direktor heimgehen nicht am Abend :: Selbst der Direktor geht am Abend nicht heim :: Selbst der Direktor geht am Abend nicht in grünen Wolken.*)

b) Wir wissen, welche Wörter eine Einheit bilden. (*Der Direktor geht am Abend heim.*)

c) Wir treffen permanent Entscheidungen über die in den Sätzen widergespiegelten logischen Verhältnisse bzw. füllen diese logischen Beziehungen einfach auf, wenn sie im Satz fehlen. (Wir empfinden z. B. den Satz „*Das darf man nicht*" als ganz „normal" und vergessen zu fragen, woher der Sprecher des Satzes das denn weiß. Auch beim Satz „*Sie zog Walters Hemd aus*" merken wir sofort, dass er zwei Bedeutungen haben kann: „*Sie trug Walters Hemd*", oder „*Sie zog Walter das Hemd aus*".)

Vor allem die „Fähigkeit" des „Auffüllens" und „Normal-Findens", die uns in Wirklichkeit oft genug in die Irre führt, ist der Inhalt des Teils „Ich sage doch nur, was ich meine: das Meta-Modell der Sprache".

Der anschließende Teil mit dem Namen „Der Garten, wo die Gedanken wachsen: das Milton-Modell" behandelt jene Art der Sprache, die die oben genannten Mechanismen Generalisierung, Tilgung und Verzerrung dazu benützt, die Gedanken der Menschen „in die Weite" zu führen und Gedankengänge einzuleiten, die auch als Trance bezeichnet werden.

Schauen Sie sich das an! Klingt es gut? Macht es einen brauchbaren Eindruck? – Die VAKOG-Sprachen

Alexander Seidl

Schwester: *Na, Herr W., wie fühlen Sie sich heute?*
Patient: *Ich weiß nicht, ich sehe momentan überhaupt keine Verbesserung. Wenn ich mir mein Bein und den dicken Verband anschaue und dann die zwei Krücken neben dem Bett, die auf mich warten, habe ich keinen blassen Schimmer, wie das werden soll.*
Schwester: *Hm, ich habe das Gefühl, dass es für Sie zur Zeit recht hart ist.*
Patient: *Wissen Sie, ich möchte endlich Fortschritte sehen. Ich schaue zur Toilette und stelle mir vor, dass das früher drei Schritte für mich waren. Und jetzt? Schauen Sie mich an, ich brauche eine Leibschüssel.*
Schwester: *Ich verstehe das, kurz nach so einer Operation fühlen sich viele Patienten frustriert und stehen unter Spannung. Vor lauter Stress vergisst man dann genau wahrzunehmen, was sich schon alles verbessert hat.*
Patient: *Mir ist nicht klar, was das eine mit dem anderen zu tun hat. Sie brauchen ja nur herzuschauen. Es ist ja ganz offensichtlich, dass sich an meinem Zustand momentan nichts ändert!*
Schwester: *Also bei mir ist der Eindruck entstanden, als ob Ihre Bewegungen von Tag zu Tag runder werden. Auch die Physiotherapeutin hat mir gesagt, dass sie bereits die ersten Fortschritte machen.*
Patient: *Und warum sehe ich dann nichts davon?*

Wenn man diesen Dialog liest, bekommt man das Gefühl, dass hier irgendetwas falsch läuft. Die beiden finden nicht wirklich zueinander. Aber was genau läuft hier schief?

In Seminaren kommt oft an dieser Stelle die Antwort: „Nun, die beiden reden aneinander vorbei."

Das stimmt wohl, und wahrscheinlich kennen Sie aus Ihrem Leben genug Situationen, in denen man mit jemandem spricht, sich bemüht, ihm etwas zu sagen, etwas zu erklären, und irgendwie schafft man es einfach nicht, eine Brücke zu ihm zu bauen. Man redet sich den Mund fusselig, aber es ändert nichts an der Tatsache: Man redet am anderen vorbei.

Wenn man aneinander vorbei reden kann, muss man auch so reden können, dass man einander trifft.

Doch wenn man aneinander vorbei-reden kann, dann muss man auch so reden können, dass man einander findet und sich **eine Brücke vom ICH zum DU** bildet. Das ist die Basis für ein gutes Gespräch.

Wenn wir einen Blick auf den obigen Dialog werfen, zeigt sich sehr klar, was der Grund für das Aneinander-Vorbeireden ist. Die Antwort liegt, wie bei so vielen Problemen, in der Tiefenstruktur unserer Sprache versteckt ...

Unsere fünf Sinne

Unsere fünf Sinne sind unsere Verbindung zur Außenwelt. Was immer in der Welt um uns geschieht, nehmen wir über unsere fünf Sinne wahr.

Wir sehen, hören, fühlen, riechen und schmecken die Welt um uns.

Im NLP findet man im Zusammenhang mit den fünf Sinnen oft das Kürzel „VAKOG". Das ist die Abkürzung für:

V ... **V**isuell (sehen)
A ... **A**uditiv (hören)
K ... **K**inästhetisch (fühlen)
O ... **O**lfaktorisch (riechen)
G ... **G**ustatorisch (schmecken)

Jede Sekunde strömen durch diese Pforten der Wahrnehmung Millionen von Eindrücken. Sie alle laufen in unserem Gehirn zusammen, das die Aufgabe hat, diese Fülle an Informationen zu ordnen und ein homogenes Bild der Welt daraus zu schaffen.

Sie wissen schon: 7+/–2

Wie schon einmal erwähnt, hat Manfred Zimmermann berechnet, dass wir jede Sekunde ca. 11 Millionen Informationseinheiten, vergleichbar mit den „Bits" auf einem Computer, in unser Gehirn schleusen. Wenn uns all diese Informationen ständig voll bewusst würden, wären wir binnen Kürze ein Fall für die Psychiatrie.

Deshalb war die Natur so weise, uns mit einem intelligenten „Filtersystem" auszustatten, welches diese Informationsfülle situationsabhängig auf das Wichtigste reduziert.

So bleiben von diesen 11 Millionen Bits nach allen emotionalen, kognitiven und physikalischen Filtern nur noch etwa 40 Informationseinheiten über, die uns wirklich bewusst werden – und auch diese 40 Bits scheinen nach neuesten Forschungsergebnissen noch zu hoch gegriffen.

Unsere **bewusste Wahrnehmung** beschränkt sich also auf einen winzigen Ausschnitt der im peripheren Nervensystem aufgenommenen Informationsfülle.[1]

Je nach ihren subjektiven Filtersystemen, also abhängig von Dingen wie Erziehung, Interessen, Beruf, bisher Gelerntem und Erlebtem und auch abhängig vom bisherigen Leben, bilden Menschen unterschiedliche **Wahrnehmungsschwerpunkte** aus.

Auch wenn jeder Mensch über alle fünf Sinne Informationen aufnimmt und speichert, so hat doch jeder seine **individuelle Präferenz**, in welchem Sinn er besonders aktiv ist und welchen Informationen weniger Bedeutung geschenkt wird.

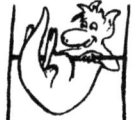

Denken Sie an ein Gespräch. Woran erinnern Sie sich am leichtesten:

- An das, wie Ihr Gesprächspartner **aussah**, an seine Kleidung, seine Miene, oder daran, wie die Umgebung aussah?
- Oder an das, was er und Sie selbst **sagten** und in welchem **Tonfall** es gesagt wurde? Oder vielleicht an das, was es sonst noch **zu hören** gab?
- Oder erinnern Sie sich daran, wie Sie sich **gefühlt** haben?
- Vielleicht sind Ihnen sogar der **Geruch**, den beispielsweise der Raum um Sie hatte, oder das Parfum Ihres Gesprächspartners am stärksten in Erinnerung.

Jeder Mensch hat seinen individuellen Wahrnehmungsschwerpunkt (der sich oft auch durch Training ergibt und nicht „angeboren" sein muss). In vielen Berufen ist einer der fünf Sinne besonders gefordert und wenn jemand diesen Sinn ständig trainiert, wird er auch in Situationen außerhalb des beruflichen Alltags automatisch Informationen aus diesem Sinneskanal bevorzugt ins Bewusstsein lassen.

Den bevorzugten Sinneskanal nennt man im NLP „**bevorzugtes oder primäres Repräsentationssystem**". Für einen Sommelier oder eine „Nase" (einen Mensch, der Parfum „abschmeckt") wird im Urlaub der Geruch, den das Hotelzimmer hat, wahrscheinlich wichtiger sein als für einen Designer, der sein Auge eher auf die Art der Einrichtung, die

Wir bilden Wahrnehmungsschwerpunkte aus und haben bevorzugte Sinneskanäle.

Farben und Formen wirft, oder für einen Musiker, dem möglicherweise besonders wichtig ist, dass keine unerwünschten Geräusche ins Zimmer kommen.

Besuchen wir eine Kunstgalerie, werden wir bevorzugt unseren visuellen Sinn gebrauchen, sitzen wir in einem Konzert, unseren auditiven.

Bereits **in einem einfachen Gespräch offenbaren Menschen**, auf welchen Sinneskanal sie im Alltag ihre **besondere Aufmerksamkeit** richten.

> Menschen zeigen in unzähligen Details, welchen bevorzugten Sinneskanal sie haben.

Wenn man zum Beispiel Menschen, die Angst vor dem Zahnarztbesuch haben, fragt, was genau denn so schrecklich sei, kommen erstaunlicherweise unterschiedliche Antworten. Während es bei dem einen

- „das sterile Aussehen des Raumes und all die schrecklichen Geräte, die herumliegen und aussehen wie Folterwerkzeuge" sind, meint der andere,
- das Schrecklichste sei „das Geräusch des Bohrers".
- Der dritte sagt hingegen, dass er vor dem Zahnarzt ja keine Angst habe, auch nicht vor der Untersuchung oder der Mundhygiene. Aber wenn er nur an die Schmerzen beim Bohren denke, werde ihm gleich ganz anders.
- Und der vierte meint möglicherweise: „Vor allem der typische Geruch, den es beim Zahnarzt gibt, der ist das Allerschlimmste."

Menschen zeigen in unglaublich vielen Sätzen, ja auch in Gesten, in ihrer Körperhaltung und sogar in ihren Augenbewegungen, welchen Sinneskanal sie bevorzugen.

Wenn Sie es lernen, diesen Kanal zu erkennen, wird es für Sie einfacher, direkten Zugang zu anderen Menschen zu erhalten und ihnen in ihrer Sprache zu begegnen, anstatt an ihnen „vorbeizureden".

> Wir brauchen keine neue Welt, nur neue Augen, damit wir die Welt aus einer Perspektive des Staunens betrachten können (Jamie Sams).

Dafür werden Sie jedoch genau **hinsehen** und **hinhören** müssen, das heißt, Sie werden ihr Gegenüber mit vielen seiner Details **wahr-nehmen** müssen ...

Im Verwenden anderer Informationskanäle liegt auch das Problem zwischen der bemühten Schwester am Anfang dieses Kapitels und ihrem Patienten. Während der Patient **Worte des Sehens** verwendet (sehe, anschaue, blassen Schimmer, klar sein ...), spricht die Schwester **Worte des Fühlens** (fühlen, hart, Spannung, Stress, Eindruck ...).

Es scheint nur ein kleiner Unterschied zu sein. Aber es ist einer dieser Unterschiede, die einen Unterschied machen. Denn der Eindruck, dass diese beiden aneinander vorbeireden, ist deutlich, nicht wahr?

Stellen Sie sich vor, ein Mitarbeiter hat einen Plan für ein Projekt sehr übersichtlich zu Papier gebracht. In einer Besprechung will er diesen Plan präsentieren und mit Ihnen die Umsetzung überlegen. Stolz zeigt er Ihnen seine Entwürfe: *„Schau mal*, ich habe hier ein Zeit/Aufgabendiagramm gezeichnet, das dir genau *zeigt*, wie die Umsetzung *ausschauen* könnte."

Es macht an dieser Stelle einen Unterschied, ob Sie darauf antworten: *„Zeig mal her*, das will ich mir genau *ansehen*", oder ob Sie sagen: *„Erzähl* mal, das müssen wir in Ruhe *besprechen.*"

Er wird vermutlich so oder so damit beginnen, Ihnen seine Sicht der Dinge näher zu bringen. Wenn Sie jedoch den visuellen Kanal verwenden, seine Grafiken betrachten und mit ihm überlegen, wie das alles „konkret ausschauen könnte", werden Sie merken, dass Ihr Gegenüber ganz anders „in seinem Tun aufgeht", als wenn Sie sich alles erzählen lassen, sich zurücklehnen und die Ideen mit ihm *besprechen* wollen.

Richard Bandlers und John Grinders Arbeit mit Virginia Satir, bei der ihnen diese Muster das erste Mal bewusst wurden, ist es zu verdanken, dass bereits auf allen Ebenen menschlichen Verhaltens **Zugangshinweise** entdeckt worden sind, die **Rückschlüsse auf den** geraden **verwendeten Sinneskanal** zulassen.

Dieses Modell der Zugangshinweise hat das Akronym **„BAGEL"**. Die Abkürzung bedeutet:

B ... Body Posture (Körperhaltung)
A ... Accessing Cues (Zugangshinweise)
G ... Gestures (Gesten)
E ... Eye Movements (Augenbewegungsmuster)
L ... Language Patterns (Sprachmuster)

Die meisten Menschen haben als **primäres Repräsentationssystem** das visuelle, das auditive oder das kinästhetische. Welches dieser drei gerade verwendet wird, ist von außen deutlich zu erkennen.

Ein Tipp im Voraus: Nehmen Sie keinen dieser Hinweise für sich allein, sondern achten Sie auf **die Summe der Zugangshinweise**. Wenn Sie dann eine Idee haben, welchen Sinneskanal jemand bevorzugt, verwenden Sie diesen ebenfalls.

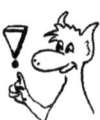

Aber nehmen Sie das nur als „Arbeitshypothese". Menschen verwenden in unterschiedlichen Situationen unterschiedliche Sinneskanäle. Seien Sie daher aufmerksam, flexibel und auch bereit, wieder in einen anderen Kanal zu wechseln. Denn es geht hier nicht darum, einen Menschen in eine bestimmte Schublade zu stecken und dort zu lassen.

Die Eleganz des NLP entsteht dadurch, dass man ständig mit offenen Sinnen durch die Welt geht und bereit ist, seine eigene Kommunikation laufend anzupassen.

Nehmen Sie Haltung an – body postures

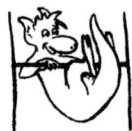

Ein kleines Experiment
Versuchen Sie sich an das Aussehen Ihrer Volksschullehrerin/Ihres Volksschullehrers zu erinnern. Haarfarbe, Augenfarbe, Kleidung. Holen Sie sich auch Ihre Klassenkollegen aus der ersten Klasse Volksschule in Erinnerung, deren Frisuren und Gesichter. Stoppen Sie das Lesen und versuchen Sie es wirklich für einen Moment, auch wenn es Ihnen nicht oder nur teilweise gelingt.

Und dann versuchen Sie sich an die Stimme Ihrer Lehrerin/Ihres Lehrers zu erinnern. Hören Sie möglichst genau in Ihrem Inneren zu. Und dann erinnern Sie sich an das letzte Gespräch mit einem guten Freund oder einer guten Freundin. Versuchen Sie, dieses Gespräch in Ihrem Inneren wiederzuhören: was Sie sagten, was der andere sagte, die Worte, den Tonfall, die Lautstärke. Probieren Sie wirklich, Details zu finden. Nehmen Sie sich ruhig eine Minute Zeit dafür.

Zum Schluss versuchen Sie sich kurz, aber intensiv an eine Situation zu erinnern, in der es Ihnen nicht gut ging. Vielleicht waren Sie traurig, verzagt oder einfach nur todmüde. Tauchen Sie in Ihrer Erinnerung in dieses Gefühl ein und erlauben Sie sich jetzt ein paar Momente lang, es tatsächlich zu spüren.

Nun überlegen Sie, welche **Körperhaltungen Sie** jeweils **an sich** wahrgenommen haben. Wie sind Sie gesessen, als Sie sich die Bilder holten, wie, als Sie sich an die Stimmen erinnerten, und wie sitzen Sie, wenn Sie in (unangenehme) Gefühle eintauchen?

Menschen nehmen oft ganz unbewusst bestimmte Haltungen ein, wenn sie in Gedanken versunken sind. Diese Haltungen weisen in aller Regel auf bestimmte, in diesem Moment bevorzugte Repräsentationssysteme hin:

Visuell: zurückgelehnt, Kopf und Schultern hoch
Auditiv: vorgelehnt, Kopf zur Seite, Schultern zurück, Arme eventuell gekreuzt
Kinästhetisch: Kopf und Schultern nach unten

Beobachten Sie in den nächsten Tagen Menschen dabei, die über irgendetwas nachdenken oder tatsächlich in ihren Gedanken versinken. Sie werden die Unterschiede wahrnehmen!

Viele kleine Hinweise – accessing cues

Anschließend beobachten Sie Menschen, die etwas erzählen. Schauen Sie genau. Es gibt viele kleine Hinweise, die auf den gerade verwendeten Kanal schließen lassen.

- So sprechen **visuelle** Menschen eher schnell und „hochtönig", manchmal ein wenig nasal. Ihre Atmung ist flach, in der Brust und ebenfalls eher rasch. Am Gesichtsausdruck fällt auf, dass speziell beim Nachdenken die Augen ein wenig zusammengekniffen werden (und es passieren kann, dass dort bereits eine Falte wohnt).
- Menschen mit besonderer Präferenz für das **auditive** System erkennen Sie oft an ihrer melodischen, fließenden Stimme, die das Zuhören sehr angenehm macht. Beim Herholen auditiver Erinnerungen, also beispielsweise Gesprächen oder Liedern, können die Augenbrauen leicht zusammengezogen werden und der Kopf wird gerne etwas schief gehalten. Die Atmung ist langsamer als bei einem stark visuellen Menschen und reicht mehr bis zum Zwerchfell.
- **Kinästheten** sprechen gerne langsam und ruhig. Manchmal so langsam, dass speziell schnelle (visuelle) Redner nervös werden und die Geduld verlieren. (Die Nervosität entsteht übrigens manchmal auch beim Kinästheten, der sich von der Geschwindigkeit, manchmal Hektik, des Visuellen überrollt fühlt.) Seine Atmung ist meist ruhig und reicht bis tief in den Bauch, der Muskeltonus ist locker.

Wovon die Hände sprechen – gestures

Die Handbewegungen sind der nächste Puzzlestein, der es erlaubt, sich ein Gesamtbild von einem Menschen und seinen bevorzugten Repräsentationssystemen zu machen.

So ist es interessant zu beobachten, dass Menschen häufig **auf das Sinnesorgan zeigen oder es berühren, welches sie gerade benutzen.**

- **Visuelle** Menschen berühren oder deuten auf die Augen, die Gesten sind im oberen Körperbereich.
- Das **auditive** System zeigt sich durch Gesten neben dem Ohr, Berühren des Mundes und des Halses, in Kombination mit der Kopfschrägstellung hat man den Eindruck einer typischen „Telefonierhaltung".
- Bei **kinästhetischen** Menschen sind oft Berührungen der Brust und des Magens sowie Gesten in diesem Bereich zu beobachten

Sie hat Augen mit Blick auf das Meer (Hermann van Veen).

Schau mir in die Augen – eye movements

Dass die Augen der Spiegel der Seele sind, ist eine alte Weisheit. Dass die Augen aber auch **der Spiegel der Gedanken** sind, ist nicht so bekannt. Wenn Sie einem Menschen, während er spricht und ganz besonders während er nachdenkt (denn diese beiden Dinge müssen bekanntermaßen nicht gleichzeitig ablaufen), bewusst in die Augen schauen, werden Sie bemerken, dass es sehr viele Augenbewegungen in alle Richtungen gibt. Diese sind **nicht willkürlich**, sondern erstaunlicherweise direkt mit unseren Gedanken beziehungsweise den Repräsentationssystemen verbunden.

An den Augenbewegungen ist im Wesentlichen **zu erkennen, woher sich jemand die Information holt**, die er braucht. Vielleicht können Sie sich daran erinnern, wohin Sie schauten, als Sie sich vorher an die verschiedenen Dinge erinnern wollten.

* *Auditiv (intern) digital* meint den inneren Dialog im Sinne von innerem Abwiegen, etwas mit sich selbst besprechen, Entscheidungen im Selbstgespräch finden.

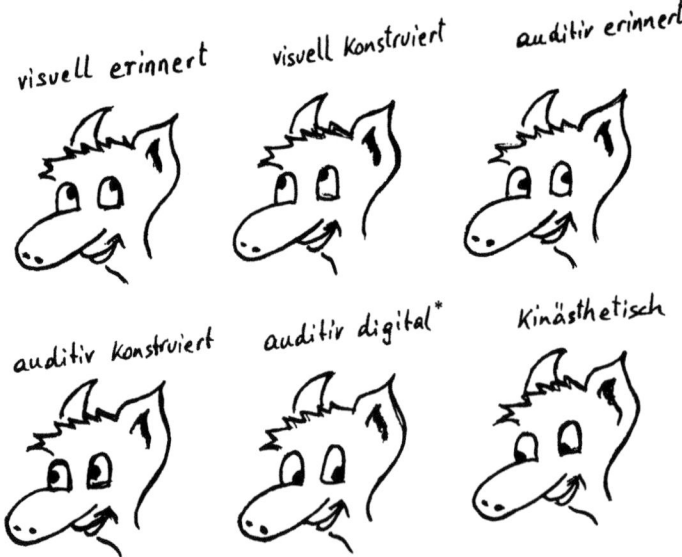

- **Bilder** (ob konstruiert oder erinnert) suchen und finden wir normalerweise **oben,**
- **Töne, Stimmen, Geräusche** mit einem **Blick „Richtung Ohr",**
- unsere **Gefühle** meist **rechts unten,**
- innere **Selbstgespräche links unten.**

Wir unterscheiden im NLP sechs typische Augenbewegungen: Bei der vorigen Zeichnung sind die Augenbewegungen so eingetragen, wie Sie sie tatsächlich bei einem gegenüber sitzenden Menschen wahrnehmen können.

Geradeaus Starren bzw. defokussiertes Schauen ist ebenfalls ein Hinweis auf erinnerte Bilder oder Filme.

Achtung: Die Augenbewegungsmuster sind kein „Lügendetektor". Wenn jemand also auf die Frage, ob er die Medikamente genommen hat, nach rechts oben schaut, heißt das noch nicht, dass er die Situation konstruiert, zu der er dann „Ja" sagen kann.

Ab jetzt schau ich dir in die Augen, Kleines ...

Bei den meisten Menschen stimmt die Zuordnung der Augenbewegungen wie in obiger Zeichnung. Während die drei Ebenen (oben visuell, Mitte auditiv, unten Gefühl und innerer Dialog) bei fast allen Menschen gleich zu sein scheinen, ist es jedoch nicht so selten, dass links und rechts (erinnert und konstruiert) vertauscht sind. Deshalb muss man bei jedem Gesprächspartner dessen individuelle Augenzugangshinweise herausfinden, wenn man sie wirklich wissen möchte oder muss.[2]

Eines kann aber generell gesagt werden: Auch wenn die Augenzugangshinweise anders als auf der Zeichnung sind, bleiben sie beim Einzelnen doch immer gleich. Wenn Sie also herausgefunden haben, dass Ihr Kollege beim visuellen Erinnern nach rechts oben statt nach links oben sieht oder sich links unten Zugang zu Gefühlen verschafft und rechts unten in den inneren Dialog geht, wird er das immer so tun.

Die Zugangshinweise – wie auch immer sie sind – bleiben beim einzelnen Menschen gleich – und werden nicht willkürlich (oder unwillkürlich) vertauscht.

Natürlich können Sie sich Ihre Erinnerungen bei jeder Augenstellung zugänglich machen. Sie können nach unten sehen und sich an Bilder erinnern oder nach oben und einen inneren Dialog führen. Aber Sie werden feststellen, dass Ihnen die jeweilige Erinnerung wesentlich leichter fällt, wenn Sie die Augen in die entsprechende Position bringen.

Wollen Sie sich daran erinnern, was Sie gesehen haben, wird es Ihnen leichter fallen, wenn Sie die Augen nach oben richten.

Wollen Sie sich daran erinnern, was in einer bestimmten Situation passiert ist, wird es Ihnen wahrscheinlich leichter fallen, wenn Sie die Augen nach oben (links) richten.

Bringen Sie Ihren Blick nach unten, gleiten Sie womöglich in einen inneren Dialog ab, der vielleicht so klingt: *„Hmm, das fällt mir nicht ein. Nein, daran erinnere ich mich nicht, ganz ausgeschlossen, ... ".*

Oder Sie bekommen ein Gefühl. Da Ihnen zu der Situation allerdings nichts einfällt, kann es ein unangenehmes Gefühl sein. Das jedoch macht das Erinnern noch schwerer.

Ein anderes Beispiel kennen Sie vielleicht aus Ihrer Schulzeit. Der Lehrer fragt den Schüler etwas, der Schüler denkt nach und schaut zum Plafond. (Wir wissen mittlerweile: Der Schüler verschafft sich in diesem Moment Zugang zu seinen visuellen Erinnerungen. Vielleicht erinnert er sich, was er im Buch gesehen hat oder was an der Tafel gestanden ist.)

Nun gab es aber früher Lehrer, die in so einer Situation zur Erheiterung der ganzen Klasse zu dem nachdenkenden Schüler sagten: „Also auf dem Plafond steht es sicher nicht." Dem Schüler ist das peinlich und er senkt den Blick. In diesem Moment laufen jedoch zwei Dinge ab: Erstens bekommt er durch das Senken des Blickes Zugang zu seinen Gefühlen, die in diesem Moment eher schlecht sind, und zweitens erschwert der Blickwechsel den Zugang zu den gespeicherten Informationen, und dem Schüler fällt nichts ein.

Wiederholt sich so eine Situation zwei oder drei Mal, wird der Schüler beim vierten Mal vermutlich gar nicht mehr nach oben sehen, sondern gleich seinen Blick senken ... und dort warten bereits die negativen Gefühle. Irgendwann wird sich der Schüler bereits schlecht fühlen, wenn ihn ein Lehrer etwas fragt. Und keiner weiß warum. Im NLP nennt man so etwas einen „negativen Anker".

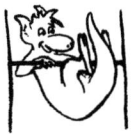

Beispielfragen, um die Augenzugangshinweise herauszufinden

Wenn Sie in einem Gespräch Fragen stellen, in denen Ihr Gegenüber einen Moment über die Antwort nachdenken muss, werden Sie die entsprechenden Augenbewegungen wahrnehmen können.

Hier einige Beispielfragen, zu deren Beantwortung der Gefragte in die jeweilige Erinnerungen gehen bzw. Konstrukte schaffen muss.

Visuell erinnert

- Welche Farbe und welches Muster hatten die Sitze in Ihrem ersten Auto?
- Was war der schönste Sonnenuntergang, den Sie gesehen haben?
- Wie genau schaut der Eingang in dieses Krankenhaus aus?

Visuell konstruiert

- Wenn Sie eine Uhr mit Zeigern, die gerade dreiviertel elf zeigt, umdrehen: Wie würden dann die Zeiger stehen?
- Wie würde wohl die Kreuzung von einem Elefant mit einem Regenwurm aussehen?
- Wie würde Schwester X mit einem Irokesenschnitt aussehen?

Auditiv erinnert

- Erinnern Sie sich an die Stimme Ihrer Volksschullehrerin!
- Summen Sie im Geist den Refrain Ihres Lieblingslieds. Ist der vierte Ton höher oder tiefer als der fünfte?
- Was genau hat Frau Dr. X heute zu Ihnen gesagt?

Auditiv konstruiert

- Wie würde sich wohl die Stimme dieser Pillenschachtel anhören, wenn sie sprechen könnte?
- Versuchen Sie sich einmal vorzustellen, wie es sich anhören würde, wenn Pfleger Y Ihnen Ihr Lieblingslied vorsingen würde?
- Stellen Sie sich einmal das, was ich zuerst gesagt habe, mit Micky-Maus-Stimme gesprochen vor!

Innerer Dialog

- Was sagen Sie zu sich, wenn Sie auf sich stolz sind?
- Wie hört sich diese Stimme in Ihrem Kopf an, die oft alles Mögliche kommentiert?
- Achten Sie einmal darauf, von wo diese innere Stimme kommt!

Kinästhetik

- Ertasten Sie mit Ihrer Zunge, ob Ihre oberen oder unteren Schneidezähne schärfer sind!
- Wo an Ihrem Körper ist es Ihnen im Moment am wärmsten/kältesten?
- Stellen Sie sich vor, wie es sich anfühlt, wenn Sie barfuß über eine feuchte Wiese gehen!

> Stellen Sie Fragen, bei denen der Befragte zu einer bestimmten Art des Nachdenkens gezwungen wird.

Da es hier nur um den **Vorgang des Nachdenkens** geht, ist es unerheblich, ob dem Gefragten die Antwort einfällt oder nicht.

Es ist wichtig, dabei sehr **aufmerksam** zu sein, da die Bewegungen äußerst schnell vor sich gehen. (Da die meisten Menschen es gewohnt sind, dem anderen beim Reden in die Augen zu sehen, blicken viele von uns nur ganz kurz weg, bevor Sie sich wieder dem Gegenüber zuwenden.)

Außerdem ist es wichtig, **präzise** zu fragen. Wenn Sie fragen: „Wie war es, als Sie das letzte Mal im Krankenhaus waren?" gibt es für Ihren Gesprächspartner viele Details, an die er sich erinnern kann: Er kann sich vorstellen, wie das Zimmer, der Gang, die Ärzte/Ärztinnen/die Pflegepersonen ausgesehen haben, was die Ärzte und Pflegepersonen gesagt haben oder wie er sich gefühlt hat.

Sie müssen also die Fragen so stellen, dass der andere zu einer bestimmten Art des Nachdenkens gezwungen ist. Also beispielsweise: „Wie hat Ihr Zimmer ausgesehen, wie viele Betten standen drinnen?"

Bei einem Menschen, der über die Antwort auf Ihre Fragen nachdenkt, werden Sie weiters beobachten können, dass oft für eine Antwort mehrere Augenbewegungen hintereinander folgen.

So könnte jemand auf die Frage „Wie hat sich die Stimme Ihrer Volksschullehrerin angehört?" zuerst nach links oben sehen, dann links in die Mitte und zum Schluss nach rechts unten.

Das wäre ein Hinweis, dass er sich vielleicht zuerst daran erinnert hat, wie die Lehrerin aussah (links oben), um sich anschließend an ihre Stimme zu erinnern (links Mitte) und schließlich ein Gefühl entwickelt (rechts unten), welches ihm sagt: „Ja, das stimmt, so hat sie sich angehört".

> Das richtige Wort zur richtigen Zeit ...

Cui bono? Wozu das alles?

Vermutlich wird es in vielen Bereichen des Lebens völlig irrelevant sein, wohin jemand schaut, und Sie müssen jetzt auch nicht bei sich und den anderen permanent beobachten, wohin sie sehen, und Ihre Schlüsse ziehen.

Es gibt aber Situationen, in denen es hilfreich ist zu wissen, in welchem Sinneskanal jemand bevorzugt „zu Hause ist", welche inneren Strategien in ihm ablaufen bzw. in welchem „Denkbereich" er sich befindet.

Dann können Sie Ihr Gegenüber z. B. auf diesen Denkbereich hin ansprechen.

Sitzt ein Patient mit in die Ferne oder nach oben gerichtetem Blick, könnten Sie ihn fragen: „Herr M., was sehen Sie gerade?" oder „Wo sind Sie gerade?" Sie werden überrascht sein, welche Antworten Sie bekommen. Außerdem fühlt sich Herr M. vermutlich tief in seinem Inneren verstanden.

Hat er jedoch seine Augen von Ihnen aus gesehen unten links (Kinästhetik), könnte eine Einstiegsfrage „Wie fühlen Sie sich gerade?" sein. Schaut er nach unten rechts (innerer Dialog), wäre die Frage „Grübeln Sie gerade über etwas nach?" eine Möglichkeit.

Kann ich einen Menschen in seinen momentanen Gedanken ansprechen, besteht für gewöhnlich vom Start weg die Chance zu einer besonders guten Gesprächsbasis.

Außerdem erleichtert es das Ansprechen der Sinneskanäle, jemanden, der gerade in einem für die Situation ungünstigen System verharrt, aus diesem herauszuführen:

Habe ich einen traurigen Angehörigen vor mir, der „geknickt" dasitzt und den Blick stur (von Ihnen aus gesehen) nach links unten gerichtet hat, also voll in seinen Gefühlen ist, kann ich beispielsweise seine Aufmerksamkeit auf einen Gegenstand richten (oder ihm die Hand reichen), damit er nach oben sehen muss. Im visuellen System hat er jedoch sofort ein wenig Abstand zu den negativen Gefühlen. Von dort weg wird es leichter sein, ein Gespräch zu beginnen und zu führen.

Bei den letzten Beispielen ging es um Satzinhalte, die bewusst gewählt wurden.

Im NLP lernt man aber auch die Bedeutung der **Wort- und Wortgruppenwahl** kennen.

Sage mir, wie du sprichst, und ich antworte in deiner Sprache.

Sprich, damit ich dich sehen kann – language patterns

„Sprich, damit ich dich sehen kann" soll Sokrates gesagt haben. Wir können diese Aussage so interpretieren: Sprich, damit ich weiß, wer du bist, damit ich weiß, in welchen Bahnen du denkst, damit ich mit dir in den selben Bahnen sprechen kann.

Wenn ein Patient die Ärztin, die die Wunde begutachtet, fragt: „Frau Doktor, haben Sie **das Gefühl**, dass das bald heilt?", macht es einen Unterschied, ob die Ärztin sagt: „Das **schaut** doch **schon recht gut aus**" oder „Ich habe **das Gefühl**, es wird von Tag zu Tag besser."

In der 2. Version antwortet sie auf die Frage in genau jener Ebene, in der sie gestellt wurde, in der kinästhetischen nämlich.

Schwester: *Na, Herr W., wie **fühlen** Sie sich heute?*
Patient: *Ich weiß nicht, ich **sehe** momentan überhaupt keine Verbesserung. Wenn ich mir mein Bein und den dicken Verband **anschaue** und dann die zwei Krücken neben dem Bett, die auf mich warten, habe ich keinen **blassen Schimmer**, wie das werden soll.*
Schwester: *Hm, schaut so aus, als ob Sie im Moment recht frustriert wären.*
Patient: *Wissen Sie, ich möchte endlich Fortschritte **sehen**. Ich **schaue** zur Toilette und **stelle mir vor**, dass das früher drei Schritte für mich waren. Und jetzt?*
Schwester: *Ach, kurz nach so einer Operation **schaut** für viele Patienten das Leben nicht rosig aus und viele **sehen schwarz**. Aber manchmal vergisst man einfach darauf, dass man die Details **unter die Lupe** nehmen muss, will man den Fortschritt wirklich **erkennen** können.*

Und dann schauen wir uns an, wie die Sprache klingt.

„Entwickeln Sie ein *Gefühl* für diese Muster, und Sie werden *sehen*, dass Sie sich sehr schnell in die jeweiligen Worte und Phrasen *einhören* und dadurch bewirken, dass sich alle Gesprächspartner wohler fühlen ..."

Eine Stomaschwester aus einem unserer letzten Kurse begann, bei Stomaträgern, die meinten: „Das Stoma schaut hässlich aus, macht grausliche Geräusche, fühlt sich nicht gut an, riecht widerlich und mir vergeht der Appetit", ganz bewusst jeden Sinn einzeln anzusprechen und an den Problemen zu arbeiten.

Im visuellen System **zeigte** und besprach sie unter anderem, dass das angelegte **Stoma** durch das Gewand **kaum zu sehen** war. Das Problem der **Geräusche** (einerseits des Materials, andererseits durch Blähungen) wurde durch ein fliesbeschichtetes System sowie einen speziellen Diätplan unter Kontrolle gebracht.

Den Kontakt zum System auf der kinästhetischen Ebene erleichterte sie, indem sie die Patientin das Stoma langsam und bewusst **„begreifen"** ließ. Vorsichtig **griff** die Patientin zum Stoma, zuerst **befühlte** sie die Umgebung, dann den Darm und erkannte, dass sich das „auch nicht anders als die Mundschleimhaut anfühlt".

Die **olfaktorische** Beeinträchtigung war durch schnelles, luftdichtes Entsorgen zu reduzieren und die **gustatorische** dadurch, dass zwischen Stomawechsel und Mahlzeiten ein zeitlicher Abstand eingehalten wurde.[3]

Damit diese Art der Sprachverwendung rascher zu einem „Spiel mit der Sprache" wird und Ihr Fokus auf die zahlreichen Wörter und Phrasen der verschiedenen Systeme gelenkt wird, habe ich Ihnen hier eine kleine Auswahl an Wörtern zusammengestellt.

Sie sollen Ihnen *vor Augen führen*, dass sie beim *Sprechen* ständig verwendet werden. Sie werden bemerken, dass Sie sehr schnell ein *Gefühl* für das Anwenden dieser Muster entwickeln und im gleichen Maße mehr und mehr auf den *Geschmack* kommen werden ...

Visuell

Bild, Fokus, Vorstellung, Einsicht, Szene, Perspektive, Aussicht, Vorschau, Illusion, Vision, leere Leinwand, sehen, visualisieren, scheinen, reflektieren, klarmachen, durchblicken, beäugen, fokussieren, vorhersehen, illustrieren, beobachten, enthüllen, schauen, zeigen, überwachen, zugucken, offenbaren, verschwommen, dunkel.

Ich sehe, was du meinst. Ich nehme diesen Gedanken unter die Lupe. Wir haben die gleiche Perspektive, den gleichen Blickwinkel. Ich habe eine verschwommene Vorstellung. Er hat einen blinden Fleck. Zeig mir, was du meinst. Ich schaue darauf zurück und lache. Dies wird ein wenig Licht in die Angelegenheit bringen. Es macht sein Leben bunter. Es erscheint mir ... Der Schatten eines Zweifels. Einen trüben Blick haben. Schwarz sehen. Die Zukunft sieht strahlend aus. Die Lösung blitzte vor seinem geistigen Auge auf. Eine Augenweide ...

Auditiv

Akzent, Rhythmus, laut, Ton, erklingen, Geräusch, taub, monoton, sagen, klingen, fragen, betonen, hörbar, verständlich, mündlich, mitteilen, Stille, dissonant, harmonisch, schrill, ruhig, dumpf, erzählen, sprechen, rufen ...

Auf der gleichen Wellenlänge. In Harmonie leben. Das hört sich spanisch an. Viel Tamtam machen. Ins eine Ohr rein, beim anderen wieder raus. Taub sein für den anderen. Da klingelt's in den Ohren. Wort für Wort. Unerhört! Unmissverständlich ausdrücken. Eine Audienz geben. Laut und deutlich. Es hat Klick gemacht ...

Ohne den Schatten eines Zweifels werden Sie spüren, wie es Klick macht und Sie auf den Geschmack kommen, wenn Sie erst einmal Witterung aufgenommen haben.

Kinästhetisch

Berührung, umgeben mit, Kontakt, drücken, rubbeln, fest, warm, kalt, rau, in Anspruch nehmen, schieben, Druck, ein-

fühlsam, Stress, greifbar, Spannung, anfassen, kompakt, sanft, begreifen, halten, kratzen, solide, schwer, glatt.

Ich möchte mit dir in Kontakt kommen. Ich kann die Idee begreifen. Halt mal ein Sekunde. Es ging bis auf die Knochen. Ein warmherziger Mann. Ein harter Bursche. Dickfellig. An der Oberfläche kratzen. Ich kann meine Hand dafür nicht ins Feuer legen. Daran zerbrechen. Halt dich unter Kontrolle. Feste Grundlage. Aus dem Tritt kommen. Wir stehen mit dem Rücken zur Wand. Es macht einen guten Eindruck.

Olfaktorisch/Gustatorisch

Parfümiert, schal, pikant, duftend, muffig, wohlriechend, frisch, verraucht, delikat, sauer, Würze, bitter, Geschmack, salzig, saftig, süß.

Lunte riechen. Eine faule Sache. Eine bittere Pille. Den kann ich nicht riechen. Frisch wie der Morgen. Eine süße Person. Auf den Geschmack kommen. Unter die Nase gehen. Unter die Nase reiben. Die Nase darauf stoßen. Ein beißender, ätzender Kommentar ...

Neutral/sachlich

Denken, verstehen, lernen, logisch, planen, konstruieren, experimentieren, analysieren, kodieren, entwickeln, systematisch, berechnen, exakt, kalkulieren, präzise, gewissenhaft, fleißig, komplex, ein Ergebnis, schlussfolgern; die Conclusio ist ...; Wollen wir die Sache logisch angehen ...; einen Plan haben; eine Idee haben; Faktor X.

Die neutralen Wörter sind keinem Sinneskanal zuzuordnen. Dennoch gibt es Menschen, die gerade diese Wörter besonders häufig verwenden. In so einem Fall vertieft es ihre Beziehung, den Rapport, wenn Sie in Ihrer Sprache ebenfalls vermehrt diese rationellen Phrasen verwenden.

Stellen Sie sich vor, jemand sagt: „Wir haben die Kosten für das Demenzprojekt exakt durchgerechnet. Ich verstehe nicht, wieso es nun zu dieser Abweichung gekommen ist. Ich denke, wir sollten jetzt organisiert vorgehen. Jeder analysiert systematisch einen anderen Teil des Projekts, dann werden wir unseren Denkfehler finden."

Sie werden vermutlich schwer guten Kontakt zu ihm finden, wenn Sie sagen: „Aus einem Bauchgefühl heraus habe ich die Intuition, dass es schon passt und wir uns bloß im letzten Teil verrechnet haben."

Viel eher werden Sie Ihr Ziel erreichen, wenn Sie antworten: „Da wir präzise vorgegangen sind, jeder exakt geplant hat und wir die Teilschritte auch mehrmals verglichen haben, ist es am wahrscheinlichsten, dass sich ein Rechenfehler eingeschlichen hat, der aufgrund der komplexen Struktur vermutlich im letzten Teil zu finden ist."

Übung A
Versuchen Sie, folgende neutrale Sätze analog dem Beispielsatz in alle fünf Sinnessysteme zu „übersetzen"

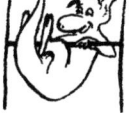

Neutrale Grundaussage:
- Haben Sie das verstanden?
- Ich möchte Ihnen etwas mitteilen.
- Interessiert Sie das?
- Geht es Ihnen heute wieder besser?
- Ich lasse mir das nicht länger gefallen.

Beispiel: Ich bin Ihrer Meinung.
V   Ich sehe das genauso.
A   Hört sich gut an.
K   Das passt so für mich auch.
O,G Das ist ganz nach meinem Geschmack.

Übung B
Welche Sinnesorgane stecken hinter den geäußerten Sätzen?

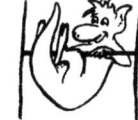

1. Ist Ihnen schon <u>klar</u>, wie wir das <u>anpacken</u>?   V, K
2. Ich sehe eine Spritze, und mir wird gleich ganz schlecht.
3. Wenn die Hüfte wieder weh tut, sag ich mir immer: „Das wird schon wieder!"
4. Was Sie sagen, klingt für mich spanisch. Können Sie mir erklären, was ich tun muss, damit ich das begreife?
5. Ich muss mich bald entscheiden, wie ich mit diesem Druck umgehen soll. Ich fühle mich jetzt schon erledigt. Und die Perspektiven, die ich habe, sind auch nicht gerade rosig.
6. Wenn ich das Gefühl habe, ich komme nicht mehr weiter, verlasse ich mich auf meine innere Stimme.
7. Diese düstere Prognose hinterlässt aber wirklich einen bitteren Nachgeschmack.
8. Schon wieder der. Ich kann den Typen nicht mehr riechen, seit er mich so angebrüllt hat.

9. Ich gebe Ihnen mein Wort: Ich zeige es Ihnen ein paar Mal, wie es geht, dann geht es bei Ihnen genau so glatt.
10. Der Geruch in dem Haus macht mich ganz schwach.

Beim Versuch, all die Zugangshinweise, Augen- und Sprachmuster herauszufiltern, entgeht einem anfangs oft der eigentliche Inhalt des Gesprächs. Das erweist sich bei vielen Alltagsgesprächen als hinderlich. Deshalb ein Übungstipp: Nutzen Sie den Fernseher!

Sehen Sie z. B. in Quizshows den Kandidaten beim Nachdenken zu. Wenn Sie genau schauen, werden Sie auch (bei erfolgreichen und bei erfolglosen Strategien) jeweils wiederkehrende Elemente erkennen.

Auch Politiker oder Soap-Operas sind ein großartiges Übungsfeld.

Menschen sind einzigartig und die beste Möglichkeit, mit ihnen in Kontakt zu kommen, ist, diese Einzigartigkeit zu erkennen und sich darauf einzustellen.

Das Grundlegende dafür ist, zuzuhören und hinzusehen und sich auf all die Zugangshinweise einzulassen, die Menschen senden.

Sie werden erkennen, dass so Ihre Kontakte immer mehr an Tiefe gewinnen und neue Ebenen von Beziehungen möglich werden.

Lösungen

Übung 1

Für das Übersetzen der drei Sätze in ein anderes Repräsentationssystem gibt es nicht „die eine richtige" Antwort, sondern viele Möglichkeiten. Jeweils eine habe ich Ihnen vorbereitet:

neutral	V	A	K	O, G
Haben Sie das verstanden?	Ist Ihnen das klar?	Hat es „Klick" gemacht?	Haben Sie das begriffen?	Sind Sie auf der richtigen Fährte?
Ich möchte Ihnen etwas mitteilen.	Ich möchte Ihnen etwas zeigen/Schau mal!	Ich möchte Ihnen etwas sagen/Hör mal!	Folgendes liegt mir am Herzen:	Ich möchte Ihnen Appetit auf etwas machen.

Die VAKOG-Sprachen

neutral	V	A	K	O, G
Interessiert Sie das?	Wollen wir uns das genauer anschauen?	Soll ich mehr darüber erzählen?	Würde das für Sie passen?	Ist das nach Ihrem Geschmack?
Geht es Ihnen heute wieder besser?	Und, schaut die Welt heute wieder ein wenig fröhlicher aus?	Erzählen Sie mir, geht es Ihnen heute wieder besser?	Fühlen Sie sich heute wieder besser?	Ist Ihr Befinden heute wieder mehr nach Ihrem Geschmack?
Ich lasse mir das nicht länger gefallen.	Ich schaue dem keine Minute länger zu.	Das höre ich mir nicht länger an.	So passt das nicht, drum nehme ich die Dinge jetzt selbst in die Hand.	Ich lass mir nicht länger die Suppe versalzen.

Übung B

1. Ich <u>sehe</u> eine Spritze, und <u>mir wird</u> gleich ganz <u>schlecht</u>. (V, K)
2. Wenn die Hüfte wieder <u>weh tut</u>, <u>sag</u> ich mir immer: „Das wird schon wieder!" (K, A)
3. Was Sie <u>sagen</u>, <u>klingt</u> für mich spanisch. Können Sie mir <u>erklären</u>, was ich <u>tun muss</u>, dass ich das <u>begreife</u>? (A, A, A, K, K)
4. Ich muss mich bald entscheiden, wie ich mit diesem <u>Druck</u> umgehen soll. Ich <u>fühle</u> mich jetzt schon erledigt. Und die <u>Perspektiven</u>, die ich habe, sind auch nicht gerade <u>rosig</u>. (K, K, V, V)
5. Wenn ich das <u>Gefühl</u> habe, ich komme nicht mehr weiter, verlass ich mich auf meine <u>innere Stimme</u>. (K, A)
6. Diese <u>düstere Prognose</u> hinterlässt aber wirklich einen <u>bitteren Nachgeschmack</u>. (V, G)
7. Schon wieder der. Ich kann den Typen nicht mehr <u>riechen</u>, seit er mich so <u>angebrüllt hat</u>. (O, A)
8. Ich gebe Ihnen <u>mein Wort</u>: Ich <u>zeige</u> es Ihnen ein paar Mal, wie es geht, dann <u>geht</u> es auch bei Ihnen <u>glatt</u>. (A, V, K)
9. Der <u>Geruch</u> in dem Haus macht mich ganz <u>schwach</u>. (O, K)

Die gefilterte Welt – überschaubar, bekömmlich, bestimmend: Metaprogramme und ihre Sprachmuster

Trixi Rosenthaler und Christa Legat

Himbeersirup pur? Nein, danke. Schmeckt nicht. Die Welt pur? Nein, danke. Funktioniert nicht.

Wir müssen „die Welt" bzw. das, was da jede Sekunde auf uns einströmt, filtern, und wie schon mehrmals erwähnt, haben wir ja nur wenige Einheiten bewusster Aufmerksamkeit zur Verfügung.[1]

Eine besondere „Filter-Gattung", unsere Sinnesorgane und ihr Leistungsvermögen, ist uns bekannt. Ihr Funktionieren ist uns natürlich nicht immer bewusst, aber mittlerweile schon recht gut erforscht, lernbar, nachlesbar.

Dass und wie unsere Sinnesorgane unsere Sprache beeinflussen, war Inhalt des vorigen Kapitels.

Es muss aber auch noch andere Arten von Filtern geben, denn wie sonst könnte es sein, dass eine Mutter die Donner eines Gewitters nicht hört, vom Schluckauf ihres Babys jedoch sofort wach wird?

Wie könnte es sonst sein, dass es Patienten gibt, die im Detail wissen möchten, was wann mit ihnen geschehen wird, während andere „Machen Sie nur" sagen?

Wie könnte es sein, dass jemand oft als Erster reagiert, wenn es etwas zu tun gibt, während andere lieber einmal eine „Nacht darüber schlafen"?

„Menschen sind nun mal verschieden", könnte man antworten und die Sache auf sich beruhen lassen. Dass aber auch diese Verschiedenheit Struktur hat, erforscht das, was im NLP „Metaprogramm" genannt wird.

Für diesen Begriff gibt es verschiedene Definitionen. Die gebräuchlichsten sprechen davon, dass **Metaprogramme jene internen Programme** oder **Filter** darstellen, die wir normalerweise (bis zu unserer Begegnung mit NLP ...) **unbewusst benutzen**, um zu entscheiden, **welchen Reizen** wir **Beachtung schenken** und **wie** wir sie **verarbeiten**.

Sie werden auch „*Verhaltensmuster des Verstandes*" genannt, die „nicht nur der Informationsverarbeitung, sondern auch der Kreativität" dienten, da sie z. B. auch die „Fähigkeit, neue Gedanken und Phantasien zu entwickeln oder die Zukunft zu planen, beinhalten".[2]

Metaprogramme gelten als ein Produkt unserer gesammelten Erfahrungen, Prägungen, bewussten und unbewussten Entscheidungen, Glaubenssätze, Werte und Einstellungen. Sie wirken **persönlichkeitsbildend** und auch **persönlichkeitserhaltend** und sind von Mensch zu Mensch und in den verschiedenen Kontexten unterschiedlich. (Außerdem zeigt sich, dass Menschen bei negativen Erfahrungen andere Metaprogramme verwenden als bei positiven ...)

Metaprogramme üben eine nachhaltige Wirkung auf den Aufbau der individuellen Welt aus (Alexa Mohl).

Warum sich NLP mit Metaprogrammen beschäftigt und diese auch zu einem der zentralen Themen machte, liegt auf der Hand: Da Metaprogramme normalerweise **unbewusst arbeiten** und uns (unsere Aufmerksamkeit, unser Denken, unser Handeln) **in bestimmte Richtungen „lenken"**, halten einige von ihnen uns natürlich auch von anderen Richtungen ab. Sie **schränken** unsere Wahrnehmung und damit unsere Verhaltensmöglichkeiten **ein**.

NLP zielt jedoch immer auf eine Erweiterung unserer Denk-, Reaktions- und Verhaltensmöglichkeiten.

Insgesamt unterliegen die einzelnen Metaprogramme natürlich keiner Wertung. Keines von ihnen ist „besser" oder „schlechter", ihre (gute oder schlechte) Wirkung entfalten sie jeweils nur in einem bestimmten Kontext und in Hinblick auf das Ergebnis, das erzielt werden soll.

Unser Ziel ist es, dass für Sie als Leserin, als Leser die Beschäftigung mit Metaprogrammen verschiedene Wege bietet:

Erstens können Sie vielleicht bis jetzt unbewusst wirkende Filter Ihrer eigenen Wahrnehmung kennen lernen und sich daran machen, auch andere zu testen bzw. bewusst zu verwenden.

Mittwoch: Liegt die halbe Woche hinter oder vor Ihnen?

Zweitens lässt die Kenntnis der Metaprogramme anderer Menschen deren Verhalten bzw. Handeln teilweise voraussagen bzw. erahnen.

Drittens gibt es spezifische Sprachmuster, die den Metaprogrammen angepasst sind bzw. die von unseren Metaprogrammen beeinflusst werden. Diese können wiederum im Sinne von Rapport-Verstärkung benützt werden, da wir Muster verwenden, die zur Welt-Bauweise unserer Gesprächspartner gehören, nicht zu unserer.

Viertens gibt es die Möglichkeit, mittels der benötigten Metaprogramme „Persönlichkeitsprofile" zu erstellen, die einem etwa bei der Personalauswahl dienlich sein können.[3]

Auf der Basis der Persönlichkeitstypen von C. G. Jung und unter dem Einfluss weiterer Typologien klassifizierten Leslie Cameron-Bandler, Richard Bandler, Wyatt Woodsmall und andere NLP-Entwickler verschiedene Metaprogramme, anfangs um die 60.

Anschließend hatte ein gewisser Rodger Bailey die Idee, diese auf etwa 14 zu verringern und eine Reihe spezifischer Fragen zu entwickeln, die das Erkennen und Anwenden der Muster (auch im Alltagsgespräch) möglich machten.[4]

Wir bieten Ihnen nun eine kleine Auswahl von Metaprogrammen, deren Kenntnis nützlich sein kann. Die Metaprogramme werden jeweils als Gegensatzpaar besprochen, und es soll an dieser Stelle nochmals betont werden, dass sie bei jedem Menschen je nach Situation variieren können. In gleichen oder ähnlichen Situationen sind sie jedoch sehr oft konstant.

proaktiv/reaktiv

Der eine wartet, dass die Zeit sich wandelt, der andere packt sie kräftig an – und handelt (Dante).

Diese Metaprogramme beschreiben die „Geschwindigkeit" von Aktivität bzw. Handlungen.

Die **proaktive Person** ergreift die Initiative, springt auf, wenn es darum geht, etwas zu tun, handelt spontan, will etwas erreichen, will, dass etwas weitergeht. Gleich, effizient und rasch.

Sie liebt Geschwindigkeit und rasche Entscheidungen und wird, wenn die Proaktivität überhand nimmt, ungeduldig mit „Brodlern", überrollt die Nachdenker und streicht den Spruch „Zuerst denken, dann handeln" gänzlich aus ihrem Bewusstsein.

Sie mag dafür den Satz: „Veni, vidi, vici". Er kam, sah und siegte.

Eine **reaktive Person** wartet darauf, dass die anderen Aktivität vorschlagen. Dann möchte sie in Ruhe darüber nachdenken oder auf den besten Zeitpunkt zum Handeln warten. Spontane Entscheidungen schätzt sie nicht und trifft sie daher auch nicht oder sehr ungern.

Sie plant dafür gerne, erstellt Konzepte und denkt „nach, vor und an", bevor sie ins Handeln kommt. Manchmal ist es jedoch dann schon zu spät dafür. Pech.

Sie liebt den Satz: „Nur nichts überstürzen!"

(Dann gäbe es noch die *inaktiven* Personen mit dem Lieblingssatz „Da kann man nichts machen!". Aber über sie sprechen wir hier nicht, denn bei ihnen kann man nichts machen ...)

Um herauszufinden, wer welches Metaprogramm wo hat, lohnt sich die **Frage:** *„Wie gehen Sie an eine Aufgabe heran?" „Wenn es etwas zu tun gibt, wie verhalten Sie sich?"*

Wenn Sie als Vorgesetzte/r **proaktive MitarbeiterInnen** in Ihrem Team haben, ist es wichtig, dass diese eine Aufgabe erhalten, bei der sie „etwas tun" können, womöglich gleich. Vielleicht gibt es auch Initiative oder Kontrolle über etwas zu übernehmen.

Reaktive Personen sind dann „gut" eingesetzt, wenn sie vorgeschlagene Lösungen analysieren und Verständnis für bestimmte Situationen bekommen sollen. Wichtig ist, dass sie die Möglichkeit haben, zuerst nachzudenken und dann zu handeln, (wobei es sinnvoll ist, ihnen einen bestimmten Zeitrahmen zu geben ...).

Auch für **pro- und reaktive Patienten** gibt es Situationen und Sätze, die ihnen mehr oder weniger entgegenkommen.

Ein proaktiver Mensch wird es schwer haben, „auf Ergebnisse zu warten, dann alles genau zu analysieren, um schließlich langsam anzufangen".

Reaktive Menschen, die sich Vorgehensweisen „lieber einmal durch den Kopf gehen lassen", werden dafür überfordert sein, wenn Sie sie zur Eile drängen oder womöglich einiges „schnell, rasch, jetzt und gleich" machen wollen.

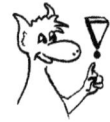

Wirksame Sprachmuster

- **Proaktiv:** *Am besten ist, Sie gehen/machen/versuchen gleich einmal ...; legen Sie los; schießen Sie los; es ist Zeit zu handeln; wir könnten jetzt sofort Folgendes ...; tun Sie es einfach; versuchen Sie es; welche Ideen haben Sie in dem Moment? Etc.*

- **Reaktiv:** *Sie können ganz ruhig darüber nachdenken; zuerst besprechen wir ..., dann planen wir ...; wir analysieren das Ergebnis und überlegen ...; schauen Sie zuerst einmal, was dabei herauskommt; lassen Sie sich Zeit; nehmen Sie sich Zeit; Sie haben Zeit etc.*

Dass die Ausprägung der jeweiligen Metaprogramme übrigens je nach Situation verschieden sein muss, können Sie sich am besten selbst ausmalen, wenn Sie an einen reaktiven Notarzt („Tja, was könnten wir hier tun? Lassen Sie mich nachdenken ...") und einen proaktiven Schönheitschirurgen mit dem Motto „Na, schneiden wir halt einmal!" denken ...

optionsorientiert/prozessorientiert

Lieben Sie Möglichkeiten oder gehen Sie gerne nach Plan vor? Bieten Sie Ihren Patientinnen und Patienten Handlungsmöglichkeiten an oder sagen Sie ihnen lieber, was Sie/sie wann tun werden?

Was ist Ihnen bei Ihrer Arbeit lieber: gewisse Vorgaben, ein bestimmtes Verfahren oder Gestaltungsfreiraum und Alternativen? Lieben Sie es, Verfahren und Systeme selbst zu entwickeln?

Bei diesen Metaprogrammen geht es darum, ob jemand eher nach „Optionen", also Wahlmöglichkeiten sucht oder es vorzieht, bereits bestehenden Prozessen zu folgen.

> Schau, ob du das bekommst, was du willst, indem du auf deinem Kurs bleibst. Wenn nicht, wähle einen anderen, ganz gleich, wie sehr das deine Routine zerreißt (Deng Ming-Dao).

Optionsorientierte Menschen kennen den Gedanken, dass es ein „anders, das vielleicht besser ist", geben kann. Sie entwickeln auch gern Verfahren oder Systeme, können sich aber nicht immer daran halten bzw. spüren bei neuen Ideen nicht immer den Drang, sie zu verwirklichen.

Sie sind auch bereit, Regeln zu brechen und Grenzen zu überschreiten, wenn sie glauben, dass es jenseits der Regeln und Grenzen brauchbare Möglichkeiten gibt. Unangenehm kann sein, dass sie sich manchmal „einfach nicht entscheiden können" ...

Prozessorientierte Personen sind jene, die gerne Wegen folgen, die andere für sie erdacht haben. Sie mögen festgeschriebene Vorgangsweisen, Prozeduren, die es einzuhalten gilt, organisatorische Abläufe. Sie fühlen sich dabei sicher.

Außerdem interessieren sie sich dafür, **wie** etwas gemacht wird, **nicht warum**.

Um herauszufinden, ob jemand eher options- oder prozessorientiert ist, können Sie ihm zum Beispiel folgende Frage stellen: **„Warum haben Sie Ihren jetzigen Beruf/dieses Krankenhaus/diese Tätigkeit gewählt?"**

Diejenigen, die als Gründe das beschreiben, **was sie alles damit tun/erreichen/erleben können**, sind optionsorientiert.

Die anderen beschreiben eher, **wie es dazu kam**, erzählen womöglich Geschichten oder beschreiben die Ereignisse, die dazu geführt haben.

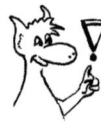

- **Wohltuende Sprachmuster für optionsorientierte** Menschen

  Da gibt es einige Alternativen; Sie haben folgende Möglichkeiten ...; Wir können uns die Möglichkeit offen lassen ...; Sie können zwischen ... entscheiden; es gibt die Gelegenheit ...; wir können vielleicht sogar ein paar Regeln beiseite lassen; nach oben hin unbegrenzt etc.

- **Wohltuende Sprachmuster** für **prozessorientierte** Ohren

  das ist bewährt und erprobt; wir machen zuerst das, dann das; erstens, zweitens, drittens; Sie können das nach dieser Anleitung machen; der richtige Weg, um ... zu machen, ist; halten Sie sich an die Vorgaben; die Vorgangsweise sieht folgendermaßen aus ... etc.

Falls Sie übrigens jemals ein Skelett bei seiner „allerletzten Überarbeitungsvariante" vor einem Schreibtisch sitzen sahen, wissen Sie nun, dass es sich wahrscheinlich um das Skelett eines extrem optionsorientierten Menschen handelt.

So wie bei demjenigen, der Ihnen vorschlägt, beim Mittagessen nach der Hälfte den Teller zu wechseln.

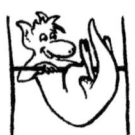

> **Übung A**
>
> (Ein Tipp: Fassen Sie diese Übungen als Gedankenspiele, als Sprachspiele auf, nehmen Sie sie nicht allzu ernst ...)
>
> 1. Stellen Sie sich vor, Sie haben es mit einem optionsorientierten, reaktiven Patienten zu tun, bei dem Sie glauben, er solle sich einer Operation unterziehen. Was sagen Sie zu ihm?
> 2. Eine proaktive, prozessorientierte Patientin soll nach einer Hüftoperation wieder „mobil" gemacht werden. Wie sprechen Sie mit ihr?
> 3. Die neue Oberschwester ist proaktiv und prozessorientiert. Sie wollen ihr eine neue Idee vermitteln. Wie beginnen Sie das Gespräch? (Versuchen Sie es auch in einem a) visuellen, b) auditiven und c) kinästhetischen „Ton".)

global/detailorientiert

„Können Sie mir bitte genau erklären, was Sie machen werden? Was sind die ersten Schritte? Was tun Sie dann? Wie machen Sie das genau? Es interessiert mich wirklich jedes Detail."

So spricht ein Mensch, der es gerne „genau" weiß, der **detailorientiert** ist. Er achtet Einzelheiten, spricht gerne über Einzelheiten, verliert sich manchmal in Einzelheiten und braucht wenig bis gar keinen Überblick.

Er verschafft ihn sich vielleicht, wenn er alle Details kennt, oder auch nicht.

Im schlimmsten Fall nervt er den Menschen, der **global orientiert** ist. Denn für diesen ist der Überblick interessant, der große Zusammenhang, das globale Geschehen. Details sind unwesentlich (weshalb er einige auch leicht übersehen kann ...).

„Wie war's?" – „Ja."

Auf die Frage „Wie ist es gelaufen?" sagt er: „Gut." Und auf die Frage „Was war genau los?" sagt er: „Nichts Besonderes. Es war alles ganz normal."

Hier geht es im Wesentlichen um die **Art der Information**, die jemand wünscht oder gibt. Da viele Menschen von einem zum anderen übergehen, kann es auch interessant sein zu wissen, welche Informationen sie zuerst brauchen. (Und glauben Sie jetzt nicht, dass alle Menschen zuerst einen Überblick haben wollen ...)

Eine **relevante Frage**, um dies herauszufinden, kann *„Wollen Sie mir ein wenig über ... erzählen?"* sein. Erhalten Sie daraufhin eine Pauschalantwort, eine umfassende (Kurz-)Antwort oder überhäuft Sie der Befragte mit Details?

Eine andere **nützliche Frage** lautet übrigens: *„Wollen Sie die Details oder den Überblick?"*

▪ Detailorientierte Sprachmuster

Im Detail; das muss/kann genau/präzise sein; etwas noch genauer nachgehen; ganz genau erzählen etc.

▪ Sprachmuster für Globale

Überblick; Gesamtschau; ein grobes Konzept; ich will es nicht so genau wissen; nicht bis ins Detail gehen; ungefähr wissen, wo es lang geht; die Situation hat sich verändert, dem sollten wir Rechnung tragen ...; im Wesentlichen, im Allgemeinen; im Prinzip etc.

Gestern war übrigens wieder der detailinteressierte Pfleger Franz zum Bettenmachen an der Reihe. Er brauchte für die sechzehn Betten mehr als sechs Stunden ...

Seine Frau besuchte dafür einen neuen Zahnarzt. Die Untersuchung dauerte nur wenige Augenblicke, dann sagte Herr Doktor L.: „Wird schon passen. Auf Wiedersehen!"

intern/extern

Woher wissen Sie, ob Sie etwas gut gemacht haben? Woher wissen Sie, wann etwas in Ordnung ist oder ob es geändert werden muss? Werden Sie durch das Urteil äußerer Quellen und Referenzen oder durch Ihre eigenen Normen motiviert bzw. bestätigt?

Diese Metaprogramme haben Einfluss darauf, wie Sie Werturteile und Entscheidungen fällen, ob und wann Sie (Selbst-)Verantwortung abgeben oder übernehmen bzw. wie Sie Ihre Maßstäbe finden.

Menschen, die **extern** orientiert sind, brauchen **die Meinung anderer Personen und Feedback von außen**, um motiviert zu sein oder zu bleiben. Es ist ihnen wichtig zu wissen, wie zufrieden andere mit ihrer Leistung sind, vor Entscheidungen die Meinung anderer zu kennen und externe Normen zu haben.

Spüren Sie es, wenn Sie etwas gut gemacht haben, oder muss man es Ihnen sagen?

„Ich weiß, dass ich gute Arbeit geleistet habe, wenn die Patienten mit mir zufrieden sind und/oder wenn ich von meiner Stationsschwester gelobt werde", wäre eine typische Aussage für dieses Metaprogramm. (Jene Stationsschwester, die spürte, dass die Patienten mit ihr zufrieden waren, von der Oberschwester aber immer wieder kritisiert wurde, erhielt schließlich mehrmals Lob von einer Oberärztin. Erst danach „wusste" sie, dass ihre Arbeit gut war.)

Ihre Kollegin, die **interne** Maßstäbe anlegt, **weiß bzw. „spürt** einfach", **wann sie etwas gut gemacht hat**. Sie hat ihre eigenen Normen und Methoden, um Vergleiche oder Entscheidungen zu treffen und die Qualität ihrer Arbeit zu prüfen. Dafür fällt es ihr schwer, von anderen Anweisungen anzunehmen oder auch die Meinung anderer zu akzeptieren.

Sie fasst übrigens Befehle gern als Information auf und meint: „Schwester R. will das bis heute Abend noch erledigt haben? Interessant ..."[5]

Da sie überdies selbst nicht auf das Feedback durch andere angewiesen ist, vergisst sie manchmal als Vorgesetzte, ihre MitarbeiterInnen zu loben.

Sagen Sie mir bitte, wann es mir besser geht.

Von extern orientierten Patienten könnten Sie übrigens den Satz „Sagen Sie mir, wann es mir besser geht?", hören, während intern orientierte behaupten: „Sie brauchen mir nichts zu sagen. Ich weiß selbst am besten, wie es mir geht und was ich zu tun habe."

Extern orientierte Leser und Leserinnen schätzen übrigens die vielen Zitate, die es in diesem Buch gibt, weil sie interessant finden, was denn der eine oder andere „Große" zu diesem oder jenem Thema gemeint hat.

Intern orientierte lesen sie, um dann „Stimmt" oder „Find ich nicht" zu sagen.

- Nützliche **„externe"** Sprachmuster

    Es ist bewiesen, dass ...; den anderen hat das auch geholfen/geschadet ...; in der Studie xy kann man lesen, dass ...; die Meinung anderer einholen; mithilfe anderer überprüfen, ob ...; hochgeschätzt; bewährt; vielfach getestet; etwas stark empfehlen; Experten meinen ... etc.

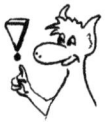

- **Interne** Sprachmuster

    Allein entscheiden; es liegt an Ihnen; Sie selbst wissen es am besten; nützen Sie Ihre eigenen Erfahrungen, Gefühle, Ideen, Gedanken dazu; nehmen Sie sich Zeit, um für Sie herauszufinden, ob ...; was fühlt sich gut an? Sind Sie sicher, dass Sie ... etc.

Für viele Menschen sind Gesundheits-Wesen übrigens Autoritätspersonen, sie suchen deren Rat und vertrauen darauf, dass jene wissen, was sie tun, und das Beste für sie kennen.

Oftmals nehmen sie dankbar an, was das Gesundheits-Wesen zu sagen hat, bis zu dem Zeitpunkt, an dem es ihnen wieder besser geht. Dann glauben sie, doch selbst zu wissen, was das Beste für sie ist. (Wie sonst sind die eindringlichen Hinweise zu erklären, verordnete Medikamente auch noch dann zu nehmen, wenn die Symptome verschwunden sind?)

> **Übung B**
>
> 1. Sie haben es mit einem intern und detailorientierten Patienten, Herrn N., zu tun, eher reaktiv, stark kinästhetisch. Erklären Sie ihm, dass es wichtig ist, das zu befolgen, was der Arzt verordnet hat/was Sie verordnet haben.
>
> 2. Was sagen Sie Ihrer intern orientierten, „globalen" Oberschwester/Oberärztin, nachdem Sie eine Anweisung missachtet haben (mit gutem Ergebnis!)? Ihre Chefin ist außerdem stark visuell und optionsorientiert.
>
> 3. Eine proaktive, detailorientierte und „externe" Angehörige, Frau B., möchte wissen, wann ihr Mann nun endlich operiert wird. Was sagen Sie ihr?

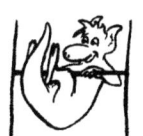

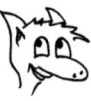 Wussten Sie übrigens, dass es ganz einfach ist, einem intern orientierten Vorgesetzten eine Idee „zu unterbreiten"? Sie sagen: „Die folgende Idee, Herr B., könnte von Ihnen sein, denn die glänzenden Ideen haben normalerweise Sie. Sie können sich die Idee also schon so anhören, als ob sie in Ihrem Inneren gesagt werden würde ..."

Offen bleibt die Frage, wie man mit jenem Augenchirurgen umgehen könnte, der meinte: „Meine Arbeit war perfekt. Ich habe großartig operiert. Ich wusste die ganze Zeit über, ich mach das toll. Leider war es das falsche Auge ..."

hin zu/weg von

Bei diesen Metaprogrammen geht es vor allem um die Motivation, etwas zu tun bzw. dabei zu bleiben.

Die Kunst der meisten Juristen erschöpft sich darin, bei der Rechtsbeugung Formfehler zu vermeiden.

Weg-von-Menschen haben einen klaren Blick für die Probleme, die es gibt, und sie wissen, was man tun muss, um sie zu vermeiden. Sie wissen auch, was sie **nicht wollen**. Deshalb antworten sie auf die Frage, was sie denn wollen, oft mit der Beschreibung jener Dinge, die sie verlieren, ablegen, vergessen, aufgeben, lösen möchten. Sie wissen nämlich manchmal nicht, was sie wollen, was es ihnen wiederum schwer macht, (wohlgeformte) Ziele zu haben.

Es sind übrigens auch diejenigen, die sich durch Drohungen leichter zu etwas bringen lassen als durch Versprechen. Auch Termine oder gar „dead-lines" bringen sie zum Handeln. (Kennen Sie Menschen, die erst dann etwas tun, wenn „der Hut brennt"? Typische „Weg-von-Typen".)

Hin-zu-Menschen sind zielstrebig: Sie haben Ziele, wissen, warum sie sie ansteuern und was sie dort erwartet, und streben das an, was sie wollen.

Nicht immer kennen sie die Qualität des Weges, aber das macht nichts, denn das Ziel ruft. (Sie lieben NLP unter anderem wegen seines wohlgeformten Zielmodells ...)

Sie haben Pläne, Visionen und Missionen – und übersehen manchmal die Hindernisse. Fürs Krisenmanagement sind dann die Weg-von-Kollegen zuständig.

Und zwischen den beiden Extremen gibt es unzählige „Mischformen", die je nach Situation variieren.

Die Tugend des freien Menschen zeigt sich ebenso groß im Vermeiden wie im Überwinden von Gefahren (Spinoza).

Tipp: Wenn Sie als Vorgesetzte/r jemanden neu einstellen wollen, ist es nützlich zu wissen, welche Metaprogramme mit der ausgeschriebenen Stelle verbunden sind. Geht es eher um Problemlösungen oder das Erreichen von Zielen? Oder um beides gleich stark?

Der Hauptzweck eines Krankenhauses bestehe, schreibt die Pflegedirektorin eines großen neurologischen Krankenhauses in ihrer Practitioner-Arbeit, sicher darin, kranke Menschen möglichst optimal zu betreuen und zu versorgen und sie zu unterstützen, so schnell wie möglich wieder gesund zu werden. Die Dynamik sei daher prinzipiell sehr zielgerichtet, da das soziale System bestimmte Zwecke erfüllen solle.[6]

Andererseits sei es in diesem Kontext aber auch wichtig, Probleme bereits im Vorfeld zu erkennen und Vermeidungsstrategien entwickeln zu können, weshalb es Sinn mache, jemanden zu suchen, der mit beiden Mustern gleichermaßen umgehen könne.

Was die Erkennung des Programms betrifft, reicht es normalerweise, irgendeine „Warum-Frage" zu stellen und darauf zu achten, ob nach dem *weil* etwas kommt, wovon der Sprecher weg will oder zu dem er hin möchte.

- **Sprachmuster**, die **Hin-zu-Menschen** ansprechen

    Ein Ziel erreichen; erfolgreich ... tun; etwas bekommen, erhalten; der Nutzen davon ist; der Vorteil besteht darin, dass ...; die Ergebnisse; der Gewinn davon ist ... etc.
    (Hier herein gehört auch ganz allgemein „zielorientiertes Sprechen".)

- **Weg-von-Sprachmuster**

    Vermeiden, dass ...; ein Problem loswerden; verhindern; dann müssten Sie nicht mehr ...; etwas regeln; verhüten; herausfinden, was nicht stimmt; das ... wird es dann nicht mehr geben; die Frage ... wird nicht mehr auftauchen; weniger Schwierigkeiten etc.

Eine starke Weg-von-Motivation wies auch der Siebenjährige auf, der etwa ein halbes Jahr nach der Geburt einer Schwester damit begann, zwischen den Eltern schlafen zu wollen. Da die beiden glaubten, er würde nun ihre Nähe und Zuneigung ganz besonders brauchen, ließen sie es zu.

Als es ihnen nach vielen, vielen Monaten lästig wurde, dass er auf den Platz in der Mitte bestand, fragten sie ihn einmal, warum er denn unbedingt bei ihnen schlafen wolle. Da antwortete er: „Wir haben in der Schule gelernt, wie man Kinder macht. Glaubt ihr, ich will noch so eine Schwester?"

matching/mismatching

> Ich will so bleiben, wie ich bin, und mich täglich verändern.

Diese Programme bezeichnen die Art und Weise, wie man bei Vergleichen vorgeht, was einem dabei ins Auge springt. Sucht man nach **Gemeinsamkeiten (matching)** oder beachtet man eher die **Unterschiede (mismatching)**?

Ein *matcher*, der in großen *„chunks"* (= Brocken) denkt, könnte z. B. feststellen, dass in der Station seit vielen Jahren alles beim Alten ist.

Ein *mismatcher*, womöglich detailorientiert, würde daraufhin beginnen, ihm bis in die Einzelheiten zu erklären, was sich alles geändert hat, und er würde weder bei den Vorhängen noch bei der neuen Frisur der Stationsschwester Halt machen. (In besonders krassen Fällen werden „mismatcher" auch als „mies-matcher" empfunden, weil sie jeden Fehler aufspüren und besprechen.)

> Es ist einfacher, Kritik zu üben, als etwas anzuerkennen (Benjamin Disraeli).

Personen, die Unterschiede erkennen können, sind jedoch in den meisten Bereichen enorm wichtig. Will jemand z. B. eine Diagnose stellen und einen Behandlungsplan entwerfen, ist es notwendig, die Gemeinsamkeiten von Symptomen mit einer Krankheit festzustellen **und** auf die jeweiligen Unterschiede zu achten.

Ein reiner *matcher* („Ach, meine Patienten haben alle das gleiche: Probleme mit dem Herzen") wäre mit dieser Aussage für den Einzelnen wahrscheinlich weder vertrauenserweckend noch wirklich erfolgreich, ein reiner *mismatcher* („Tja, das eine Symptom passt schon, aber da gibt es noch diese vielen anderen ...") würde womöglich Stunden brauchen, um sich für eine Krankheits-Zuordnung zu entscheiden.

Alltagsfragen, um herauszufinden, wohin jemand eher tendiert, sind z. B. die Fragen: *„Welche Beziehung besteht zwischen ... (Ihrer jetzigen und Ihrer vorigen Arbeit) ...? Welche Ähnlichkeiten gibt es bei ..."*

Interessant sind die jeweiligen Präferenzen für eines der Programme auch bei der Frage nach **Stabilität bzw. Veränderung**.

Matcher lieben es, wenn *„alles gleich"* bleibt. Sie mögen Veränderungen nicht und weigern sich sogar manchmal, sie anzunehmen bzw. sich anzupassen. Sie haben vieles einfach „immer schon so gemacht" ...

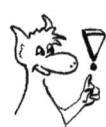

■ **Passende Sprachmuster für matcher**

Das gleiche wie letzte Woche; viele Gemeinsamkeiten; so wie immer; es bleibt unverändert; so wie vorher machen; die Aufgabenstellung ist die gleiche ...; etwas beibehal-

ten; wie Sie wissen; identisch; im Grunde ist alles das selbe etc.

Mismatcher schätzen Neues, sie mögen Veränderung, sie versuchen gerne, Dinge anders zu machen, Handlungsabläufe zu variieren, Abwechslung zu haben. Wenn es nach ihnen ginge, würden sie auch ihren Arbeitsplatz häufig wechseln. Und dort gleich einige Details neu ordnen.

Sie sind flexibel, lernen gerne dazu, und es stört sie auch nicht, wenn es wirklich ganz unbekannte Dinge sind.

- **Wohltönende Sprachmuster** für den typischen **Mismatcher**

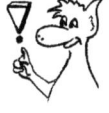

Ganz neu und komplett anders; total verändert; brandneu; innovativ; einmalig; einzigartig; nicht wiederzuerkennen; Wechsel, Abwechslung; verschieden, unterschiedlich etc.

Da diese Programme nur bei wenigen Personen in einer extremen Ausprägung vorkommen (eine Untersuchung für den Arbeitskontext spricht von 5% matchern und 20% mismatchern[7]), ist hier auch eine „Mittelposition" interessant, der etwa 65% der Menschen angehören sollen.

Diese achten auf **„Gleichheit mit Ausnahmen"**, das heißt, sie kümmern sich zuerst um die Gleichheiten, bevor sie zu den Ausnahmen übergehen. Sie mögen es normalerweise, wenn Veränderungen langsam vor sich gehen („fortschreiten") und Situationen Zeit haben, sich zu entwickeln.

Noch einmal

Mulla Nasrudin lag auf dem Sterbebett. Jemand fragte ihn: "Wenn du noch einmal leben könntest, würdest du dann irgendetwas anders machen oder würdest du dein Leben noch einmal so leben, wie es war?"
Der Mulla dachte lange nach. Dann öffnete er die Augen und sagte: „Eines würde ich ändern: ich wollte eigentlich immer mal einen Mittelscheitel haben, und das würde ich das nächste Mal anders machen; nicht mehr den Scheitel auf der rechten Seite, sondern in der Mitte. Sonst kann alles bleiben, wie es war."[8]

Übung C

1. Sie haben es mit Frau K. zu tun, einer visuellen weg-von Patientin, die überdies eine detailorientierte mismatcherin ist. Erklären Sie ihr, warum sie noch ca. eine Woche im Krankenhaus bleiben muss.

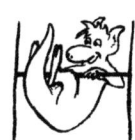

> 2. In der Ambulanz ist viel los. Wie versuchen Sie einen matcher mit Ausnahmen, proaktiv und global, der sich wegen der langen Wartezeit aufregt, zu beruhigen?
>
> 3. Sie möchten mit Ihrer Kollegin Ihren Dienst tauschen. Ihre Kollegin ist eine kinästhetische, reaktive, prozessorientierte und weg-von orientierte Person. Was sagen Sie?
>
> 4. Sie wollen sich zu einer Arbeit motivieren.
>   a) Sie sind hin-zu, global und proaktiv orientiert
>   b) Sie sind weg-von und detailorientiert und eher mismatchend.
>
> Was sagen Sie zu sich?

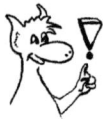

Die richtige Frau, der richtige Mann für eine Schlüsselfunktion?! Ein Auswahlverfahren orientiert an den Meta-Programmen[9]

Verschiedene Berufe erfordern verschieden ausgeprägte Meta-Programme. (Denken Sie nur an den globalen Zahnarzt ...)

Diese Tatsache nahm eine Teilnehmerin des NLP-Practitioners für Gesundheits-Wesen, die Pflegedirektorin eines Neurologischen Krankenhauses, zum Ausgangspunkt für ihre Projektarbeit. Ziel ihrer Arbeit war es, sowohl die **Ausschreibung** für die **Position einer Stationsschwester** als auch das **Stellenprofil der Station** sowie **seiner relevanten Umgebung** anhand der Meta-Programme zu erstellen.

Im **mündlichen Hearing** wurden ebenfalls Fragen verwendet, die es möglich machten zu erfahren, wie die BewerberInnen motivierbar sind, wie sie Informationen verarbeiten und Entscheidungen treffen.

Da die geforderten Kriterien transparent und nachvollziehbar waren, wurden auch die Feedback-Gespräche, die nach der Auswahl mit den BewerberInnen geführt wurden, von diesen sehr gut angenommen.

> Management ist die schöpferischste aller Künste: die Kunst, Talente richtig einzusetzen (Robert McNamara).

Auszüge aus dem "Stellenprofil Stationsschwester"

Motivationale Merkmale

Gleichermaßen proaktiv und reaktiv

Die Stelle erfordert viel Eigeninitiative und die Fähigkeit, Entscheidungen situationsbezogen rasch und sicher treffen zu können. Es bedarf aber gleichermaßen auch der Fähigkeit, anderen die Möglichkeit zu geben, selbst initiativ zu werden und zu sein. Der Bewerber muss demzufolge auch in der

Lage sein, sich und anderen die notwendige Zeit einzuräumen, um Handlungen, Prozesse sowie Situationen zu analysieren, zu verstehen und darauf aufbauend fundierte Entscheidungen zu treffen ...

Vorwiegend „weg von" orientiert mit Anteilen von „hin zu"

Als Stationsschwester ist es wichtig, Probleme bereits im Vorfeld zu erkennen und Lösungs- bzw. Vermeidungsstrategien zu entwickeln. Besondere Fähigkeiten benötigt sie im Bereich der Krisenintervention bezogen auf das mono- und multiprofessionelle Team, aber auch auf Patienten und Angehörige ...

Vorwiegend internal

Da die Stationsschwester sehr selbständig arbeiten, diverse Anweisungen umsetzen, viel Entscheidungen autonom treffen und für den reibungslosen Ablauf an der Station Sorge tragen muss, ist es wichtig, dass sie für sich selbst erkennt, wann sie eine Arbeit gut oder schlecht gemacht hat ... Sie darf auch nicht emotional auf das Feedback ihrer MitarbeiterInnen angewiesen sein, da darunter ihre Entscheidungsfähigkeit leiden könnte.

Vorwiegend prozessorientiert mit optionsorientierten Anteilen

Organisatorische Abläufe müssen ebenso wie Standards (Richtlinien) eingehalten werden. Es ist auch wichtig, dass sie in der Lage ist, Routineabläufe zu hinterfragen, Möglichkeiten für Veränderungsprozesse aufzuzeigen und gemeinsam mit dem Team Abläufe, Standards und dergleichen zu überarbeiten.

Im zweiten Teil des Stellenprofils geht es um die **„Merkmale der Informationsverarbeitung".**

Hier kommen vorwiegend Metaprogramme zur Sprache, die die Arbeitsweise, die Reaktionsfähigkeit, die Teamfähigkeit, den „Überzeugerkanal" etc. einer Stationsschwester betreffen, die jedoch nicht alle in diesem Buch behandelt wurden. Im Konkreten geht es u.a. um folgende **Meta-Programme**:

Vorwiegend global mit detailorientierten Anteilen

Die Stationsschwester muss sich rasch einen Überblick verschaffen und bestimmte Gegebenheiten in einem abteilungs- und hausbezogenen Kontext sehen können ... Entsprechend ihrem Tätigkeitsprofil muss sie sich jedoch, wenn erforderlich, mit Details befassen können.

Richtung der Aufmerksamkeit: „Menschen"

Das heißt z. B., dass *ihre Funktion es verlangt, die Menschen in ihrer Individualität wahrzunehmen und zu respektieren.* Es sind nicht vorwiegend Dinge, die zählen, oder Informationen.

Arbeitsstil: „Beteiligung mit unabhängigen Anteilen"

Sie muss also in der Lage sein, mit anderen in einem Team zu arbeiten und ... dort u.a. *andere aktiv in die Aufgabenbewältigung sowie den Entscheidungsprozess einzubeziehen.*

Anschließend erstellte die Pflegedirektorin einen Fragekatalog, mit dessen Hilfe es möglich wurde, die geforderten Meta-Programme im mündlichen Hearing zu erkennen. In ihrer Arbeit betont sie jedoch, dass man wohl einige Routine brauche, um gleichzeitig die „richtigen" Fragen zu stellen, auf den Inhalt zu hören und die Metaprogramme zu erkennen ...

Wort sei Dank.

Allen, die sich für das Thema „Stellenprofile" und „Mitarbeiterauswahl" näher interessieren, sei besonders das mehrmals zitierte Buch „Wort sei Dank. Von der Anwendung und Wirkung effektiver Sprachmuster" von Shelle Rose Charvet empfohlen.[10]

Allen anderen wünsche ich viel Vergnügen mit der Anwendung dessen, was in diesem Buch über Meta-Programme zu erfahren war.

Schlussworte für die ...

... Proaktiven

Gehen Sie hin und testen Sie das Gelernte. Am besten jetzt gleich. Einfach so.

... Reaktiven

Lassen Sie sich getrost Zeit, das Gelernte zu verdauen, darüber nachzudenken und dann ganz in Ihrem Tempo das eine oder andere auszuprobieren.

... Optionsorientierten

Viele Möglichkeiten taten sich in dem Kapitel auf, und Sie haben jetzt die Chance, eine nach der anderen langsam zu testen oder vielleicht alle auf einmal oder ganz etwas anderes zu tun oder nicht zu tun.

... Prozessorientierten

Nun können Sie daran gehen, ein Metaprogramm nach dem anderen zuerst bei sich, dann bei anderen zu erkennen. Anschließend versuchen Sie der Reihe nach mögliche Sprachmuster zu verwenden. Gehen Sie sorgfältig Schritt für Schritt vor, dann behalten Sie leicht den notwendigen Überblick.

... Globalen

Sie haben einen Überblick über einige wichtige Metaprogramme erhalten und können nun im Wesentlichen versuchen, die jeweiligen Sprachmuster anzuwenden.

... Detailorientierten

Im letzten Kapitel konnten Sie Einzelheiten über verschiedene Metaprogramme erfahren und können nun versuchen, vor allem die passenden Sprachmuster etwas genauer unter die Lupe zu nehmen und in einzelnen Situationen zu verwenden.

... „Internen"

Testen, erfahren und spüren Sie nun selbst, was Sie mit dem Gelernten anfangen können.

... „Externen"

Die Bedeutung der Metaprogramme in unserem Leben wurde von zahlreichen NLP-Entwicklern und Anwendern immer wieder hervorgehoben, und auch die letzten Bücher darüber bezeugen ihre Mächtigkeit.

Testen und erfahren Sie nun selbst, was all diese Menschen schon getestet und erfahren haben.

... Hin-zu-Leserinnen

Genießen Sie im Anschluss an dieses Kapitel nun all das, was Sie bei der Beschäftigung mit Metaprogrammen und bei der Anwendung der Sprachmuster erleben und lernen werden.

... Weg-von-Leser

Weniger Missverständnisse, weniger Kommunikationssituationen, die nicht gelungen sind, weniger Aneinander-Vorbei.

Testen Sie die Metaprogramme und ihre Wirkung. Hören Sie einfach auf, es nicht zu tun, und vergessen Sie dabei Anstrengung und Ernsthaftigkeit ...

... Matcherinnen

Vielleicht kam Ihnen das alles bekannt vor. Umso besser. Dann wird für Sie bei der Anwendung und beim Ausprobieren alles wie immer sein.

... Mismatcherinnen

Jedes Programm hat eine andere Wirkung, und diese Unterschiede zu kennen und anzuwenden, wird **den** Unterschied machen, der sie ein völlig neues Kommunikationsgefühl erleben lassen wird.

*

Geh langsam, atme und lächle (Thich Nhat Hanh).

Mögliche Lösungen

(Nicht nur die Übungen selbst, auch die Lösungen sind eher als „Sprachspiele" aufzufassen ...)

Übung A

1. Herr XY, ich beschreibe Ihnen jetzt einmal, welche Möglichkeiten es für Sie gibt. Eine der besten Möglichkeiten meines Erachtens wäre eine Operation, die wir wiederum (so oder so; gleich oder erst in einem Monat; hier oder dort ...) machen könnten. Ich erkläre Ihnen, wie so was abläuft, welche Schritte es zu beachten gilt, und Sie überlegen daheim, was Sie davon halten. Nehmen Sie sich Zeit, denken Sie darüber nach ...

2. So, Frau XY, jetzt geht es los. Also: Sie hören mir gleich einmal aufmerksam zu und ich erkläre Ihnen, welchen Weg wir gehen. Also: erstens ..., zweitens ... und drittens. ... und den ersten Punkt probieren Sie jetzt gleich wirklich.

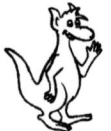

3. a) Schauen Sie, ich hab zu dem Thema da so eine Idee und mir gleich vorgestellt, wie wir sie umsetzen könnten. Die Schritte, die ich vor mir sehe, sind folgendermaßen ... Jetzt müssten wir sie nur mehr gehen, und für mich würde es interessant erscheinen, es gleich zu probieren.
b) Darf ich schnell etwas mit Ihnen besprechen? Ich habe eine Idee, die in meinen Ohren gut klingt. Ich hab auch schon über die konkrete und bewährte Umsetzung nachgedacht, und die hört sich so an ... Zuerst, vielleicht gleich, machen wir Folgendes ...
c) Eine proaktive Kinästhetin? Ob es die in einer typischen Ausprägung wohl geben kann? Aber so könnte eine Gesprächseinleitung klingen: Sie sitzen! Gut. Denn ich habe eine Idee, die sich vielleicht so gut anfühlt, dass sie am liebsten gleich aufspringen würden, um sie durchzuführen bzw. anzupacken. Ich beschreibe Ihnen, was genau es wann zu tun gäbe, und Sie versuchen einmal zu spüren, wie es uns bei der Umsetzung gehen könnte.
(Achtung: Sie müssen langsam sprechen!)

Übung B

1. Lieber Herr N., Sie begreifen sicher, wie wichtig es ist, das, was der Arzt Ihnen verordnet hat, einzuhalten. Bis ins Detail einzuhalten, denn dann werden Sie auch bis ins Detail spüren, dass es gut tut, was er verordnet hat.
Wir besprechen jetzt noch einmal jede Kleinigkeit durch, und dann nehmen Sie sich Zeit herauszufinden, was sich für Sie richtig anfühlt und wozu Sie noch Fragen haben.

2. Tja, Sie haben gesehen, dass ich Ihre Anweisung leider nicht befolgt habe. Aber nehmen Sie sich Zeit, um sich das Ergebnis anzuschauen. Es sieht gut aus. Und dann können Sie ja noch immer überlegen, ob sie Konsequenzen für nötig halten oder nicht.

3. Jetzt gleich – kann ich Ihnen nur genau erklären, was es noch alles zu tun gibt, bis Ihr Mann operiert werden kann. Wir brauchen ein paar Expertenmeinungen (z. B. …), es gibt noch ein paar spezifische Untersuchungen (wie …), dann müssen alle, die mit dem OP-Zeitplan zu tun haben, ihr Okay geben, und dann kann's losgehen. Morgen oder übermorgen, oder vielleicht erst am Donnerstag …

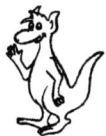

Übung C

1. Ach ja, Frau K., es hat sich was geändert. Sie können leider noch nicht so bald nach Hause gehen, obwohl viele Details ja schon ganz anders aussehen als zu Beginn. Sie brauchen nicht mehr …, Sie haben keine(n). … mehr etc., und Sie werden nur mehr eine Woche da bleiben müssen. Aber schauen Sie, bei uns müssen Sie sich um nichts kümmern, Sie müssen nicht einkaufen, nicht kochen, nichts waschen, nichts bügeln. Das ist doch keine so schlechte Perspektive!

2. Jetzt drehen Sie sich einmal um und schauen Sie sich an, was heute schon weitergegangen ist. Insgesamt tut sich also einiges, und auch Sie könnten gleich einmal zufrieden sein. Sie sind auf dem besten Weg, eine der Nächsten zu sein, dann können Sie wieder in Ihren Alltag stürmen. Vorher üben Sie sich aber jetzt sofort noch im Geduld-Haben. Alles klar?

3. Horch zu. Zuerst erkläre ich, worum es mir geht, dann denkst du nach und entscheidest, was sich für dich gut anfühlt und was mir hilft, das Problem, das ich habe, loszuwerden …

4. a) Ich fang mal an, am besten gleich, nachher bin ich zufrieden, wenn alles erledigt ist.
   b) Was fühlt sich besser an? Die Zeit vor der Arbeit oder die nachher? Die nachher natürlich. Da brauch ich mir nicht mehr den Kopf zu zerbrechen, was ich wann wo wie mache, sondern kann mal den Stress hinter mir lassen …

Ich sage doch nur, was ich meine ...

Trixi Rosenthaler

Kartographen vor den Vorhang: Die Landkarte der Landkarte der Welt

Lassen Sie mich noch einmal etwas für NLP Wesentliches rekapitulieren:

- Die Welt, die uns umgibt, ist so komplex und vielfältig, dass wir sie nicht in ihrer Gesamtheit erfassen können.
- Deshalb bauen wir in unserem Kopf mithilfe unzähliger Filter und Programme ein Modell der Welt, das daher nur mehr eine „Landkarte der Welt" ist.
- Dann gehen wir daran, dieses Modell der Welt in Sprache zu fassen, die aber wiederum zahlreiche Filter und Programme durchläuft.
- So entsteht also **ein Modell des Modells der Welt, eine Landkarte der Landkarte**.

Je eingeschränkter nun unser Wortschatz ist (wie z. B. in einer Fremdsprache, die wir gerade lernen), umso simpler wird unsere Landkarte der Landkarte der Welt erscheinen, selbst wenn unsere ursprüngliche Landkarte noch recht vielfältig ist.

> Wie kann ich wissen, was ich denke, bevor ich höre, was ich sage? (Graham Wallas).

Stellen Sie sich z. B. vor, dass ein Mensch, der nur wenige deutsche Wörter kennt, einen Buben dabei beobachtet, wie er seiner Mutter nicht gehorcht und ein paar Minuten lang nicht das tut, was sie möchte.

Der Mensch kennt die Wörter „gut" und „böse" und weiß ungefähr, was sie bedeuten. Also sagt er, der Bub wäre „böse". Die Mutter ist verärgert. Erstens hört keine Mutter der Welt gerne, dass sie „böse" Kinder hat, und außerdem ist sie entsetzt darüber, wie rasch der Mensch mit solchen Urteilen ist bzw. welche einfache Weltsicht der Mensch zu haben scheint. Sie weiß ja nicht, dass der Mensch in seiner Muttersprache noch viel mehr Wörter als sie hat, um das Verhalten von Kindern zu beschreiben.

Dass in diesem Fall „etwas nicht ganz stimmt", liegt auf der Hand. Das „Problem" entstand auf der Ebene, auf der die Landkarte „übersetzt" werden sollte: auf dem Weg von dem, was der Mensch wahrgenommen hat, zur Versprachlichung dieser Wahrnehmung.

Der Weg von der Wahrnehmungsebene zur Sprachebene ist jedoch auch dann **durch verschiedene Mechanismen geprägt**, wenn wir unsere **Muttersprache** verwenden.

Die Begriffe für diese Mechanismen stammen ursprünglich vom amerikanischen Linguisten Noam Chomsky, der 1957 in seiner Dissertation „Transformational Grammar" (im deutschsprachigen Raum unter dem Begriff „Transformationsgrammatik" bekannt) drei Prozesse beschrieb, mit denen wir unsere Landkarte der Landkarte erschaffen: jenen der **Tilgung**, der **Verzerrung** und der **Generalisierung.**

Die Transformationsgrammatik geht davon aus, dass es so etwas wie eine Tiefenstruktur und eine Oberflächenstruktur gibt. Einfach ausgedrückt, ist all das, was „unter der sprachlichen Oberfläche" liegt, Tiefenstruktur.

So ist der Satz „Ich liebe dich" in seiner Tiefenstruktur ein nicht genau definierbares, überaus komplexes, nicht im Detail wahrnehmbares Sammelsurium von konkreten Wahrnehmungen, Interpretationen, Gefühlen, Gedanken, Handlungen etc. (Darum ist auch die Frage: Wieso genau?" nicht leicht zu beantworten ...)

Auch Sätze wie „Ich fühle mich krank", „Sie ist eine gute Krankenschwester/Ärztin", „Die Behandlung wirkt" haben Tiefenstrukturen, in denen es von Gedanken, Wahrnehmungen, Gefühlen etc. nur so wimmelt.

Ich denke, das Meer und seine „Bewohner" bieten einen brauchbaren Vergleich. Wenn wir am Ufer stehen und „Das Meer liegt heute ganz ruhig da" sagen, ahnen wir (unbewusst oder nicht) zwar Teile dessen, was sich in Wirklichkeit alles unter der glatten Oberfläche verbirgt, es würde unseren Gesamteindruck aber nicht stören.

Dass dieses Wimmeln auch **unter einer sprachlichen Oberfläche** stattfindet, ist in den meisten Fällen ebenfalls gut so, ganz besonders, wenn man Globales mag. Denn würden wir alle ständig versuchen, jedes auch noch so kleine Detail unserer Gedanken, Wahrnehmungen, Gefühle etc. zur Sprache zu bringen, gäbe es keinen Raum mehr für Schweigen, und Kommunikation wäre unmöglich, weil jeder nur mehr mit dem Reden beschäftigt wäre und keine Zeit zum Zuhören hätte.

In manchen Fällen kann die vereinfachte Oberflächenstruktur aber auch problematisch sein: Dort, wo wir verges-

---

Unter einer sprachlichen Oberfläche wimmelt es nur so von Bedeutungen (Trixi Rosenthaler).

sen, dass Sprache nur die Landkarte unserer Landkarte ist, und glauben, wir hätten es bei den verschiedenen Sätzen tatsächlich „mit der Welt" zu tun.

„Der Krankenpfleger mag mich nicht". „Hier fühl ich mich nicht wohl." „Ich bin wirklich dumm." „Das darf ich nicht." „Das wird bestimmt wieder nicht klappen."

Bei all diesen Sätzen handelt es sich um Aussagen, bei denen es wichtig wäre, sie zu „hinterfragen", bevor man sie als „Beschreibung der Welt" akzeptiert.

Gehen Sie der Sache auf den Grund
Das Meta-Modell der Sprache

Lassen Sie uns nun gemeinsam in die Tiefen tauchen, um dort vielleicht herauszufinden, „worum es denn nun wirklich" geht. Lassen Sie uns die verschiedensten Aussagen unter jenem Vergrößerungsglas betrachten, das uns auf den Punkt bringt. Lassen Sie uns dazu ein NLP-Modell verwenden, das „Meta-Modell" heißt.

Das **Meta-Modell** ist ein **System von Sprachmustern**, das es uns ermöglicht, die **Aufmerksamkeit in Richtung „sinnesspezifische Erfahrungen"** zu lenken, also durch sämtliche Interpretationen und „Bedeutungsgebungen" hindurch zu den ganz konkreten, wahrnehmbaren Ereignissen.

Manche Menschen wissen oft selbst nicht genau, was sie nun konkret meinen.

Das heißt, dass mit Hilfe des Meta-Modells **Sprache (bzw. die Oberflächenstruktur)** wieder **mit spezifischen Erfahrungen verknüpft** werden kann.

Das Meta-Modell beschreibt einerseits den Weg der „Veroberflächlichung" und zeigt andererseits Möglichkeiten, diesen durch gezielte Fragestellungen wieder „zurück zu gehen".

Vorwegnehmend lässt sich sagen, dass die drei Fragen **„Woher genau wissen Sie das?"**, **„Wie genau meinen Sie das?"**, **„Wie genau machen Sie das?"** zu den „grund-legendsten" Fragen dieses Modells gehören.

Um überschaubar und vor allem nützlich zu bleiben, werden wir Sie in diesem Buch nicht mit allen Details der verschiedenen Mechanismen beschäftigen. Denen, die noch mehr wissen wollen, sei das Hauptwerk zu dem Thema empfohlen: Bandlers und Grinders „Metasprache und Psychotherapie. Die Struktur der Magie I".

Verzerrungen

Mit dem Gestaltungsprozess „Verzerrung" verändern wir das, was wir wahrnehmen, wir interpretieren um, wir schaffen neue Zusammenhänge. Wir brauchen diesen Prozess z. B. für Kreativität, Erfindung, Phantasie. Einschränkend wirkt er jedoch dann, wenn Erfahrungen so umgedreht werden, dass sie eigenen (negativen) Erwartungen entsprechen.

Gleichsetzungen verschiedener Erfahrungen (komplexe Äquivalenz)

Eine Gleichsetzung unterschiedlicher Sachverhalte liegt dann vor, wenn zwei verschiedene Aussagen so verbunden werden, dass sie gleichbedeutend wirken.

Verzerrungen zurückzerren ...

2 + 2 = 6 – 2 Dabei handelt es sich um eine wahre Aussage.

„Schwester B. hat heute noch nicht mit mir geredet. (Das bedeutet) Sie mag mich nicht." – Wahre Aussage?

Ziel ist es, die Gleichsetzung zu hinterfragen und Gegenbeispiele zu finden:

- *Woher wissen Sie,* dass das „Nicht-Reden" bedeutet, dass Schwester B. Sie nicht mag?
- *Haben Sie schon einmal mit jemandem einige Zeit lang nicht geredet, obwohl sie ihn mögen?*

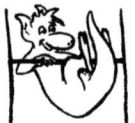

Wie lösen Sie folgende Gleichsetzungen auf?

1. *„Frau F. kommt wieder zu spät. Es ist ihr egal, dass wir warten."*
2. *„Herr Doktor M. nimmt nicht an der Veranstaltung teil. Er will wohl nichts mit uns zu tun haben."*
3. *„Frau M. hat schon wieder rote Fingernägel. Die lässt einfach jede unangenehme Arbeit uns machen."*

Geben Sie übrigens keine anderen Lösungen vor! Stellen Sie nur Fragen. Antworten könnten erstens leicht Widerspruch hervorrufen und zweitens zeigen sie hauptsächlich Ihre eigenen Tiefenstrukturen ...

Gedanken setzen vielleicht nichts in Bewegung, aber sie setzen sich fest (Ernst Hauschka).

Gedankenlesen

Beim Gedankenlesen behauptet man zu wissen, was in einem anderen vorgeht, bzw. erwartet man von den anderen die Fähigkeit, die eigenen Gedanken lesen zu können. Damit stülpen wir quasi unsere Landkarten über die anderen.

„Ich gehe den Schwestern sicher schon auf die Nerven. Sie müssten aber wissen, dass ich nicht lange in der selben Stellung liegen kann."

Das Ziel ist es nun, den Sprecher/die Sprecherin nach konkreten Einzelheiten suchen zu lassen, welche die Aussage sinnesspezifisch „beweisen". (Wenn dies durch komplexe Äquivalenzen geschehen sollte – fragen Sie einfach weiter ...)

- ***Wodurch genau wissen Sie/Woran genau merken Sie***, *dass Sie den Schwestern auf die Nerven gehen?*
- ***Woher wissen die Schwestern***, *dass Sie nicht lange in der selben Stellung liegen können?*

Mögliche Antwort auf die erste Frage: *Sie schaut so komisch. Ich nerve sie sicher.*

Neue Frage: *Wie genau schaut sie? Und woher wissen Sie, dass dieses Schauen bedeutet, dass Sie sie nerven?*

Sie merken schon: Man kann mit dieser Fragerei ziemlich lästig werden.

Gott gab uns zwei Augen, damit wir manchmal eines zudrücken können (Albert Ballin).

Und um nicht zum **„Meta-Monster"** zu mutieren, sind hier zwei Dinge wichtig: **Ihr Ziel** (Was genau wollen Sie mit Ihren Fragen erreichen?) und guter **Rapport** zum anderen.

Es geht im Endeffekt darum, die „wirkende" Welt des anderen zu verstehen und ihm zu zeigen, dass es vielleicht andere Interpretationsmöglichkeiten des jeweils Wahrgenommenen gibt.

Das bedeutet im Klartext, dass man den anderen zuerst natürlich einmal „ernst" nimmt, dass man ihn sogar „spiegelt", um herauszufinden, wie er sich fühlen könnte. Das Meta-Modell soll dann dabei helfen, ihn aus dem Zustand, in dem er sich befindet, zu führen. Man „leadet" also damit. Vorsichtig. Nicht wie mit einem Hammer ...

Erfinden Sie Dialoge, die von folgenden „Feststellungen" ausgehen.

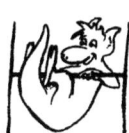

1. *Ich weiß genau, was Sie denken.*
2. *Ich interessiere die Ärzte in Wirklichkeit überhaupt nicht.*
3. *Und dem Stationspfleger bin ich ein Dorn im Auge.*
4. *Meine Kinder müssten wissen, dass ich mich nach ihrem Besuch sehne.*
5. *Ihnen ist es doch egal, wie es meiner Mutter geht.*
6. *Das ist genau das Richtige für ihn.*

Ursache – Wirkung

„Der Geruch macht mich fertig".
„Ich bin von dieser ewigen Rederei schon völlig erschöpft."

Mit solchen Aussagen begibt sich der Sprecher auf die Wirkungsseite des Lebens und vergisst, dass er auch Ursache sein kann.

Das Ziel der auflösenden Fragen ist es, ihn darauf aufmerksam zu machen, dass er die Verantwortung tragen kann, wie er sich fühlt.

Wenn er, wie hier, den Geruch oder die „ewige Rederei" dafür verantwortlich macht, gibt er ihnen Macht, die ihnen nicht zusteht.

Eine nützliche und bei gutem Rapport auch amüsant wirkende Frage bei Ursache-Wirkung-Aussagen kann folgende sein:

- **Wie genau macht der Geruch das,** dass er Sie fertig macht?
- **Wie genau erschöpft diese ewige Rederei Sie?**

Auch wenn jemand sagt: *„Er ärgert mich",* kann ich die Frage, wie er denn das genau macht, stellen und dabei aufzeigen, dass es da eigentlich „nur" jemanden gibt, der irgendetwas tut, was z. B. meinen Werten oder Wünschen widerspricht. Ärgern muss ich mich schon selbst.

Ich könnte aber genauso gut beschließen, mich nur jedes zweite Mal zu ärgern oder mich zu wundern oder ihm z. B. einmal konkret zu sagen, was genau es ist, weswegen ich beschließe, mich zu ärgern …

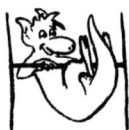

Welche Fragen könnten Sie bei folgenden Aussagen stellen?

1. Die Frau G. macht mich wahnsinnig.
2. Wenn ich ihn sehe, bekomme ich Magenweh.
3. Er macht mich krank.
4. Ich will sie doch nur glücklich machen.
5. Dieser Lärm geht mir auf die Nerven.

Menschen, die dieses Muster häufig verwenden oder es sich angewöhnt haben, hören es übrigens nicht immer gern, dass es Wahlmöglichkeiten gibt bzw. dass sie selbst die Verantwortung für ihr Fühlen tragen. *Wenn man ständig für alles verantwortlich wäre, würde einen das ja völlig überfordern …*

Außerdem ist es leichter, die Schuld bei den anderen zu suchen.

Wollen Sie hier also „wirken", dann brauchen Sie tragfähigen Rapport. Und wenn dieser gerade nicht funktioniert: Seien Sie gnädig und sagen Sie „Oje". Bedauern Sie den Sprecher/die Sprecherin ganz einfach.

Auch gute Busfahrer dürfen Pausen einlegen. Busfahr-Schüler und -Schülerinnen noch viel regelmäßiger.

- *Das Wetter macht mich verrückt.*
- *Wie genau macht es das, Frau M.? Was tut es, dass Sie beschließen, verrückt zu werden? Und – woran werde ich denn erkennen, dass Sie verrückt geworden sind?*

Sündenböcke müssen nicht in das Artenschutzabkommen aufgenommen werden (Lothar Schmidt).

Zusammenfassende Übung

Zerren Sie durch gekonnte Fragen die Verzerrungen zurück.

1. *Wenn Frau Doktor H. wüsste, wie schlecht es mir geht, würde sie sich mehr Zeit für mich nehmen.*
2. *Frau M. ist sicher froh, wenn ich heimgehe. Die redet nichts mit mir. Die mag mich nicht.*
3. *Das Essen schmeckt mir nicht. Ich bin sicher krank.*
4. *Dieses Problem bereitet mir Kopfzerbrechen.*
5. *Meinen Kindern ist es doch viel lieber, wenn ich im Pflegeheim bleiben kann.*
6. *In dem Krankenhaus wird man nicht gut betreut.*
7. *Der Arzt ist so schön blond. Wahrscheinlich ist er ein typischer Blonder.*

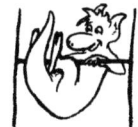

Generalisierungen

Um in der Welt bestehen zu können, **müssen** wir verallgemeinern, generalisieren, denn täten wir es nicht, **müssten** wir **jede** Situation neu bewerten, **immer wieder alles** neu lernen, **nie** könnten wir aufgrund einiger Beispiele eine allgemeine Regel aufstellen.

Generalisieren macht also – zum Beispiel bei jeder Art von Lernen – Sinn.

Einschränkend wird es dann, wenn wir so tun, als hätten konkrete Erlebnisse oder Ereignisse ewige und allgemeine Gültigkeit. Das kann auf zweierlei Art passieren:

Die Verallgemeinerung gleicht einem Scheck. Es kommt darauf an, was auf dem Konto ist (Ezra Pound).

1. Durch jene kleinen Wörter wie **alle, nie, immer, keiner, niemand** etc., die **Universalquantoren** genannt werden.

„Niemand kümmert sich um mich".

Hier stehen im Wesentlichen zwei Fragearten zur Verfügung, die die Absolutheit der Aussage aufweichen können:

a) **Wirklich niemand?**
b) **Was wäre, wenn** *sich jemand um Sie kümmern würde?*
Woran würden Sie es merken?

Mit der ersten Frage versucht man herauszufinden, wie oft denn ein konkretes Erleben (oder Nicht-Erleben) tatsächlich stattfand, und den Sprecher dadurch erkennen zu lassen, dass es doch nicht „niemand" ist.

Die zweite Art der Frage lässt den Sprecher darüber nachdenken, was er denn konkret unter „Kümmern" verstehen würde. Damit erweitert man seinen „Denkraum", und er kann, wenn er will(!), merken, dass es da ja doch so etwas wie „Kümmern" gibt.

Auch hier ist es natürlich wieder wichtig, mit welchem Ziel man mit ihm spricht und wie gut die Beziehung zu ihm ist. Mit einem Satz wie diesem möchte er vielleicht erreichen, dass „man" sich um ihn kümmert, und wenn er nun das Gefühl bekäme, er würde „nie ernst genommen" oder man würde ihm „dauernd nur widersprechen", wäre das nicht wünschenswert.

Um „sinnvoll" Fragen dieser Art stellen zu können, ist es meines Erachtens notwendig, sich für ein Gespräch Zeit zu nehmen und sie dort einzubetten. Sie jemanden an den Kopf zu werfen, kann weh tun.

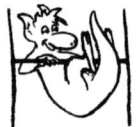

Wenn man jemandem Fragen an den Kopf wirft, kann man ihm weh tun.

Überlegen Sie dennoch, welche Fragen Ihnen zu den folgenden Sätzen einfallen würden:

1. *Die Frau Doktor hört mir nie zu.*
2. *Immer widersprichst du mir.*
3. *Keiner hält zu mir, alle sind gegen mich.*
4. *Bei mir geht immer alles schief.*
5. *Er hat nie gute Ideen.*
6. *Bei dem Arzt muss man immer ewig warten.*
7. *Dem Personal hier ist es doch egal, dass wir warten müssen.*

„Herr Doktor, keiner liebt mich! Alle hassen sie mich!", sagte der Mann zum Psychiater. *„Glauben Sie mir, mein Herr,"* antwortete der Arzt, es gibt Milliarden Menschen, denen Sie völlig egal sind ..."

2. Auch durch Wörter wie **„müssen, sollen, können, notwendig, unbedingt, un/möglich"** etc., die sogenannten **Modaloperatoren,** tut man so, als ob eine Aussage einfach nicht zu ändern wäre.

Sätze wie „Ich kann das nicht", „Man muss das tun", „Du solltest unbedingt ..." lassen sich durch Fragen wie **„Was würde geschehen, wenn Sie/man/ich ..."** hinterfragen.

Das Ziel dieser Fragen ist es herauszufinden, was passieren würde, wenn man etwas doch/doch nicht täte, bzw. was der Grund für die Aussage ist. („Was hält Sie davon ab, es (nicht) zu tun? Was hindert Sie daran? Was genau zwingt Sie, es zu tun?")

Es kann dann schon sein, dass die Aussage bestehen bleibt, es kann aber auch sein, dass man danach doch mehr Wahlmöglichkeiten hat.

Entwerfen Sie nun „realistische" Dialoge

1. *Ich kann nicht mit den Angehörigen reden.*
2. *Es ist unmöglich, zu dem Typen freundlich zu sein.*
3. *Ich muss das alles jetzt tun.*
4. *Wir sollten unbedingt schnell sein.*
5. *Es ist notwendig, das Fieber um fünf Uhr früh zu messen.*
6. *Der Herr Doktor kann nicht länger mit Ihnen sprechen.*
7. *Ich kann nicht länger warten.*
8. *Sie sollten noch mehr Beispiele aus Ihrem Alltag finden.*

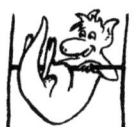

Tilgungen

Wie schon des Öfteren erwähnt, tilgen, also „streichen" wir Unmengen von dem, was auf uns permanent einströmt, um überhaupt „erkennen" zu können. Dass wir beim Schritt der Versprachlichung erneut Unmengen von dem, was wir erkennen konnten, streichen, um zu nachvollziehbaren Sätzen zu kommen, wurde ebenfalls schon besprochen.

Im Allgemeinen ist es nicht weiter problematisch, dass da etwas gestrichen wurde, und wir tun normalerweise so, als ob das, was überbleibt, mit „der wirklichen Welt" zu tun hätte bzw. die „wirkliche Welt" wäre.

(Oberflächenstruktur: „Mir geht es heute gut".

Mögliche Tiefenstrukturen: Mir tut nichts weh; meine Kinder haben mich besucht; ich habe gut geschlafen, gegessen, geträumt; ich habe an etwas Schönes gedacht; ich habe angenehme Pläne etc.)

Manchmal verwendet man jedoch auch Sätze, die im Grunde grammatikalisch nicht als korrekt gelten, weil ein (Satz)Teil gestrichen ist.

> Missverständnis ist die häufigste Form menschlicher Kommunikation (Peter Benary).

Wir als Zuhörer haben jedoch jene Fähigkeit, die im Kapitel „Die Struktur der Sprache" als „sprachliche Intuition" bezeichnet wurde: Wir akzeptieren den Satz als verständlich und füllen das, was fehlt, ganz einfach auf – meist ohne nachzufragen, ob man denn das „Richtige" nachgefüllt habe.

„Wie geht es Ihnen heute?" – „Es geht."

Wir interpretieren anhand der Worte „es geht" nun eine Menge Tiefenstrukturen rund um den Satz, wobei hier natürlich der Körpersprache eine enorme Bedeutung zukommt.

Kann man, so wie hier, die Worte nur lesen und kennt man den Kontext nicht, wird einem bewusst, dass die Antwort keine „grammatikalisch korrekte" ist (es fehlt das „wie"), dass es für uns aber meist selbstverständlich ist, sie als „richtige Antwort" zu akzeptieren.

Welcher Sprachmuster wir uns noch bedienen, um zu tilgen, sehen Sie anhand der folgenden Überschriften.

> Der Scharfsinn bedarf nur eines Augenblicks, um alles zu bemerken, die Genauigkeit Jahre, um alles auszudrücken (Joseph Joubert).

Einfache Tilgungen ...

... passieren immer dann, wenn man „ganz einfach" etwas auslässt, was zur Klärung der konkreten Situation nötig wäre. Um diese Teile wiederzufinden, können Sie je nach getilgtem Satzglied mit **„wer (genau)?"**, **„was?"** **„wem?"**, **„worüber?"** **„wofür"** etc. fragen.

„Ich hab mich geärgert." – **„Worüber genau** haben Sie sich geärgert?"

„Meine Mutter ist hier nicht sehr begeistert." – **Wovon** ist sie nicht begeistert?

„Ich kann das nicht verstehen." – *„* **Was genau** verstehen Sie nicht?

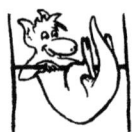

Suchen Sie selbst mindestens fünf Beispielsätze, in denen „einfach getilgt" wurde.

Ungenaue Verben bzw. andere Ungenauigkeiten

Manchmal bestehen die Sätze zwar aus allen wesentlichen Satzgliedern, enthalten aber ungenaue Verben oder andere ungenaue Ausdrücke, nach deren konkreter Bedeutung man fragen muss, will man nicht das, was vorgefallen ist, nur erraten.

- *Er war unfreundlich zu mir.* – Was **verstehen Sie genau** unter „unfreundlich"?
- *Die Untersuchung war nicht erfolgreich.* – Was genau verstehen Sie unter „nicht erfolgreich"?
- *Sie haben mich nicht drangenommen.* – **Was meinst du genau** damit?
- *Er hat schon wieder mit mir gestritten.* – Was macht er da genau?
- *Man sollte nicht widersprechen.* – Wer ist man? Sie?

Welche Fragen stellen Sie, wenn jemand Folgendes sagt?

1. *Die Visite war ungut.*
2. *So geht das nicht.*
3. *Ich bin wirklich verzagt.*
4. *Die Ärztin ist nicht kompetent.*
5. *Ich wäre gerne glücklich.*
6. *Man sollte so etwas sofort sagen.*
7. *Das ist wirklich ärgerlich.*

Der verlorene „Ursprung" (verlorener Performativ)[1]

Es gibt eine Karikatur, die aus 24 Bildern besteht. Auf 22 davon sieht man, wie eine Mutter und ihre etwa vierjährige Tochter versuchen, ein schreiendes Baby zu beruhigen.

Auf dem 23. Bild sagt die Tochter: „Und wenn wir es umbringen?" Darauf erwidert auf dem 24. Bild die Mutter: „Das gehört sich nicht ..."

Wissen Sie immer, woher Sie Ihre Weisheiten beziehen?

Was gehört sich alles nicht? Und wen zitieren wohl die vielen Menschen, die „Das gehört sich nicht" bei dieser oder jener Gelegenheit hören lassen?

Der „Ursprung" dieses Satzes ist bei den meisten wohl verloren gegangen, wie bei so vielen Behauptungen und Bewertungen, die wir tagtäglich von uns geben.

„*Es ist schlecht, alles zu hinterfragen.*"

Ziel auflösender Fragen ist, zuerst **die Quelle** und dann die **„Glaubensstrategie"** dahinter zu entdecken.

- **Wer sagt** denn, dass es schlecht ist?
- Und **woher wissen Sie**, dass es schlecht ist?

Außerdem kann man noch nach der Basis fragen, auf der Bewertungen erfolgen: *Gemessen woran* ist es schlecht?

Wenn der Sprecher eines solchen Satzes nachzudenken beginnt, wer es denn wirklich sagt(e) und woher er es denn wirklich weiß, kann man ihm auch die Frage stellen, was passieren würde, wenn er es (nicht) täte …

Manchmal entpuppen sich solche Aussagen als verkleidete Glaubenssätze anderer, die gar nicht zu einem selbst gehören.

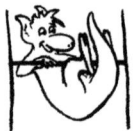

> Welche Ursprünge sind Ihnen verloren gegangen?
> Welche Es-ist-Sätze haben Sie auf Lager?
> Machen Sie Inventur, hinterfragen Sie die Sätze und geben Sie diejenigen zur „Verramschung" frei, die gar nicht Ihnen gehören.

„Vergegenständlichung" – Nominalisierungen

Nominalisierungen sind im Gegensatz zu „echten Nomen" etwas, was man nicht in einen Korb legen könnte …

Der Hut ist ein „echtes Nomen", „Mut" eine Nominalisierung. Eine Urkunde ist ein echtes Nomen, „Anerkennung", „Lob", „Ehrung" etc. sind Nominalisierungen. Mit ihnen wird etwas, was ursprünglich ein „Prozess" ist, **verdinglicht**, Verben („Tun-Wörter") werden auf Ereignisse **„eingefroren"**.

Erfolg ist ein Prozess, eine Art zu leben, eine Art zu denken, eine Lebensstrategie (Anthony Robbins).

Er bewies Mut. Dafür erhielt er Anerkennung und Lob. Was genau tat er denn? Wie genau erkannte man das, was er getan hatte, an? Was tat der, der ihn lobte, genau?

„Wir warten auf ihre Genesung". „Hallo, da bin ich," sagte die Genesung, auf die alle gewartet hatten.

„Genesen" ist jedoch ein Prozess, der, mathematisch ausgedrückt, nur als Gerade, nicht als Strecke darzustellen ist, denn man kann den Anfangspunkt bzw. den Endpunkt nicht sekundengenau feststellen.

„Du hast einen Fehler gemacht". Zack. Fehler. Schlimm.

Ziel beim Erkennen von Nominalisierungen ist es, die **Nominalisierung in einen Prozess zurückzuverwandeln**, denn das macht Handeln möglich, führt zu Schritten, die getan werden (können), zu Erkenntnissen, die lernen lassen.

Um beispielsweise einen Fehler machen zu können, muss man vorher etwas tun (oder nicht tun). Und irgendetwas fehlt(e) dabei.

> **Was genau** fehlt ihm/ihr, hat bei der speziellen Handlung gefehlt, um zu einem erwünschten Resultat zu führen?
> **Was genau** kann er **tun**, um das nächste Mal nicht zu „fehlen"?

Natürlich sind auch die Wörter **Gesundheit** und **Krankheit** Nominalisierungen. Wandeln Sie sie gedanklich in einen Prozess um und überlegen Sie, welche Möglichkeiten dabei entstehen ...

(Das Wort „gesunden" hat bei uns die Bedeutung von „genesen". Was aber wäre, wenn ein Satz wie: „Ich gesunde die ganze Zeit" sagbar wäre? So im Sinne von „gesund bleiben und etwas dafür tun" ...)

Es kann übrigens vergnüglich sein, sich die beiden Begriffe auch als Dinge vorzustellen, sie z. B. zu vertreiben, ihnen nachzujagen, sie zu bekämpfen bzw. um sie zu bitten.

„Wo haben Sie sich denn diese Krankheit geholt?"

„Ach, es gab sie gestern im Sonderangebot. Ich hab gleich zwei davon genommen. Eine für meine Frau, eine für mich" ...

Finden Sie den Prozess wieder, indem Sie nach ihm fragen, bzw. (er)finden Sie andere Möglichkeiten, die „Welt des Sprechers zu erweitern".

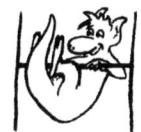

1. *Die Angst lähmt mich.*
2. *Seine Unruhe macht mir Sorgen.*
3. *Diese Fragerei ist lästig.*
4. *Ich hab die falsche Entscheidung getroffen.*
5. *Ich habe überhaupt keine Unterstützung von ihm.*
6. *Sie hat kein Einfühlungsvermögen.*
7. *Meine Sicht der Welt dürfte falsch sein.*
8. *Ich spüre eine gewisse Voreingenommenheit mir gegenüber.*

Interessant bei diesen Mustern ist, mit welcher Selbstverständlichkeit normalerweise der Sprecher solche Sätze baut und mit welcher Selbstverständlichkeit viele von uns annehmen, sie wüssten, was er damit meint. Dabei hat doch so manche Oberflächenstruktur unzählig viele mögliche Tiefenstrukturen.

Aber wir (wer ist wir?) sind es einerseits gewöhnt, „Lücken" zu füllen (welche Lücken? Wie füllen wir sie?) und Tiefenstrukturen zu erfinden und andererseits fraglos hinzunehmen, was uns gesagt wird.

Finden Sie daher im folgenden Satz jene Muster, die Sie hinterfragen könnten, wenn Sie wollten: *Es ist immer besser, Aussagen und Meinungen zu hinterfragen als sie kommentarlos hinzunehmen und womöglich zu übernehmen. Denn Übernehmen bedeutet Aufgeben der Denkfreiheit. Man hört sich an, was es anzuhören gibt, glaubt es und wird zu einem unmündigen Menschen.*

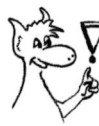

Zusammenfassend lässt sich sagen, dass die **Anwendung der Meta-Modell-Fragen** Ihnen im Wesentlichen Folgendes ermöglicht:[2]

1. Es versetzt Sie in die Lage, „**qualitativ hochwertige**" **Informationen** zu bekommen. Sie erfahren nötige Einzelheiten, die Ihnen ein Verständnis dessen, was die Leute in ihrem Weltmodell meinen, ermöglichen.
Dadurch erfahren manchmal auch die Sprecher selbst erst, was sie genau wahrgenommen haben.
2. Es hilft Ihnen, **Bedeutungen** zu **klären** (Was meint jemand, der „Es wird nicht klappen" sagt, genau?)
3. Es **zeigt Einschränkungen auf** („Man darf das nicht": Wer ist „man", woher weiß „man" das? Was würde passieren, wenn „man" es dennoch täte etc.)
4. Es eröffnet **Wahlmöglichkeiten**, weil der Sprecher in manchen Fällen merkt, dass seine Aussagen auch „unwahr" sein könnten und somit eine Neubewertung konkreter Wahrnehmungen erlauben.

Aber wenden Sie die Fragen sparsam an. Seien Sie, wie schon einmal erwähnt, gnädig mit den anderen. Beginnen Sie mit sich. Hören Sie sich zu, hinterfragen Sie zuerst Ihre eigenen Aussagen und Urteile.

Je mehr Einsicht, je mehr Nachsicht (Sprichwort).

Und vermeiden Sie – zumindest anfangs – in Konflikten bzw. bei Streitigkeiten eine konsequente Anwendung der Fragen. Sie könnten Ihr Gegenüber damit bis aufs Blut reizen ...

„Der Garten, wo die Gedanken wachsen": das Milton-Modell

Trixi Rosenthaler

Sie haben sicher schon Situationen erlebt, in denen Sie wirklich erfolgreich waren. Wie fühlten Sie sich damals? Es war etwas erfolgt, nachdem Sie etwas getan hatten, nicht wahr, und das Tun hatte zu Erfolg geführt. Und vielleicht machte der Erfolg Sie stolz oder er sagte zu Ihnen: Das hast du gut gemacht, und Sie wissen auch heute noch, dass Erfolg dem Handeln folgt, sonst ist es Glück, kein Erfolg ...

Und dann gönnen Sie sich einen kurzen Ausflug in das Reich der Entspannung. Vielleicht wollen Sie an einen Ort denken, der bei Ihnen mit Entspannung verbunden ist, oder an einen Zeitpunkt, an dem Sie besonders entspannt waren. Und während Sie nach dem suchen oder es schon gefunden haben, an das Sie denken wollen, können Sie auch kurz an Ihre Stirn denken und überlegen, ob die eigentlich gerade entspannt ist, und Sie können sich überlegen, woran genau Sie merken, dass Sie entspannt sind. Jetzt oder gleich, oder vielleicht auch erst später, wenn Sie aufgehört haben werden zu lesen.

Sind Sie bei den Worten geblieben oder ließen Sie sich für Momente durch die Worte in Ihre Innenwelt entführen?

„Der Garten, wo die Gedanken wachsen" heißt die Überschrift des Kapitels und sie zitiert Milton Erickson selbst, den Meister der Hypnotherapie, der einmal über eine Sitzung mit einer Klientin sagte: „*Ich wusste nicht, was für eine Art Psychotherapie ich da machte. Ich sorgte nur für das Klima oder den Garten, wo ihre Gedanken heranwachsen und ausreifen konnten – und alles ohne ihr Wissen*".[1]

Wie Sie wissen, gehörte Milton Erickson, der von 1902 bis 1980 lebte und Arzt war, zu den weltweit „größten Therapeuten". Vor allem im Bereich der Hypnose erreichte er eine unglaubliche Brillanz.

Und er war einer von denen, die von Bandler und Grinder modelliert wurden. Aus diesen Studien entstanden zwei Bücher, von denen Milton Erickson meinte, dass sie eine weit bessere Erklärung seiner Arbeit gäben, als er selbst hätte bieten können.²

Milton Ericksons **Arbeit und sein Erfolg basierten** einerseits **auf einer Menge von Grundgedanken**, die sich dann zu den Grundannahmen des NLP entwickelten. (Er nahm z. B. an, dass Individuen die beste aller möglichen Wahlen treffen, die ihnen zu einem bestimmten Zeitpunkt zur Verfügung stehen, dass hinter jedem Verhalten eine positive Absicht steht, dass auf einer bestimmten Ebene der Mensch alle Ressourcen, die er braucht, in sich trägt, etc.)

Andererseits **verwendete er ganz spezielle Sprachmuster**, die im NLP nun als „Milton-Patterns" bzw. **„Milton-Modell"** gelehrt werden.

Sprache kann etwas auf den Punkt bringen, aber auch in grenzenlose Weiten begleiten.

Im **Meta-Modell** geht es um genaue Bedeutungen, um den **Punkt**, auf den man die Sache bringen möchte. Es geht um die sinnesspezifisch wahrnehmbare, konkrete Situation.

Im **Milton-Modell** hingegen geht es **um die Weite**, in die man vom Punkt weg führen möchte, um jene Sprache, die **Bedeutungen offen** lässt, die **tranceinduzierend** und **tranceerhaltend** wirkt, mit der man „kunstvoll vage" durch interne Prozesse führen kann.

Denn es sind die internen Prozesse, die die Qualität unseres Lebens weitgehend (mit)bestimmen. *„Es sind nicht die Dinge an sich, die uns beunruhigen, sondern die Meinungen, die wir über die Dinge haben"*, soll Epiktet, ein stoischer Philosoph, gesagt haben.

Diese Sprachmuster werden im Allgemeinen zu **verschiedenen Zwecken** verwendet:

a) um die **Wirklichkeit** eines Menschen zu **spiegeln** und ihn dann woanders **hin zu führen** (pacen – leaden)
b) um das **Bewusste**, den Verstand, **abzulenken** und dadurch
c) das **Unbewusste** und seine **Ressourcen zugänglich** zu machen
d) Als **besonderer Einsatzbereich** hypnotischer Sprachmuster gilt auch die **Psychische Erste Hilfe** bei Unfällen.³

> Denken Sie bitte kurz darüber nach, wo Sie diese Art von Sprache wohl in Ihrem Berufsalltag nutzvoll einsetzen könnten.
> Welche Situationen gibt es, in denen es von Vorteil ist, die oben genannten Fähigkeiten zu besitzen und anzuwenden?
> Wo tun Sie es schon?

Die **Milton-Patterns** stammen aus dem **therapeutischen Kontext**, gehen also von Situationen aus, in denen ein Mensch einen anderen, der sich mit Problemlösungen offenbar besser auskennt, um Unterstützung bittet.

Ich gehe davon aus, dass Sie ständig mit Menschen zu tun haben, die Sie um Ihre Unterstützung bitten, die Ihre Hilfe brauchen oder für deren Befinden Sie sich mitverantwortlich fühlen.

Zu all den Mitteln und Möglichkeiten, die Sie haben, wird Ihnen hier noch die **Sprache als Medizin** angeboten ...

Medizin kann Leben retten oder bei Missbrauch vernichten. Sprache kann retten oder vernichten. Mit dem bewussten Einsatz dieser Sprachmuster können Sie in verschiedensten Situationen Menschen helfen.

Wenn jemand sie einsetzt, um andere zu kränken, zu verwirren oder zu seinem Eigennutz zu manipulieren, sagt das nichts über die Qualität der Sprachmuster, sondern etwas über seinen Charakter.

Zum Einstieg: Spiegeln der aktuellen Erfahrung

Die Energie folgt der Aufmerksamkeit

Wenn man einem Zuhörer seine aktuelle, sinnesspezifisch wahrnehmbare Wirklichkeit beschreibt, wird dieser mit seiner Aufmerksamkeit einerseits bewusst auf Einzelheiten seiner Gegenwart gelenkt, andererseits wird er Ihnen (stumm) zustimmen.

Außerdem nehmen **Sie** wahr, was er als wahr und gegeben anerkennt, das heißt, Sie begeben sich dorthin, wo er ist.

Die Technik des Spiegelns ist schon seit langem bei allen möglichen Entspannungstechniken bekannt und wirkt auch dort „tranceinduzierend" bzw. „zustimmungsfördernd".

Zu einem Menschen, der Ihnen gegenüber sitzt, könnten Sie also beispielsweise sagen: *„Sie sitzen jetzt da, sehen mich an, hören meine Stimme, spüren, dass Teile Ihres Körpers den Sessel berühren und dass Sie atmen ..."*

> Versuchen Sie, sich Ihre eigenen aktuellen Erfahrungen zu beschreiben.
> Beginnen Sie bei den Füßen und gehen Sie die Körperteile durch, über die Sie etwas sagen könnten. Dann steigen Sie auf visuelle und auditive Wahrnehmungen um.
> Reden Sie, wenn Sie können, laut und achten Sie darauf, dass Ihre Stimme „angenehm" bleibt (Geschwindigkeit, Stimmlage, Lautstärke etc.)

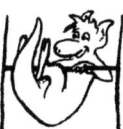

Es könnte z. B. so klingen:

> *„Während du hier sitzt und gerade noch in einem Buch gelesen hast, gibt es auch Fußsohlen, die den Boden berühren, an manchen Stellen mehr, an manchen weniger, und dein linker Unterschenkel ...*

Bei diesem Sprachmuster geht es darum, dem anderen zu beschreiben, was er wahrnimmt, bzw. seine Aufmerksamkeit auf das, was er **wahrnehmen soll**, zu richten. (Haben Sie eigentlich heute schon an Ihre kleinen Zehen gedacht?)

Man lenkt die Konzentration des Zuhörers, und macht es ihm auf diese Weise möglich, in Trance zu gehen.

Trance: entspannte Hochspannung (Giselherr Guttmann).

Menschen in Trance sind nicht unkonzentriert oder in einem „Dämmerzustand" zwischen Wachen und Schlafen. Sie sind vielmehr in einem Zustand „entspannter Hochspannung", in einem Zustand „hellwachen, überaktivierten Bewusstseins".[4]

Wenn sich nun jemand in Trance bzw. in Hypnose begibt (unter Führung und Anleitung eines Therapeuten oder durch selbstinduzierte (Auto-)Hypnose) so gelangt er *„in einen Zustand erhöhter, aufnahmebereiter Konzentration, die scheinwerferartig die Aufmerksamkeit bündelt und alles zurückdrängt, was nicht im Fokus, sondern an der Peripherie des Bewusstseins liegt".*[5]

Verzerrungen

Gedankenlesen

Mit diesem Muster entfernt man sich vom sinnlich wahrnehmbaren „Spiegeln" und beginnt zu „leaden", also den Zuhörer in einen anderen Zustand, auf eine andere Ebene, zu anderen Gedanken zu führen.

Wenn der Rapport durch das Spiegeln hergestellt und der Zuhörer in einer Stimmung des „Zustimmens" ist, kann dies schon reichen, um beispielsweise Entspannung zu ermöglichen bzw. Beruhigung zu schaffen.

Bei diesem Muster gibt man vor, die Gedanken oder Gefühle des anderen zu kennen. Nur ist es nicht wie im Fall des Meta-Modells unerwünscht für einen selbst („Er mag mich nicht"), sondern **hilfreich für den anderen,** weil man ihn damit auf die Idee bringt, das Gesagte zu denken, weil man „ihn auf andere Gedanken bringt".

*„... Während Sie hier sitzen, **fragen Sie sich vielleicht**, was heute noch auf Sie wartet, **und vielleicht haben Sie Lust**, da doch etwas zu sehen oder zu hören, auf das Sie sich auch freuen könnten ..."*

*„Und **Sie wissen**, dass ich weiß, dass **Sie wissen**, dass es schon einiges gegeben hat in Ihrem Leben, worüber Sie sich freuen konnten."*

Das Ziel einer Tranceinduktion ist, den Hörer „nach innen" zu führen, „scharfes Denken" zu beschäftigen, ihn aus einer Situation, aus Gedanken, aus Gefühlen zu begleiten, die ihm im Moment nicht „gut tun", und ihn letztlich in Verbindung mit den „tieferen Schichten des Seins" zu bringen.

Sagte man (womöglich im Befehlston) *„So, jetzt entspannen Sie sich, denken Sie an etwas Nettes. Es gab doch sicher genug davon in Ihrem Leben!"*, würde man wahrscheinlich Widerspruch wecken und verschiedene innere Stimmen auf den Plan rufen, deren Repertoire von „Wie soll ich mich hier denn entspannen?" über „Ich kann jetzt nicht an etwas Nettes denken!" bis hin zu „Was weiß denn der?" reichen könnte.

Durch das Spiegeln der aktuellen Erfahrung und anschließendes (am Beginn vorsichtiges) Gedankenlesen wird es den inneren Stimmen leichter gemacht „ja ... ja ... ja ... ach ja ... ja kann sein ..." zu murmeln, wodurch jenes Vertrauen hergestellt werden kann, das z. B. ein Patient braucht, um Ihnen zu folgen.

> Der Gedanke ist der Umweg des Gefühls auf dem Weg zur Tat (Hans Lohberger).

An dieser Stelle wird es Zeit für einige relevante Bemerkungen:

*„Die **Bedeutung von Botschaften bestimmen immer die Empfänger, niemals die Sender**. So gesehen haben **Therapeuten noch nie jemanden in Trance versetzt**, wohl aber **versetzen sich Klienten**, wann und wie immer sie es selbst entscheiden, **unter eigenständiger Nutzung** (im besten Fall) **unserer Angebote selbst in Trance**."* [6]

Und *„nichts kann in Hypnose geschehen, was der Betreffende nicht eigentlich will, was mit seiner Persönlichkeit unverträglich wäre."* [7]

Hier noch ein paar Beispiele, u. a. aus der Psychischen Ersten Hilfe:

„Sie sind sicher neugierig, wie warm es Ihnen im Akja sein wird" ... [8]

„Während ich hier mit Ihnen spreche, fragen Sie sich vielleicht, ob es schon Zeit zum Entspannen ist ..."

„Sie spüren meine Hand und sind wahrscheinlich glücklich, dass das Erlebte bald nur mehr Vergangenheit, nur mehr Geschichte sein wird ..."

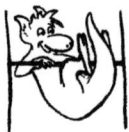

Stellen Sie sich vor, Sie wollten jemanden an eine ressourcevolle Situation erinnern, weil er/sie im Moment gerade ganz „kraftlos" ist.
Was sagen Sie? (Üben Sie, wenn möglich, mit einem Partner/einer Partnerin, da ist das Spiegeln der aktuellen Wahrnehmung leichter.)
Verwenden Sie dabei folgendes Schema:
Drei sinnesspezifische Beschreibungen, einmal Gedankenlesen
Zwei sinnesspezifische Beschreibungen, zweimal Gedankenlesen
Eine sinnesspezifische Beschreibungen, dreimal Gedankenlesen
(Beispiel: Sie haben Ihre Arme auf den Beinen liegen (1) und den Blick nach unten gerichtet (2) und hören meine Stimme (3), und vielleicht fragen Sie sich (1GL), woher Sie die Kraft nehmen weiterzumachen. Aber während Sie ...)
Tipp: Üben Sie es einfach. Fragen Sie sich nicht, wie denn das in der Realität funktionieren soll. Sobald Ihnen diese Art zu sprechen geläufig ist, wird es „ganz von selbst" funktionieren.

Ursache – Wirkung

Zu wissen, wie man anregt, ist die Kunst des Lehrens (Henri F. Amiel).

„*... und diese Übung* **wird bewirken, dass** *Sie nun noch gespannter sind, was es zu lernen gibt ...*" Tut sie das?
Dieses Muster (es beinhaltet Wörter wie *und, weil, wenn – dann, während; machen, führen zu, bewirken, verursachen, beschleunigen etc.*) wird dazu benützt, Beziehungen herzustellen, bei der eine Sache die andere bewirkt, fast schon „nach sich zieht". Dadurch entsteht beim Zuhörer die Erwartungshaltung, dass die eine Situation automatisch die nächste „verursacht".
Dabei nennt der erste Teil etwas tatsächlich Wahrnehmbares, der zweite den erwünschten Zustand.

„*Weil Sie hier sitzen, fallen Ihnen womöglich gleich mehrere Erlebnisse ein, über die Sie sich gefreut haben und über die Sie sich noch freuen könnten, wenn Sie jetzt schon an sie denken ...*"
„*Das Geräusch des Hubschraubers wird bewirken, dass Sie sich gleich viel sicherer fühlen. Der Hubschrauber gehört nämlich zu den sichersten Transportmitteln überhaupt ...*"

Achtung: Ihr Ziel ist es, Ihr Gegenüber in einen „guten" bzw. hilfreichen, entspannten, „nach innen wachen" Zustand zu führen!

Wenn Sie jedoch damit rechnen müssen, dass Ihnen der Mensch, zu dem Sie sprechen, womöglich nicht glaubt, können **beruhigende Mitteilungen über „Drittkommunikation"** glaubhafter an den Empfänger gelangen, weil er normalerweise davon ausgeht, dass man Kollegen nicht anlügt.[9]

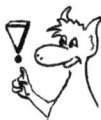

Zu einem Kollegen gewandt: *„... und unsere Dame hier wird gleich ganz entspannt sein, weil sie in wenigen Minuten sicher im Krankenhaus gelandet sein wird, wo man sich bestens um sie kümmert."*

Wichtig ist natürlich auch hier der **Rapport**, denn nur wenn Sie diesen vorher hergestellt haben, werden solche Botschaften die erwünschte Wirkung zeigen. (Sie erinnern sich an die Sätze eines Arztes zu einer Patientin, die erfahren muss, dass sie Brustkrebs hat? (S. 127) Dort sagt der Arzt auch zu den Kollegen „Sie wird es schon schaffen". Im Vorfeld wurde jedoch kein Rapport aufgebaut, weshalb die Bemerkung alles andere als hilfreich wirkt.)

Finden Sie fünf Beispiele, die in Ihren Berufsalltag passen würden. Versuchen Sie dabei, im „Plauderton" zu bleiben und Sätze zu finden, die Sie auch leicht „einfach so" sagen könnten ...

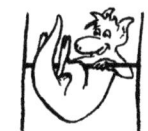

Beispiel: *„Und wenn Sie jetzt ein- oder zweimal tief einatmen, könnte es Ihnen gleich besser gehen."*

Generalisierungen

Modaloperatoren

Bei den sogenannten Modaloperatoren handelt es sich um jene Wörter, die Möglichkeiten oder Notwendigkeiten angeben.

Die **„Möglichkeitswörter"** *(dürfen, können, wollen, möglicherweise, vielleicht etc.)* ermöglichen es Ihrem Gegenüber, über das Gesagte nachzudenken, bzw. sie scheinen ihm so etwas wie eine Wahl zu lassen.

*„Sie **können** dann langsam **anfangen**, sich zu entspannen und noch tiefer zu gehen."*

*„**Wenn Sie wollen**, **dürfen Sie** dabei auch an eine Situation denken, in der Sie sich wirklich sicher gefühlt haben, weil der gute Ausgang klar war."*

Andererseits stellt man mit den **Wörtern der „Notwendigkeit"** Behauptungen als gegeben hin, und jeder, für den „müssen, sollen, unbedingt, notwendig etc." zur Alltags-

Die größte Entscheidung deines Lebens liegt darin, dass du dein Leben ändern kannst, indem du deine Geisteshaltung änderst (Albert Schweitzer).

sprache gehört, wird sie auch in diesem Kontext als „ganz normal" empfinden müssen ...

*„Und die Entspannung wird **notwendig** sein, um ..."*
*„Wir **müssen** uns immer wieder an Situationen erinnern, in denen wir uns sicher gefühlt haben, um uns dann auch sicher fühlen zu können."*

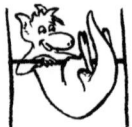

Suchen Sie einige Beispielssätze, die Ihnen in konkreten Situationen nützen können. Denken Sie dabei an vergangene Situationen, aber auch an Situationen, die auf Sie warten, entweder „immer irgendwie ähnlich" oder „konkret dann bald".

Die Basis, auf der hypnotische Sprachmuster am besten wirken, besteht aus Rapport, Vertrauen und einer positiven Erwartungshaltung. Es ist daher notwendig, diese drei „Pfeiler" zu schaffen und zu festigen, will man seine Absicht, für jemanden hilfreich zu sein, erreichen.

Bei dem, was man sagt, ist es wichtig, dass „es wahr sein könnte", es muss plausibel sein (und die Gedanken „warum nicht?" ermöglichen), und es muss annehmbar sein, das heißt die „Richtung muss stimmen".

Außerdem muss es so vage sein, dass sich jeder seine eigenen konkreten Gedanken dazu machen kann.

Und wenn Sie vielleicht über das Gelesene nachdenken, wird es möglich sein zu verstehen, worum es geht, und das eine oder andere bald einmal in der Praxis anzuwenden ...

Universalquantoren

Es kommt immer etwas Besseres nach.

„Universalquantoren" *(alles, immer, nie, keiner, jeder, ewig etc.)* verallgemeinern Einzelerfahrungen, „verabsolutieren" sie, stellen Behauptungen als „so ist es" in die Welt. Bei Einzelereignissen mit erwünschten Resultaten kann diese „Technik" durchaus bei der Bildung neuer Glaubenssätze helfen.

Ersetzen Sie z. B. gedanklich den Satz: *„Es kommt nie etwas Besseres nach"* durch *„Es kommt immer etwas Besseres nach"* und überprüfen Sie konkrete Situationen der letzten Jahre unter diesem Motto. Vermutlich werden Sie bei so manchen Dingen oder Menschen, die „nachgekommen" sind, unter diesem Aspekt doch immer auch Besseres finden, nicht wahr?

Wenn Sie es einmal zusammengebracht haben, sich zu entspannen, können Sie das immer wieder.
Und jeder Atemzug lässt sie nach und nach kraftvoller werden.

Vervollständigen Sie die Sätze, indem Sie jeweils an konkrete Patienten oder Patientinnen denken:

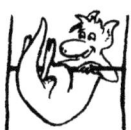

- *Jeder Ihrer Gedanken könnte ...*
- *Eigentlich sollte es immer einfach sein ...*
- *Es wird nie leichter als jetzt gewesen sein ...*
- *Sie dürfen daran glauben, dass es gut ist ...*
- *Jeder von uns wird sich darüber freuen, wenn wir endlich ...*
- *Jedes Mal, wenn Sie an etwas Schönes denken ...*
- *Das Gefühl von innerer Wärme sollte unbedingt immer ...*
- *Was wäre, wenn Sie sich von nun an immer daran erinnern würden, dass ...*

Tilgungen

Einfache Tilgungen

Sie erinnern sich an das Meta-Modell? Dort ging es darum, dass wir beim Sprechen manchmal „einfach so" (meist unbewusst) Teile eines Satzes, die beispielsweise zum genauen Verständnis eines Ereignisses nötig wären, weglassen. Die Empfänger unserer Botschaften denken diese „einfach so" wieder dazu, ohne zu wissen oder zu fragen, was genau denn nun gemeint sei. („Ich habe mich geärgert." – Worüber genau?)

Diese Technik verwendet man hier „in die Gegenrichtung". Das heißt, man lässt Teile eines Satzes aus, die etwas Konkretes beschreiben würden, und stellt Tilgungen in den Raum, die dann von den Hörern mehr oder weniger unbewusst aufgefüllt werden.

„Sie denken an etwas Schönes und **Sie freuen sich.***"* [Worüber?]

„Vielleicht sind Sie sogar **zufrieden** [womit?] *und plötzlich verstehen Sie* [was?] *– und es ist gut zu verstehen. Sie kennen das* **Gefühl.***"* [Welches?]

„Sie spüren meine Hand auf Ihrem Arm und sind erleichtert." [Worüber genau?]

Fröhlich sein, Gutes tun, und die Spatzen pfeifen lassen (Don Bosco).

Ungenaue Verben bzw. andere ungenaue Wörter

Auch bei „vagen" Ausdrücken ist der Hörer dazu aufgerufen, die „genauen Bedeutungen" selbst zu entwerfen. *(glauben, verstehen, erfinden, bemerken, haben, geben, nehmen, lernen, hoffen; gut, angenehm, hilfreich, leicht* etc.)

Die Antwort auf die Frage „wie genau" wird nicht vorgegeben, sondern kann/muss/wird gefunden werden. Sie regen Ihre Zuhörer damit zum Nachdenken an, beschäftigen Ihren Verstand, binden Ihre Aufmerksamkeit aber gleichzeitig an das, was Sie sagen.

*„Sie **wissen**, wie es ist, **hoffnungsvoll** zu sein, weil Ihnen **mehrere** Situationen **einfallen**, in denen Sie ..."*
„... und Sie lernen, sich ruhiger zu fühlen ..."
„... es ist einfach zu nehmen ..."

Wer sagt das? – Der verlorene Performativ

*„**Es ist gut**, alles zu hinterfragen, **es ist wichtig**, sich seine Meinung selbst zu bilden, **es ist** aber auch **notwendig**, Vertrauen haben zu können ..."*
„Es kann wichtig sein, immer ruhiger zu werden und sich in sicheren Händen zu wissen ..."

Hier geht es, wie Sie ebenfalls schon aus dem Meta-Modell der Sprache wissen, um Bewertungen, bei denen der „Ursprungs-Bewerter" abhanden gekommen ist.

*Es ist auch **eine gute Sache** zu lernen, wie man seine Kommunikation verbessern kann. Auch Lesen **bereichert Ihr Wissen**, das Sie brauchen, um hilfreiche Gespräche zu führen.*

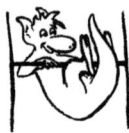

Erfinden Sie ein paar hilfreiche Sätze zu den folgenden Situationen.

Versuchen Sie, einige der vorher besprochenen Milton-Muster anzuwenden. (Beginnen Sie jeweils mit dem Spiegeln der aktuellen Erfahrung und stellen Sie sich vor, Sie hätten etwa 5 Minuten Zeit ...)

- Herr R., der kaum mehr gehen kann und es auch nicht mehr möchte, soll von Ihnen von der Wichtigkeit, mobil zu bleiben, überzeugt werden, weil er sonst möglicherweise nicht mehr heim kann ...
- Frau D. weigert sich, ihre Tabletten zu nehmen. Es helfe ohnehin bei ihr nichts mehr, meint sie.
- Herr L., seit drei Wochen mit einer Bauchspeicheldrüsenentzündung im Krankenhaus, verweigert jegliche Kommunikation. Sie wissen nicht, warum.
- Der zehnjährige Florian weigert sich, sich Blut abnehmen zu lassen. Ansonsten ist er mutig, meint seine Mutter, sie weiß nicht recht, warum oder wovor er solche Angst hat.

- Die 75jährige Frau S. sollte wegen ihres Blutzuckers eine strenge Diät einhalten, sie kann sich aber nicht vorstellen, wie das klappen soll.
- Ihre Kollegin F. ist verzagt. Sie lebt in Scheidung, macht sich Sorgen um ihre Kinder und weiß, dass sie es sich nicht leisten können wird, weiterhin mit nur 30 Stunden pro Woche beschäftigt zu sein.

Nominalisierungen

... geschehen im Wesentlichen dann, wenn man ein Verb („loben") in ein „Ding" verwandelt („Lob"). Dabei wird das, was vorher ein „Tun" beschrieb, nun zu einer feststehenden Größe, zu etwas Fixem.

„Sich entspannen" (wie genau macht man das? welche Schritte geht man dabei?) wird zur *„Entspannung"*.

„Sich sicher fühlen" (was gehört dazu? Wie macht man das?) wird zur *„Sicherheit"*.

Verwende ich nun bewusst Nominalisierungen, kann der Hörer diese „Größen" wieder in Prozesse auflösen, aber eben in „seine" Prozesse. Denn vielleicht entspannt sich er ganz anders als ich, vielleicht fühlt er sich ganz anders sicher als ich ...

Weil detaillierte Information vorenthalten wird, füllt der Zuhörer die Lücken selbst – und Sie lenken seine Aufmerksamkeit immer mehr dorthin, wo es ihm besser gehen könnte.

*„Und die **Entspannung** wird notwendig sein, um ..."*

*„Wenn Sie wollen, dürfen Ihre **Gedanken** auch in eine Situation gehen, in der Sie **Sicherheit** gespürt haben, weil **der gute Ausgang** klar war."*

*„Ihr **Vertrauen** wird größer und ..."*

Mit etwas *Nachdenken* wird jeder von uns wissen, was er genau tut, wenn er *Vertrauen* hat, gewinnt oder aufrecht erhält, aber die *Verschiedenheit* ist ebenfalls klar ...

Sie merken schon: Mit all diesen Mustern fällt es einem immer leichter, „kunstvoll vage" zu sein.

Wir sprechen damit **nicht von unseren** Ideen, von **unseren** Bildern, von **unseren** Lösungen, sondern lassen **dem anderen** bei seinem Finden und Erfinden von Antworten **die Wahl**, woran er konkret denkt.

Wir **leiten seine Aufmerksamkeit**, begleiten ihn, geben einen Rahmen vor. Was er hineinstellt, bleibt ihm überlassen.

Kreativität ist die Eintrittskarte in die Zukunft (Norbert Stoffel).

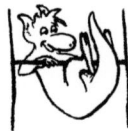

> Suchen Sie 10 nützliche Nominalisierungen und bilden Sie hilfreiche Sätze damit, für welche Situation auch immer.
>
> (Beispiel: „In der Ruhe liegt die Kraft" ... und in der Gelassenheit die Stärke.)

Anderes, was wirkt

Nachfragen

Alles klar so weit, **nicht wahr?** Es macht doch Spaß, diese Sätze zu lesen und zu verstehen, **oder?** Und der Versuch, diese Muster üben zu dürfen, wird schon mit Spannung erwartet, **nicht wahr?**

Hier übernimmt man die „isn't it?"-Gewohnheit der Engländer, indem man einfach (rhetorisch) nachfragt. Sie spüren ihre Wirkung, nicht wahr?

„Double bind"

Vom Rauch anderer krank werden oder vom Zug der Klimaanlage – das sind Alternativen der Hochzivilisation (Oliver Hassencamp).

„*Sie können das Formular gleich ausfüllen oder später*".
„*Fein – ich kann es mir aussuchen*", denkt der Angesprochene, „*ich liebe Wahlmöglichkeiten!*"
„*Du kannst dafür brauchen, solange du möchtest, aber in einer Stunde muss es fertig sein ...* "

Die Wahlmöglichkeiten, die in diesen Sätzen offeriert werden, beziehen sich in Wirklichkeit nicht auf das, was man vom anderen will. Das steht fest.

Als Milton-Muster verwendet man den „double bind" ebenfalls dazu, scheinbare Alternativen anzubieten. Das, was man tatsächlich möchte, wird nicht in Frage gestellt.

> „*Und Sie werden **wissen oder spüren**, dass alles gut ist.*
> *Und **wenn Sie** nach den nächsten Worten **die Augen öffnen oder erst etwas später**, erkennen Sie, dass Sie wieder zurück sind in einer Umgebung, die plötzlich viel freundlicher erscheint.*
> *Nehmen Sie sich **alle Zeit, die Sie brauchen**, um sich **in den nächsten fünf Minuten** so stark zu fühlen, dass Sie gerne wieder ganz und gar in die Gegenwart zurückkommen.*"

(Die Aufforderungen dahinter: *alles ist gut; Sie sind zurück in einer freundlicheren Umgebung; sich stark fühlen*)

(Ausgedehnte) Zitate

*Ich hatte einen Patienten, der mehrmals operiert werden musste. Jedes Mal hatte er wieder Angst, aber jedes Mal sagte er zu sich: „Wenn du dich jetzt schon zu Tode fürchtest, erfährst du ja gar nicht mehr, ob es überhaupt nötig war", und dann lachte er **und sagte: Also bleib ruhig, Junge, auch das geht gut vorbei.**"*

> Ein Sprichwort ist ein kurzer Satz, der sich auf lange Erfahrung gründet (Miguel de Cervantes).

Bei diesem Muster formuliert man etwas, was man zu jemandem sagen möchte, so um, als ob die Aussage ein anderer gemacht hätte, den man nun zitiert.

Damit überlässt man dem Hörer die Verantwortung für das Gehörte. Er kann weder „Aber das funktioniert bei mir nicht" noch „Der hat leicht reden" darauf sagen. Man tut ja nichts anderes, als etwas zu erzählen, man gibt keinen Tipp, keinen Rat-Schlag, schon gar keinen Befehl.

Bei manchen Menschen kommen auch Zitate berühmter Persönlichkeiten gut an.

Wichtig dabei kann manchmal sein, nichts Zusätzliches zu sagen, nichts zu erklären, sondern die Aussage einfach „in den Raum zu stellen". Nach dem Motto „Sprechkürze gibt Denkweite" ...

Die Verwendung dieses Musters bedeutet, dass Sie eigentlich alles sagen können, wenn Sie vorher einen Kontext geschaffen haben, in dem nicht Sie es sind, der da spricht.

So wäre es mir z. B. möglich zu erzählen, dass ich vor kurzem einen Freund getroffen hätte, der ein Buch in der Hand hielt mit dem Titel: „Lernen Sie das Milton-Modell kennen und schätzen!"

Diese Technik ermöglicht es, in das Gesagte **„Botschaften einzubetten"**.

Im Anfangsbeispiel geschah dies **durch die Satzstruktur**. (Die Botschaft steht in der direkten Rede und lautet: *„Also bleib ruhig, Junge."*)

Weitere Möglichkeiten, „Botschaften einzubetten"

Rhetorische Fragen

„Und ich frage mich, ob Sie auch gelassen und ruhig sein können."

„Könnte es sein, dass Sie sich schon ein bisschen ruhiger fühlen?"

Es ist keine Schande, das Glück vorzuziehen (Albert Camus).

„Analoges Markieren"

Dabei werden die betreffenden Aussagen durch eine geänderte Stimmlage, Pausen oder z. B. Gesten hervorgehoben: *Ich glaube, es ist möglich, sich jetzt zu ...* **entspannen**. (Vor dem Wort „entspannen" macht man eine kleine Pause, verändert die Tonlage oder die Geschwindigkeit, nickt, wenn man angesehen wird etc.)

(Testen Sie die Wirkung der jeweiligen Botschaften, wenn sie als direkte Aufforderungen formuliert wären: *„Bleib ruhig, Junge! „Gelassen und ruhig sein!" „Entspannen!")*

Verneinungen:

„Stellen Sie sich jetzt bloß keinen warmen Raum vor."
„Sie müssen sich jetzt nicht willkürlich entspannen."

Ich habe übrigens einen NLP-Lehrer, der immer wieder von jener Vorstellung der Rocky-Horror-Picture-Show erzählt, wo der Hauptdarsteller sich am Ende an einen seriös gekleideten Mann im Publikum schmiegte, laut „Träume nicht dein Leben, lebe deine Träume" sagte ... und ihm dann „Don't dream it, be it" ins Ohr sang.

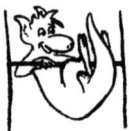

Schreiben Sie 3 konkrete Situationen Ihres Arbeitsalltags auf.

Finden Sie dafür (schriftlich) Milton-Patterns, die Sie ohne weiteres in ein kurzes Gespräch mit einfließen lassen könnten.
Verwenden Sie

a) ausgewählte Zitate und „verlorene Performative"
b) Tilgungen jeder Art und „double binds"
c) alles, was Ihnen einfällt ...

Und der nächste Gedanke wird sich freuen ...

Die Technik, Dinge oder abstrakte Nomen zu personifizieren, nennt man **„Verletzung von Auswahlbeschränkungen"**.

Ein Gedanke kann sich nicht freuen, er kann nicht fliegen, er kann sich nicht vor Entsetzen krümmen, aber wenn ich dennoch davon spreche, also seine „Beschränkungen auflöse", verletze ich unausgesprochene Regeln der Sprache, erschaffe aber interessante oder eben hilfreiche Bilder.

Übrigens könnten all diese Geräte hier von vielen gelungenen Operationen erzählen ...

Ich fürchte, dass die Spritze in meiner Hand ganz unglücklich ist, weil du dich vor ihr fürchtest, obwohl sie doch nur helfen will und wird ...

Vielleicht hätten Sie auch Lust, Ihre Gedanken ganz weich zu machen und fließen zu lassen, anschmiegsam fast, wie Watte.

Dann könnte jede Zelle Ihres Körpers beim nächsten Atemzug all das aufnehmen, was mit Vertrauen zu tun hat ...

Und wenn Sie mit dem Zuhörer guten Rapport halten und er schon aufnahmefähig ist für solche Sätze, wird er vielleicht schmunzeln.

Vielleicht denkt er auch, dass Sie kindisch sind, aber er wird ganz sicher nicht mehr im selben Zustand sein wie vorher.

Erfinden Sie Sätze, die sich freuen würden, wenn es sie in der Realität auch gäbe.

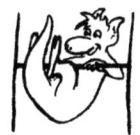

Mehrdeutigkeiten

... sind ebenfalls bestens geeignet, den Verstand des Zuhörers zu beschäftigen, indem er nach den „tatsächlichen Bedeutungen" sucht, gleichzeitig aber vom Sprecher womöglich ganz woanders hingeleitet wird.

*„Und wenn dann **ein Meer (mehr)** an Erinnerungen auf Sie einströmt, werden Sie wissen, **dass sie/Sie nur auf Sie/sie warten ...**"*

DER GEFANGENE FLOH: und drei Wörter können zwei Filme im Kopf bewirken ...

*„Sich eine Situation schlimm **vorzustellen**, kann aber auch bedeuten, sie sich **vor zu stellen** und den Blick auf etwas Besseres zu behindern."*

Das war ein erstes Bekanntmachen mit Milton-Patterns, mit hypnotischen Sprachmustern.

Es wird nicht nötig sein, all diese Bezeichnungen auswendig zu lernen und dann genau bestimmen zu können, was Sie wann verwenden.

Vielmehr geht es darum, „im Fluss des vagen Sprechens schwimmen zu lernen, um anderen zu ermöglichen, mit ihren eigenen Gedanken mitzuschwimmen."

Machen Sie sich ein Vergnügen daraus, diese Muster auszuprobieren, spielen Sie damit und wenden Sie sie an, wann immer Sie glauben, dass Sie Ihrem Gegenüber (oder sich selbst?) etwas Gutes tun könnten.

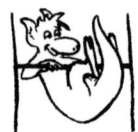

Stellen Sie sich folgende Situationen vor und überlegen Sie, was Sie sagen könnten, wenn Sie drei/vier Minuten Zeit hätten.

Tipp: Lassen Sie sich Zeit bei der Übung, konstruieren Sie, setzen Sie zusammen und verlangen Sie keine fließenden Stegreifreden von sich.

Auch hier gilt: Übung macht den Meister, die Meisterin!

1. Einer Ihrer Patienten wartet auf eine Operation. Er hat Angst. Was sagen Sie, nachdem Sie erfahren haben, dass er sich deshalb fürchtet, weil eine Bekannte nach der gleichen Operation sehr lange brauchte, um sich wieder vollständig zu erholen?

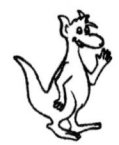

2. Eine andere Patientin hat auch Angst. Sie fürchtet vor allem die Schmerzen nach dem Nachlassen der Narkose. Der Satz: „Wir geben Ihnen natürlich Mittel, wenn Sie welche brauchen", scheint sie noch nicht zu beruhigen.

3. Ein Kollege erzählt Ihnen von seinem Stress und seiner momentanen Unfähigkeit, ihn abzubauen. Früher war ihm das immer gut gelungen, seit ein paar Wochen macht ihn „alles" so nervös, dass er schon körperliche Auswirkungen spürt. Welche Ideen haben Sie dazu?

4. Eine verzweifelte Mutter wartet auf die Befunde ihrer kleinen Tochter und malt sich aus, was passieren könnte, wenn sie besagen, dass ihr Kind tatsächlich schwerkrank ist. Wie beruhigen Sie sie?

5. (Er)finden Sie mögliche Situationen aus Ihrer Vergangenheit oder Zukunft, wo es nützlich (gewesen) wäre, Milton-Meisterin oder -Meister zu sein. Was hätten Sie sagen können? Was könnten Sie sagen?

Mit Hilfe all dieser Muster führt man, wie schon einmal erwähnt, sein Gegenüber im Wesentlichen durch **„innere Prozesse" bzw. zu inneren Prozessen**, in deren Verlauf er/sie Ressourcen (wieder)finden, Wahlmöglichkeiten entdecken oder sich selbst innere Antworten geben kann (oder wird ...).

Das gelingt normalerweise besser, wenn die Aufmerksamkeit, die Konzentration nach innen gerichtet ist, wenn man Raum und Zeit hat, sich zu e**rinnern**, Bilder entstehen zu lassen, Stimmen zu hören, Gefühlen nachzuspüren.

Der Sprecher lenkt den Hörer dabei. Er führt ihn auf einer Straße entlang, **ohne zu bestimmen**, was genau er dabei auf seinem Weg sieht, mit welcher Geschwindigkeit er unterwegs ist, in welcher Zeit er sich befindet.

Er arbeitet „prozessorientiert", nicht „inhaltsorientiert". Er **weiß** vielfach **überhaupt nicht** (und muss es auch nicht wissen), was genau sein Zuhörer sieht, hört, fühlt oder denkt.

Eine Übung im letzten NLP-Practitioner bestand z. B. darin, jemanden „kunstvoll vage" durch das Ausüben einer Sportart zu führen, ohne zu wissen, welche Sportart der andere gewählt hatte ...

... du hast nun beschlossen, den Sport, um den es geht, auszuführen. Du hast alles, was du dafür benötigst, du bist am richtigen Ort zur richtigen Zeit und du kannst, wenn du möchtest, nun damit beginnen. Du weißt, dass du es genießen kannst, diese Sportart auszuführen, und vielleicht genießt du es jetzt schon, wie **du den Wind und die Sonne spürst**. *...* Halt! Was ist, wenn der andere in der Halle Tennis spielt?

... und vielleicht genießt du es, und der Genuss, oder vielleicht auch die Anstrengung, manchmal, lässt die Zeit vergehen, und du weißt, dass du jedes Mal wieder die richtige Entscheidung triffst, denn es ist gut, sich wohl zu fühlen und zu genießen, nicht wahr? Und die anderen, die **mit dir sind** *...* Halt! was ist, wenn der andere alleine „walkt"?

Sie merken, worauf es ankommt. Es geht nicht um Ihre Bilder, nicht um Ihre Stimmen, nicht um Ihre Ideen, nicht um Ihre Lösungen.

Ihre Lösungen sind nur das, was Sie von etwas lösen kann.

Sie schlagen „Freude" vor, und der andere malt sein Bild dazu. Sie liefern die Idee bzw. das Thema („Situation, in der es Erfolg gab"), der andere geht auf die Suche nach den konkreten Inhalten.

Und wenn er dann doch, warum auch immer, nichts Passendes findet, werden Sie es bemerken. Denn es ist wesentlich, dass Sie „bei ihm bleiben", ihn **genau beobachten**, dass sie **sinnesspezifisch wahrnehmen**, was es wahrzunehmen gibt – und dass Sie auch darauf **reagieren**.

Wenn jemand Ihren Worten zufolge eine „Wohlfühl-Situation" finden soll, dabei aber die Stirn runzelt, stimmt etwas (noch) nicht.

Sie können übrigens (jedes) Zeichen von außen **"verwenden" (utilisieren)**: *"Und vielleicht legen Sie jetzt noch einmal Ihre Stirn in Falten, bevor Sie dann – bald – ganz in Ihrem Tempo – tatsächlich spüren, dass es Erlebnisse gab und ... gibt, in denen Sie sich wohl gefühlt haben, nicht wahr?"*

Ist während Ihrer Worte z. B. eine Sirene zu hören, könnten Sie sagen: *"Und während Sie von außen jetzt den Klang einer Sirene wahrgenommen haben, merken Sie, dass es innen schon ruhiger geworden ist ... (... wissen Sie, dass es manchmal lauter Störungen von außen bedarf, um nach innen zu gehen ...; können Sie, wenn Sie wollen, an ... denken etc.)"*

Bei der Anwendung tranceinduzierender Sprachmuster kommt es insgesamt hauptsächlich darauf an, dass Sie bzw. wie Sie reden. Was genau Sie sagen, ob Ihre Worte "wissenschaftlichen Untersuchungen standhalten" würden, ist völlig irrelevant.

Es ist in manchen Fällen sogar Sinn der Sache, dass sie verwirren. Denn dann ist der Verstand des anderen damit beschäftigt zu prüfen, ob das, was er gehört hat, stimmen kann, während Sie ihn schon das nächste Wegstück entlanggeführt haben.

Während Ihnen bewusst wird, dass heute für Sie morgen gestern gewesen sein wird und gestern für Sie morgen schon vorgestern ist (???) ... sind Sie ruhiger geworden, zuversichtlicher und gelassener ... was Sie auch daran merken, dass Sie ... tief einatmen ...

Im NLP gibt es viele **"Prozesse"**, bei denen die Anwendung von Milton-Patterns unerlässlich ist. Diese Prozesse haben zum Großteil genau vorgegebene Strukturen und ein eindeutig definiertes Ziel, sie können aber je nach konkreter Situation variiert werden. Dabei kommt es auf die Wahrnehmungsgenauigkeit, die Kompetenz und Flexibilität des Sprechers an.

Diese Prozesse dauern manchmal sehr lange (auch mehr als eine Stunde ...), manchmal ist man aber recht rasch "durch".

Viele von ihnen lassen sich jedoch auch (und das dürfte jetzt für jene unter Ihnen interessant sein, die normalerweise unter Zeitnot bzw. Zeitdruck leiden), in ein kurzes Gespräch kleiden. Und mit ein bisschen Übung werden es sogar "Alltagsgespräche".

In einigen der folgenden Kapiteln werden Sie konkrete Prozesse kennen lernen und merken, dass es einfach sein

> Die menschliche Sprache ist wie eine gesprungene Kesselpauke, mit deren Tönen wir Bären zum Tanzen bringen, während wir uns immer nur danach sehnen, das Mitleid der Sterne zu wecken (Gustave Flaubert).

kann, mit jemandem „über etwas" zu reden und doch „mitten in einem Prozess" zu sein.

Trance ist pure Konzentration. Diese aufrecht zu erhalten, fällt mit bewusst angewandten hypnotischen Sprachmustern leichter als mit unbewusst angewandter Alltagssprache.

Es lohnt sich also, die Muster zu erkennen, sie anzuwenden, sie zur „Routine" zu machen – dort, wo sie sinnvoll sind.

Wer zuerst lächelt, lächelt am längsten. Über den Humor in der Sprache

Trixi Rosenthaler

> Humor ist keine Stimmung, sondern eine Weltanschauung (Ludwig Wittgenstein).

Herr F. Hunger, ein 67-jähriger Mann, wurde ins Spital eingewiesen, weil er Schmerzen im Unterbauch hatte. Er ließ geduldig alle möglichen Untersuchungen über sich ergehen und machte brav, was man ihm sagte.

Doch als ein Arzt nach zwei Tagen das Zimmer betrat und: „So, Herr Hunger, jetzt haben wir Ihre Blutbefunde auch!", sagte, meinte er, es könne sich nicht um seine Befunde handeln, es sei ihm nie Blut abgenommen worden.

Nach einigem Raten kam man dem Rätsel auf die Spur: Ein Turnusarzt hatte zwei Tage zuvor das Nachbarzimmer betreten und „Hunger?" gefragt.

Ein Patient hatte sich gemeldet ...

Das ist eine wahre Geschichte, über die Herr Hunger leider nicht mehr lachen kann, weil er vor wenigen Wochen starb. Aber viele, die sie zu hören bekamen, lachten laut und schallend.

Wir alle wissen um die Kraft des Lachens, und es gibt sogar Untersuchungen, die die positive Wirkung von Lachen auf die Gesundheit bzw. das Immunsystem belegen. Aber warum sollten wir wissenschaftliche Studien für etwas bemühen, das doch allen klar ist, die es jemals am eigenen Leib verspürt haben ...

Und wir alle wissen wahrscheinlich auch, dass die Gegenwart von Menschen, die gerne lachen, bzw. von humorvollen Menschen wohltuend ist.

Für mich stellte sich immer wieder die Frage, ob man es denn lernen könnte, humorvoll zu sein, wobei ich mit den Sätzen „Humor ist, wenn man trotzdem lacht", „Man muss einfach die amüsanten Seiten einer Situation sehen" etc. wenig anfangen konnte. Und auch der Tipp zu lernen, wie man sich Witze merke, brachte mich nicht weiter.

Viel eher interessierte mich, was genau denn diejenigen tun, die scheinbar in jeder Situation etwas Humorvolles fanden, diejenigen, die „schlagfertig" waren, diejenigen, die „auf alles etwas wussten".

Als Schwierigkeit bei meiner Suche erkannte ich jedoch, dass es häufig Situationen gab, in denen alle lachten, nur ich nicht, und solche, wo ich lachte, aber niemand anderer, weshalb ich mich immer wieder fragte, ob ich denn überhaupt humorvoll sei.

Als ich schließlich vor vielen Jahren einmal eine Unterrichtsstunde über Metaphern hielt, also über bildhafte Geschichten (deren Wirkung und Wichtigkeit übrigens im nächsten Kapitel ausführlich besprochen werden), kamen meine Schüler und ich schon bald nicht mehr aus dem Lachen heraus. Denn auf die Idee gebracht, Sprache „beim Wort" zu nehmen und nicht die gewohnte übertragene Bedeutung zu akzeptieren, fanden die Jugendlichen immer mehr und mehr Bilder, die einfach amüsant waren.

Als unser Lieblingswitz entpuppte sich dabei jener:

„Ein junger Mann nimmt seine Mutter im Auto mit. Nach einiger Zeit sagt die Mutter: „Könntest du mir bitte den Sitz vorstellen?"

Der Mann seufzt, bleibt stehen und sagt: „Gut. Also: Sitz, das ist meine Mutter, Mutter, das ist der Sitz!"

Einige Schüler dieser Klasse hatten ihr Rezept gefunden, witzige Situationen zu schaffen: Sie nahmen alles, was sich anbot, wörtlich und reagierten eine Zeitlang immer nur auf das, was vom Sprecher gerade nicht gemeint war bzw. überhaupt nicht mitgedacht worden war.

Sie „setzten Texte auf", „lachten sich schief", ließen „Gesichtszüge entgleisen", schrieben sich Sätze „hinter die Ohren", einer brachte mir einmal „das Gelbe vom Ei" mit, bei einem Mädchen setzte sich bei der Schularbeit „die Angst" in Form einen Plüschtieres „in den Nacken" und eine andere bemühte sich „krampfhaft", eine gute Übung zu schreiben. Die Euphorie flaute ab, aber der Spaß an der Sprache blieb.

Die Strategie, die Leute, mit denen man zu tun hat, „beim Wort" zu nehmen und darauf zu reagieren, zu antworten oder sich damit eigene Bilder zu machen, ist nachahmbar, erlernbar. Und meiner Meinung nach lohnt es sich, es zu tun, denn zumindest hat man in seinem eigenen Kopf plötzlich viel mehr Spaß ...

Und was fällt Ihnen zu den folgenden Aussagen ein?

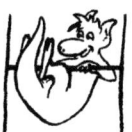

Eine Frau erzählt: „Mein Mann ist Vertreter. Er vertreibt Staubsauger."

Eine deutsche Touristin in einem österreichischen Geschäft beim Probieren einer Hose: „Läuft die Hose ein?" Antwort der Verkäuferin: „Nein, sie wird langsam kleiner."

Buchhändler: „Brauchen Sie ein Sackerl für das Buch?" Antwort des Käufers: „Nein, danke, ich verschlinge es gleich."

Im Wetterbericht: „Morgen bricht der Föhn zusammen."

Sie redet wie ein Wasserfall.

Mir ist ein Stein vom Herzen gefallen.

Hier kann man sich den Tod holen.

Sie hängt so an ihm.

Er hat sich schon wieder beschwert.

Mein Vater spielt immer mit dem Blutdruckmesser.

Wollen Sie mich auf den Arm nehmen?

Die Lebensversicherungen werden sich von alleine verkaufen ...

Vielleicht gibt es jetzt Leser, die „Na und?" oder „Ganz nett", meinen, die aber nicht recht wissen, was daran witzig sein soll.

Was wir wann und warum amüsant finden, hängt von vielen Faktoren ab. Unter anderem von der momentanen Befindlichkeit, und es gibt für jeden von uns Momente, in denen uns einfach nicht nach Lachen, ja nicht einmal nach Lächeln zumute ist.

Aber andererseits tut es manchmal unendlich gut, von jemandem durch eine kleine Bemerkung „auf einen anderen Gedanken" gebracht zu werden, nicht wahr? (Seit Sie aus dem Kapitel über die Milton-Patterns wissen, dass diese Art von Nachfragen tranceinduzierend sein kann, wage ich kaum mehr, sie zu verwenden ...)

Damit es übrigens keine Missverständnisse über das Ziel dieses Kapitels gibt, zähle ich jetzt einmal auf, was Sie alles nicht finden werden:

> Manchmal tut es gut, auf einen anderen Gedanken gebracht zu werden. Vielleicht sitzt man dort bequemer.

> Humorlosigkeit ist die Unfähigkeit, eine andere Wirklichkeit wahrzunehmen als die eigene.
> (August Everding).

- Sie werden keine klaren Definitionen der Begriffe „Humor", „schwarzer Humor", „Lachen", „Witz", „Zynismus", „Ironie" etc. finden.
- Sie werden keine systematische Aufbereitung verschiedener Witzarten finden.
- Sie werden keine Anleitung zum Witzeerzählen finden.
- Sie werden keine wissenschaftlichen Studien finden, wer wann warum welche Witze erzählt, wer wann wie versucht, seine Stimmung zu verbergen, aufzubessern oder die Stimmung anderer zu verändern.
- Sie werden hier auch keine Angaben finden, warum es sinnvoll ist, Humor zu haben, Humor zu verbreiten, viel und oft zu lächeln oder zu lachen.
- Sie werden auch nicht mit der Frage konfrontiert werden, welche Art von Humor Sie haben und wo er Ihnen fehlt.

Ich rede hier nur davon, wie es möglich sein kann, mit Hilfe von Sprache ein bisschen humorvoller oder vergnügter zu werden bzw. andere dabei zu unterstützen, Stimmungen mit Humor, mit Lächeln oder Lachen zu entspannen oder zu verändern.

Ich überlasse es Ihnen zu spüren, wann es angebracht ist, wann es „stimmt", wann es helfen könnte, Situationen durch humorvolle Bemerkungen zu heben.

Aber jeder, der es schon einmal erlebt hat, wie ein Mensch nach einer Bemerkung, die man gemacht hatte, zu schmunzeln begann, weiß, dass es sehr oft angebracht ist, dass es häufig stimmt – und dass es immer wieder hilft.

Nehmen Sie die Menschen beim Wort, führen Sie sie nicht an der Nase herum

> *„Beobachten und Lachen sind die wichtigsten Tätigkeiten, die man ausüben kann. Das eine ergibt sich aus dem anderen"* (Jacques Tati).

In unserem Fall geht es weniger um das Beobachten als um **das Zuhören**. Und darum, die Menschen „beim Wort" zu nehmen, um danach etwas Neues daraus zu formen.

So sagte etwa eine Frau, die als („rote") Sozialdemokratin im Gemeinderat saß, zu einem Bekannten: „Ich hab mich grün und blau geärgert."

Worauf er antwortete: „Du wirst dich aber entscheiden müssen..." Sie sah ihn fragend an, und er fuhr fort: „Na, beides geht nicht!" Nun schmunzelte sie, schüttelte den Kopf und sagte: „Okay, also: Ich hab mich geärgert."

Aber sie war dabei lange nicht mehr so „mitten im Geschehen" wie am Beginn ihrer Erzählung.

So sagte etwa eine Patientin beim Zahnarzt, kurz bevor er ihr einen Zahn zog, bei dem ein Jahr zuvor eine (mit vielen Komplikationen verlaufene) Wurzelspitzenresektion gemacht worden war: „Ich bin so stinksauer, dass mir der andere Arzt den Zahn nicht gleich gezogen hat".

Darauf erwiderte der Zahnarzt ganz trocken: „Na, wenn es Ihnen hilft ..." Sie sah ihn fragend an, und er fuhr fort: „Ich bin nicht gerne stinksauer über etwas, was ein Jahr vorbei ist. Aber Ihnen könnte es ja vielleicht helfen ...!"

Sie lächelte und sagte: „Gut. Sie haben Recht. Tun wir was."

„Pacing" und „Leading"

Den anderen dort abholen, wo er steht, um ihn dann woanders hinzubegleiten. Manchmal einen Schritt, manchmal einen großen Schritt, manchmal eine ganze Strecke.

So wie jene Frau, die zu einem Therapeuten kam, weil sie das Gefühl hatte, ihr Leben überhaupt nicht mehr im Griff zu haben, und fürchtete, in Depressionen zu versinken.

Sehr bald fragte der Therapeut nach ihrer Sexualität, worauf sie antwortete: „Ach, die liegt schon längst auf Eis!"

„Wunderbar!", sagte der Therapeut, „dort bleibt sie am besten frisch!" Die Frau stutzte und lachte dann schallend ...

Was alle diese Beispiele gemeinsam haben, ist jener kurze Moment des „Stutzens", der Verblüffung, der Verwirrung. Danach geht es in jedem Fall anders weiter.

> *„Natürlich bin ich froh, wenn meine Leser lachen, aber ich ziehe das Schmunzeln vor – denn es bedeutet, dass nachgedacht wird"* (Dik Browne, Hägars geistiger Vater[1]).

Ich werde Ihnen nun noch ein paar Beispiele erzählen, und vielleicht gehen schon Teile Ihres Denkens auf die Suche nach ähnlichen Sätzen, auf die man auch anders als „gewohnt" reagieren könnte.

Es sagte eine Frau bei einer Nachuntersuchung zur Ärztin: „Also wenn das nicht bald besser wird, werde ich wahnsinnig."

Darauf die Ärztin: „Und woran genau werde ich merken, dass Sie wahnsinnig geworden sind?"

Es sagte eine Frau sechs Wochen nach einer schweren Entbindung zu ihrem Gynäkologen: „Man müsste mir viel zahlen, dass ich noch ein Kind bekomme."

Darauf er: „Sehen Sie, es ist schon nur mehr eine Frage des Geldes."

Frau M. trank zu schnell und hustete ganz erbärmlich. Von der Nachbarin wurde eine Schwester gerufen, die besorgt herbeieilte. Frau M. hatte sich inzwischen schon ein bisschen beruhigt und sagte, noch nach Luft ringend: „Ich hab mich verschluckt."

„Aber nein", meinte die Schwester, „Sie sind schon noch da."

Auch Patienten können amüsant sein:

Frau R. kam nach einem positiven Schwangerschaftstest zur Gynäkologin und sagte: „Ich glaube, ich habe wieder einen Mitesser!"

Der Arzt fragte die 6-jährige Eva: „Haben wir heute schon einen Stuhl gesehen?" „Ja", sagte das Kind, „meine Mama sitzt drauf."

Wenn Sie so weitermachen, können Sie daheim bald wieder Bäume ausreißen", lobte der Arzt den Landwirt, der von der Leiter gefallen war und sich das Bein gebrochen hatte. „Blöd werde ich sein", antwortete dieser, „ich habe doch gerade 25 gepflanzt."

Eine andere Möglichkeit, Menschen kurz zu verwirren und danach Situationen anders weitergehen zu lassen, bietet auch das Meta-Modell der Sprache, das Sie ja ab Seite 173 kennen lernten.

Wichtig dabei sind – ich erwähne es nur mehr der Vollständigkeit halber – Ihre Absicht und der Rapport, den Sie zu Ihrem Gesprächspartner haben.

Aber Sie wissen mittlerweile ohnehin schon, dass wir in diesem Buch die Sprache hauptsächlich als hervorragendes Instrument zu „leaden" bzw. um Aufmerksamkeit zu lenken und abzulenken, vor den Vorhang bitten.

Es kann sich auszahlen, sich ab und zu von jemandem verrücken zu lassen.

Zurück zum Meta-Modell. Aussagen über „Ursache – Wirkung" lassen sich recht gut dazu verwenden, die SprecherInnen zu „verwirren", sodass diese ihre gewohnte „Strategie" verlieren und anders weitermachen müssen.

Denken Sie nur an alle Sätze, die nach „Das macht mich verrückt" klingen.

Stellen Sie sich vor, jemand sagt zu Ihnen: „Der Lärm macht mich verrückt." Laut Meta-Modell könnten Sie mit der Frage „Wie genau macht er das?" reagieren.

Ohne Rapport und ohne gute Absicht, dafür mit einem herablassenden Ton, gelänge es Ihnen sicher, den Sprecher recht gut zu brüskieren.

Sagen Sie jedoch (mit Rapport und guter Absicht und womöglich in scherzhaftem Ton): „Ach, das ist aber interessant. Wie genau macht er denn das?," werden Sie wahrscheinlich einen fragenden Blick ernten. Dann könnten Sie hinzufügen: „Wissen Sie, ich würde gerne unseren Chef verrückt machen. Aber ich weiß nicht wie. Vielleicht hätten Sie da einen Tipp!?"

Egal, ob die Verwirrung Verwirrung bleibt, einem Lächeln weicht oder in einem „Na, Sie sind mir vielleicht eine(r)!", mündet, die Aussage ist in Frage gestellt, die Strategie ist unterbrochen.

Und dann gibt es die Möglichkeit, darüber zu sprechen, was man tun könnte …

Was haben Müdigkeit und Staubsauger gemeinsam?
Man kann sie vertreiben.

Unterstützen Sie den Kampf der Zitronenfalter. Kaufen Sie nur mehr gefaltete Zitronen.

Es ist übrigens auch vergnüglich, die vielen **Krankheitsmetaphern**, die unter unseren Aussagen umherschwirren, **beim Wort** zu **nehmen** und so „festzunageln".

„Diese Untersuchung liegt mir im Magen." – Wie ist sie denn da hineingekommen?

„Er geht mir auf die Nerven". – Na höchste Zeit, dass Sie den Weg sperren. (oder: Wunderbar, da sind Ihre Nerven wenigstens für etwas zu gebrauchen …)

„Ich habe mir darüber den Kopf zerbrochen". – Komisch, man sieht gar nichts. Womit ist er geklebt?

„Mich hat fast der Schlag getroffen" – Zum Glück sind Sie ihm ausgewichen.

Wollen Sie auch?
Versuchen Sie die etwas anderen „Draufgaben".

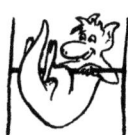

Ich bin ziemlich sauer deswegen.
Ich steh das nicht durch.
Mir wird ganz schlecht, wenn ich daran denke.
Ich sehe nur mehr schwarz.
Manchmal hab ich das Gefühl, ich bin vom Pech verfolgt.
Da kommt mir die Galle hoch.
Da dreht sich mir den Magen um.
Dieser Ärger frisst mich noch auf.

> Das geht mir an die Nieren.
> Du wirst mir das Herz brechen.
> Ich hab halt eine dünne Haut.
> Lange kann ich das nicht mehr schlucken.

Ein humorvoller Witz nimmt nicht nur auf den Arm, sondern auch in den Arm (Wolfgang Oelsner).

Vor vielen Jahren sagte übrigens einmal ein „praktischer" Arzt zu einer Patientin, die die fünfte Halsentzündung des Jahres hatte:

„Wissen Sie, gnädige Frau, viele Leute schlucken viel zu viel. Den einen steigt es dann in den Kopf, den anderen bleibt es im Hals stecken, den dritten liegt es im Magen oder es geht ihnen an die Nieren, anderen wird gleich ganz schlecht ... und nur ganz wenige scheißen drauf ..."

Meerdeutigkeiten

Es kann auch Vergnügen bereiten, bei ernst gemeinten Fragen, die Mehrdeutigkeiten zulassen, auf die sicher nicht gemeinte Deutigkeit zu antworten ...

So fragte ein Pfleger einen alten Herrn, der entlassen worden war und einige Schritte über die Stiege nach unten sollte: „Darf ich Ihnen meinen Arm anbieten?"
„Nein, danke, ich habe selber zwei", war die Antwort.

So fragte eine Frau ihre Freundin, mit der sie im Auto zu einer NLP-Präsentation in ein großes Neurologisches Krankenhaus fuhr: „Ist es kompliziert, in das Krankenhaus zu kommen?"
Die Freundin antwortete: „Mit einem Schlaganfall nicht ..."

So fragte die Schwester den Herrn, der noch Hunger hatte: „Wollen Sie noch eine Leber?"
Darauf er: „Nein, danke, meine funktioniert ganz gut."

Schwester Maria arbeitet seit ein paar Monaten auf einer Station mit Sonderklasse, wo die Patienten viele Sonderleistungen genießen.
Es ist spät, die Dienstübergabe wird in wenigen Minuten stattfinden, und sie schreibt gerade, als eine Frau ins Dienstzimmer stürzt und „Wo ist der Mixer?" ruft.
Schwester Maria erstarrt und ein wüster innerer Monolog beginnt. Sie empfindet es als Riesenfrechheit, dass nun jemand auch noch einen Mixer braucht. Mikrowelle und Wasserkocher gut, aber einen Mixer? Was denn noch alles?
Sie reißt sich zusammen, bemüht sich ruhig zu bleiben und sagt nur mäßig unfreundlich: „Mixer gibt es hier nicht."

Die Frau schaut erstaunt, schüttelt den Kopf und meint: „Komisch. Herr Mixer ist doch gestern hier operiert worden!"

Um zu überprüfen, ob die Gesichtsnerven des Patienten gleichmäßig enerviert sind, bittet ihn Frau Doktor L., ihr seine Zähne zu zeigen.
Der Patient greift in seinen Mund und legt seine Zahnprothese auf den Tisch ...

Dass es übrigens mit gutem Rapport auch möglich ist, Menschen in jeder Lebenslage zum Lachen (oder Lächeln) zu bringen, zeigen folgende Geschichten:

Herr M. hatte einen gefährlichen Schiunfall, wurde mit dem Hubschrauber ins Krankenhaus gebracht und dort auf eine Operation vorbereitet.
Vorher gab man ihm noch ein Formular, das er bezüglich der Operation unterschreiben sollte. Gerade als er im Begriff war, seinen Namen unter das Blatt zu setzen, stürmte der Anästhesist herbei und rief: „Halt! Nicht unterschreiben! Das ist ein Abo für die interne Krankenhauszeitung!"

Frau K. hatte sich eine Nadel in ihre große Zehe getreten. Die Nadel war abgebrochen und ein kleiner Teil in der Zehe verschwunden. Der diensthabende Arzt brauchte mehr als 55 Minuten, um sie zu finden und zu entfernen, und Frau K. erhielt insgesamt 4 betäubende Spritzen.
Als die Wunde endlich wieder vernäht war, sagte man ihr, sie würde nun noch zwei Tetanus-Spritzen bekommen. Sie verzog das Gesicht und meinte, sie hätte aber Angst vor Spritzen, und da sie schon dringend aufs WC musste, bat sie, sie doch vorher dorthin zu lassen.
Gehen konnte sie natürlich nicht, weshalb sie in einem Rollstuhl zur Toilette gerollt wurde. Kaum war sie bei der Tür, sah sie „ihren" Arzt, wie er mit einer Spritze in der Hand den Gang entlang gelaufen kam und laut rief: „Haltet die Frau! Haltet sie, sie versucht zu fliehen! Achtung! Fluchtgefahr!"
Frau K. musste daraufhin so herzlich lachen, dass sie die Tetanusspritzen gar nicht mehr störten ...

Die nächste Geschichte erzählt Patch Adams in seinem Buch „Gesundheit!"

„Vor ein paar Jahren wurde meiner Mutter ein Bein amputiert, weil sie ihr Leben lang geraucht und daher eine schlechte Durchblutung hatte. Als sie aus ihrer Narkose erwachte, beugte ich mich mit meiner roten Nase über sie; ich

lachte leise und sagte: Nun, ich glaube, jetzt weißt du, was es heißt, mit einem Fuß im Grab zu stehen.

Sie lachte darüber und erzählte jahrelang anderen Leuten diese Geschichte. Das konnte ihr nicht das Bein zurückgeben, doch es schenkte ihr die tatsächliche Hoffnung, weiter am Leben Freude finden zu können.[2]

Und zuletzt sagte eine Patientin zu ihrem Arzt, der sie über die kommende Behandlung aufgeklärt hatte: „Oh Gott, so wie Sie das sagen, hört sich das ja furchtbar an."

„Wenn ich es Ihnen vorsinge, wird es noch schlimmer", meinte daraufhin der Arzt.

Für mich ist Denkmal ein lebenslanger Imperativ, der aus zwei Wörtern besteht (Fritz Grünbaum).

Abschließend nun doch noch ein paar ernst gemeinte Bemerkungen über den Humor, die allesamt aus dem Buch „Führungsfaktor Humor" von Thomas Holtbernd stammen.

„Humor oder Lächeln oder Lachen ist die immaterielle Form der Zuwendung. Es sind keine großen und aufwändigen Konzepte vonnöten, sondern der Blick auf das Kleine."[3]

„Humor akzeptiert nichts. Jedes Tun, jeder Vorfall kann vom Humor attackiert werden. Gleichzeitig fehlt dem Humor aber etwas Feindliches. Ironie und Zynismus dagegen bergen eine gewisse Portion Feindseligkeit."[4]

„Die Fähigkeit zum humorvollen Relativieren der eigenen Verhaltensweisen setzt voraus, dass ein gewisses Maß an Selbstvertrauen, Einsicht, Toleranz und Reife vorhanden ist. Ein Mensch, der sich seines Wertes bewusst ist, kann über sich lachen. Damit kann dieser Mensch auch mehr Ehrlichkeit riskieren und zu einem glaubwürdigen Verhalten gelangen."[5]

„In der Medizin setzt sich langsam das Konzept der Salutogenese durch, das nicht die Krankheit bzw. die Entstehung von Krankheiten (Pathogenese) erforscht, sondern der Frage nachgeht, warum einige Menschen gesund sind und schnell wieder gesund werden, wenn sie krank waren. Humor und Lachen werden von den Vertretern dieser Richtung als wichtige Ressourcen für die Gesundheit angesehen."[6]

Gesundheit!

Mit Worten Bilder malen.
Die Bedeutung von Metaphern

Alexander Seidl

Ein junger Arzt kam frisch von der Universität an eine Klinik, an der sehr viele psychisch erkrankte Menschen behandelt wurden. Der junge Arzt äußerte sich abfällig über die Patienten und brachte ihnen als Menschen kaum Wertschätzung entgegen.

Eines Tages holte ihn der Primararzt dieser Station in sein Büro und fragte ihn: „Habe ich Ihnen eigentlich jemals erzählt, warum ich mich ausgerechnet für diese Fachrichtung entschieden habe?" „Nein", antwortete der junge Kollege.

„Dann will ich Ihnen die Geschichte erzählen. Es ist schon viele Jahre her, ich war noch mitten im meinem Studium, als ich mit dem Auto meines Vaters und in Begleitung eines Mädchens, das ich den ganzen Abend hindurch mit meiner Intelligenz zu beeindrucken versuchte, unterwegs war. Es war spät in der Nacht und stockfinster. Plötzlich machte es einen lauten Knall und ein Reifen explodierte. Wir hatten Glück. Da ich sehr langsam unterwegs war, passierte nichts und ich brachte das Auto ein paar Meter weiter zum Stehen. Direkt vor einer Nervenklinik. Damals hätte ich abwertend gesagt: ‚Vor einer Irrenanstalt'.

Im fahlen Mondlicht sah ich hinter einigen der vergitterten Fenster, die zum Teil geöffnet waren, Gesichter herauslugen. Vermutlich waren einige der Menschen durch den Knall geweckt worden. Ärgerlich machte ich mich im Dunkeln daran, das Rad zu wechseln. Zuerst gingen die Radmuttern nicht auf, dann gelang es mir erst nach mehreren Versuchen, den Wagenheber zu bedienen, ich machte mein Hemd schmutzig und meine Begleiterin begann schließlich ob meiner Ungeschicktheit süffisant zu grinsen. Auf jeden Fall wurde meine Laune immer schlechter. Als ich endlich das kaputte Rad herunten und das Reserverad angesteckt hatte, wollte ich es festschrauben, aber ich fand die Schraubenmuttern nicht mehr. Das brachte das Fass zum Überlaufen und ich begann laut zu fluchen. Da rief plötzlich eine Stimme hinter einem der Fenster: ‚Was machst du da für einen Radau mit-

ten in der Nacht?' ‚Ich finde die Radmuttern nicht mehr, ich kann das Reserverad nicht festschrauben!', rief ich entnervt zurück. ‚Und deswegen machst du so ein Theater? Schraub doch von jedem der drei anderen Räder jeweils eine Mutter ab und fixiere das Reserverad auch mit drei Muttern. Das ist zwar nicht ideal, aber bis zur nächsten Tankstelle hält das sicher.' Ich war wie vor den Kopf gestoßen. Die Lösung war optimal. Verwirrt schaute ich zum Fenster und sagte: ‚Das ist ja eine großartige Idee. Ich habe geglaubt, Sie sind ein Verrückter?!'

„Und wissen Sie, was der darauf antwortete?", fragte der Primar seinen jungen Kollegen. „Er sagte: ‚Verrückt bin ich schon, aber nicht dämlich.'

In diesem Moment fragte ich mich, wer wohl aller hinter den Mauern dieser ‚geschlossenen Anstalten' ein unwürdiges Dasein führt. Welche Geheimnisse tragen diese Menschen in sich, die wir vielleicht nie kennen lernen werden?"

„Und ab dem Zeitpunkt", beendete der Primar seine Erzählung, „begann ich mich intensiv mit allen Arten von psychischen Erkrankungen und deren Heilung zu beschäftigen, da ich sogar glaube, dass sich unter den als ‚krank' Abgestempelten viele verkappte Genies befinden, die nur von einem wachen Menschen mit offenen Augen und Herzen entdeckt und gefördert werden können."

Ist Ihnen schon einmal bewusst aufgefallen, dass man manchen Menschen nur wenige Minuten zuhören muss, um entweder mit dem Schlaf zu kämpfen oder sich mit seinen eigenen Gedanken zu beschäftigen, während andere Menschen jedes Thema so erzählen können, dass man stundenlang an ihren Lippen hängen möchte?

Hatten Sie schon einmal ein Problem und jemand versuchte, Ihnen lang und breit zu erklären, wie genau Sie es lösen sollten, während Sie bereits den Entschluss bedauerten, sich diesem Menschen anvertraut zu haben?

Ein anderer Mensch erzählte vielleicht nur eine kurze Geschichte oder Anekdote, die Ihnen tagelang nicht mehr aus dem Kopf ging und eine Veränderung in Ihnen bewirkte, obwohl Sie gar nicht so genau wussten, wieso …

Metaphern werden die „**Sprache der Seele**" genannt. Diese Sprache begegnet uns unter vielen Namen. Doch ganz egal, ob wir sie nun **Geschichte, Märchen, Fabel, Anekdote, Zitat, Gleichnis, Parabel, Witz, Wortbild** oder **Sprachfigur** nennen, die bildhafte Art des Sprechens, die gleichnishafte Art des Erklärens stößt bei Menschen immer auf eine besondere Resonanz.

Während ein rein sachlicher Vortrag anstrengend wirken kann, freuen sich Referenten, die ihre Zuhörer mit Anekdoten, Geschichten und Beispielen verwöhnen, meist über ungeteilte Aufmerksamkeit.

Der bekannte Weisheitslehrer **Anthony de Mello** wurde einmal gefragt, wieso er meint, dass Geschichten so wertvoll und hilfreich wären, und er antwortete … natürlich mit einer Geschichte, konkret: mit einem Gleichnis:

„Ihr müsst noch begreifen lernen, meine Lieben, dass die kürzeste Entfernung zwischen einem Menschen und der Wahrheit eine Geschichte ist. Die im Keller verlorene Goldmünze findet man mit Hilfe einer billigen Kerze wieder; die tiefste Wahrheit mit Hilfe einer einfachen Geschichte."[1]

Geschichten und Märchen haben seit jeher den Effekt, belehrend zu wirken und moralische Verhaltensregeln weiterzugeben, ohne direkt zu sein. Im Westen übernahmen diese Rolle oft die „Großmütter am Herdfeuer", im Osten die Geschichtenerzähler im Bazar. Und nahezu keine Erzählung war ohne so etwas wie „… und die Moral von der Geschicht …".

Das Wundervolle an Metaphern aber ist, dass man sie erzählen kann, ohne dass sich Menschen persönlich belehrt oder womöglich angegriffen fühlen. Trotzdem ziehen sie ihre Schlüsse aus der Geschichte …

Hätte der Primar dem jungen Kollegen eine Standpauke wegen des unangemessenen Umgangs mit Patienten gehalten, hätte dieser vermutlich verärgert reagiert. Es hätte sogar passieren können, dass er auf die Patienten noch schlechter zu sprechen gewesen wäre, weil er ihnen auf einer unbewussten Ebene die Schuld für seine Rüge zugewiesen hätte.

Einer Geschichte jedoch kann man kaum widersprechen. Sie beinhaltet eine Erzählung aus dem Leben von jemand anderem, und ihre „Moral" hat auch nur für diesen anderen Gültigkeit … auf einer bewussten Ebene.

Unbewusst wirken Erzählungen nach. Der Bezug zum eigenen Erleben wird hergestellt. Wichtig dabei ist, dass die Geschichte für sich gelassen wird.

Würde der Arzt *nach* der Geschichte eine Moralpredigt halten und erklären, was er genau gemeint hatte, wäre die Gefahr groß, den Effekt der Metapher zu verringern, wenn nicht gar zu zerstören.

Es ist sogar empfehlenswert, nach einer kurzen Pause das Thema zu wechseln, damit sich der bewusste Verstand mit anderen Dingen beschäftigt und nicht die Erzählung analysiert und zerlegt.

Nach einer Metapher das Thema wechseln.

Ich habe oft mit Menschen zu tun, die Jahrzehnte älter sind als ich. Wenn sie mir ihre Lebensgeschichte erzählen und von Problemen berichten, die ihnen die Erinnerung an ihre Vergangenheit bereitet, habe ich zumeist einige Ideen, wie ich helfen könnte. Nur wäre es aus mehreren Gründen unpassend, an dieser Stelle offen mit ihnen zu „arbeiten" und Lösungen zu finden.

Hier sind Metaphern eine große Hilfe. Ich konnte schon oft beobachten, dass Erzählungen über andere Menschen mit ähnlichen Problemen und der Hinweis, wie diese die Probleme lösten, mit großer Aufmerksamkeit verfolgt wurden.

Ich kann mich noch gut an eine alte Dame erinnern, mit der ich über verschiedene Bekannte sprach. Beim nächsten Besuch erzählte mir die Dame: *„Also wissen Sie, die Geschichte von Ihrer Bekannten und deren Tochter, die Sie mir letztes Mal erzählt haben, die ist mir lange nicht aus dem Sinn gegangen. Und ich weiß nicht warum, aber vor drei Tagen habe ich einfach meine Tochter angerufen und mit ihr gesprochen, das erste Mal, seit sie vor acht Jahren diesen Anwalt geheiratet hat. Stellen Sie sich vor, nächste Woche kommt sie mich besuchen. Sie war gar nicht böse auf mich".*

Aus Metaphern kann jeder seine eigenen Schlüsse ziehen und wenn jemand keine Schlüsse zieht, ist es ebenfalls in Ordnung.

Metaphern bilden

In der NLP-Literatur findet man viele Ansätze, Metaphern zu systematisieren. Die Unterscheidungen sind nicht einheitlich[2]. Mit unterschiedlichen Namen begegnet man allerdings immer wieder folgenden Grundtypen:

„Einfache Metaphern" mit vielfacher Wirkung

Unter dem Begriff „einfache Metaphern" könnte man alle sprachlichen Vergleiche zusammenfassen.

Denken Sie dabei an Formulierungen wie *„das Haupt der Familie", „die Sonne lächelt", „ich sehe die Zukunft schwarz", „Halbgötter in Weiß", „vom Pech verfolgt" „eine Flasche sein", „das ist ein Klotz an meinem Bein", „mein Kind ist ein Sonnenschein", „Schmetterlinge im Bauch haben", „die rechte Hand des Chefs sein"* usw.

Einfache Metaphern sind sprachliche Stilmittel, die im Wesentlichen zwei Bereiche, die normalerweise „nicht zusammengehören", zusammenbringen.

In der Alltagssprache gibt es zahlreiche verblasste Metaphern, die nicht mehr als solche wahrgenommen werden: *die Talsohle, der Wasserhahn, das Tischbein* etc.

Bei den anderen Metaphern fällt es einem leichter, auch an das konkrete Bild zu denken, das sie beschreiben. Dass es Vergnügen bereiten kann, sie „beim Wort zu nehmen", konnten Sie schon im Kapitel über den Humor sehen. In den meisten Fällen nehmen wir die Metaphern jedoch nicht beim Wort, sondern nur „als gegeben hin", und daher sind wir uns ihrer Wirkung nicht immer bewusst.

Wenn jemand also „die rechte Hand des Chefs" ist, glauben wir zu wissen, was gemeint ist. Wenn jemand „dem Geld nachjagt", ständig „Haare in der Suppe findet", „erschöpft", „geschlaucht" oder ganz einfach „todmüde" ist, denken wir uns meist nichts weiter dabei.

Jedes Wort, das wir sagen, erzeugt aber Bilder, und zwar in unserem Kopf genauso wie im Kopf unserer Zuhörer. Oft nur unbewusst. Was dabei vergessen wird, ist, dass jedes Bild auch etwas bewirkt, in diesem Sinne wirklich ist.

Unsere Worte erzeugen Bilder im Kopf.

Bilder im Kopf scheinen die Tendenz zu haben, sich zu verwirklichen.

Wenn wir ein Bild lange genug mit uns herumtragen, wird es im Sinne einer sich selbst erfüllenden Prophezeiung Wirklichkeit. Dies natürlich auch im positiven Sinn, denn jeder Gegenstand unserer modernen Welt, der von Menschen geschaffen wurde, war einmal eine Idee, also ein Bild in einem Kopf ...

Wenn wir nun beginnen, auf unsere Sprache zu hören, werden wir bemerken, dass wir zahllose bildhafte Vergleiche verwenden, viele davon über Jahre. Ohne uns dessen bewusst zu sein beginnen wir durch sie, unsere eigene Realität zu schaffen.

Kennen Sie Aussagen wie *„Ich fühle mich wie gefangen in diesem Körper", „Es gibt etwas, das mich zurückhält", „Ich stehe wie vor einer Mauer", „Es ist wie ein ewiger Kreislauf, dauernd passiert das Gleiche", „Es ist ein harter Kampf gegen die Krankheit", „Ich komme mir vor wie auf einer Kreuzung, da gibt es Wege in alle Richtungen, und ich habe keine Ahnung, welcher der richtige ist."*

Indem wir solche Vergleiche und Bilder verwenden, machen wir aus einem abstrakten Gefühl eine greifbare Vorstellung. Die Kunst besteht nun darin, diese Visualisierungen herauszuhören und in sie einzusteigen.

Eine der NLP-Grundannahmen geht davon aus, dass jeder Mensch tief in sich alles hat, was er braucht. Alle Ressourcen und letztlich auch alle Lösungen.

Bei Problemen finden die Menschen auf dieser metaphorischen Ebene selbst die verblüffendsten Lösungen.

Schärfen Sie Ihr Ohr für Bilder, die im Zusammenhang mit Problemen gebracht werden, und haken Sie ein.

Ich sprach vor einiger Zeit mit einem Mann, der sehr schüchtern war und Angst davor hatte, auf Frauen zuzugehen. Während er mir sein Problem schilderte, sagte er: *„Ich sitze in meiner Höhle und traue mich nicht hinaus".*

Hier war auf geniale Weise Problem und Lösungsansatz vorhanden. Ich hörte schon oft Gespräche, in denen solche Wendungen komplett unberücksichtigt blieben oder bloß mit der Frage „Warum?" bedacht wurden. Steigen Sie lieber in das Bild ein. „Pacen" Sie in dem Sinne, dass Sie das Bild des anderen aufgreifen und versuchen, es näher kennen zu lernen, indem sie Fragen stellen, die so tun, als wäre das Bild Wirklichkeit.

„Wie schaut es denn in der Höhle aus?" „Wie lange sitzen Sie schon dort?" „Saßen Sie schon immer drinnen?" „Was ist das Angenehme daran, in der Höhle zu sitzen?" „Was wäre denn, wenn Sie hinausgehen würden?" (Mit Fragen wie der letzten beginnen Sie zu „leaden", das heißt, sie führen den anderen gedanklich aus dem Bild hinaus, zu einer Art Weiterführung des inneren Filmes.)

Eine Lösung kann sein, dass sich der Mann aus der Höhle in dem Wissen wagt, sich jederzeit auch wieder zum Schutz in sie zurückziehen zu können.

Diese vorher nicht bedachte Sicherheit half dem Mann, mit dem ich sprach, bei dem gedanklichen Experiment, die Höhle zu verlassen. Draußen gab es – wie sehr oft in solchen Bildern – eine Gefahr, dargestellt durch einen Drachen.

Fragen Sie dabei immer den anderen, was der nächste Schritt sein soll. Es ist die Entscheidung des anderen, ob es um Versöhnung, Verjagen, Töten oder – wie in diesem Fall – Zurückverwandlung gehen soll: Der Drache war eine verzauberte Prinzessin ...

Alle, die sich mit Archetypen beschäftigen, haben womöglich eine Idee vom „eigentlichen Thema" des jungen Mannes.

Wenn es aber in „Gesprächen" vorerst nicht um Therapie geht, sondern bloß um Unterstützung beim Auflösen der Bilder des anderen, ist es sinnvoll, sich mit eigenen Interpretationen und Lösungsansätzen im Hintergrund zu halten.

Benötigt jemand Ressourcen (der „Drachenkämpfer" brauchte einen Zauberstab), fragen Sie, wo man diese finden könnte, und machen Sie sich mit ihm auf die Suche. Die „Intelligenz" des anderen beim Lösen seiner Probleme ist schier unerschöpflich und wir müssen ihn nur durch seine Landschaft führen.

Das eigentliche Problem wird dabei meist nicht explizit besprochen, und oft gibt es Lösungen, bei denen der Verstand keine Ahnung hat, was sie mit dem Problem zu tun haben.

Die Rückmeldungen der unzähligen Menschen, mit denen auf diese Art gearbeitet wurde, zeigen, dass im Einsteigen in die Problemmetapher des anderen auf einer tiefgehenden Ebene ein unglaubliches Lösungspotenzial liegt.

Die Bilder, die wir verwenden, wirken. Es ist daher sinnvoll, sich von vornherein anzugewöhnen, **Metaphern** zu **wählen**, die **hilfreich** sind.

„Lebe deinen Traum". Jene, die sagen, dass es nicht möglich sei, sollen diejenigen nicht stören, die es möglich machen.

Sagen Sie zu sich: *„Heute werde ich wirklich gebraucht"*, statt *„Heute ist es stressig"*.

Sagen Sie: *„Ich bin neugierig, wie das ausgehen wird"*, statt *„Mir ist schon ganz schlecht von der Ungewissheit"*.

Und sagen Sie: *„Es ist eine große Herausforderung für mich"*, statt *„Die setzen mir die Pistole an den Kopf"*.

Sie werden bemerken, wie das konsequente Verändern von destruktiven Bildern hin zu aufbauenden eine erstaunliche Veränderung der Lebensqualität mit sich bringt.

Lebensmetaphern

Die Schüler saßen um den Meister und fragten: „Meister, was ist das Leben?"

Der Meister lächelte wissend, ging für ein paar Augenblicke in sich und meinte schließlich: „Das Leben ist wie eine Zwiebel ..." Die Schüler schauten ihn entgeistert an: „Wie eine Zwiebel? Das ist ja furchtbar! Warum ausgerechnet wie eine Zwiebel?" Da schaute der Meister in die Runde und zuckte mit den Achseln: „Na gut, dann ist das Leben eben nicht wie eine Zwiebel, sondern wie eine Wanderung auf einen Berg."[3]

Wenn man Menschen fragt, womit sie das Leben vergleichen würden („Das Leben ist wie ein/eine ..."), erhält man die erstaunlichsten Bilder, die viele der Probleme und Verhaltensmuster eines Menschen verständlich machen. Es gibt dabei keine richtigen oder falschen Metaphern, es gibt nur wirksame ...

Sagt jemand zum Beispiel: *„Das Leben ist ein ewiger Kreislauf, es kommt immer wieder das Gleiche, nichts ändert sich"*, birgt dieses Bild viel Potenzial für Frustration.

Meint jemand anderer: *„Das Leben ist wie ein Wettrennen"*, bedeutet das, dass er möglicherweise ständig unter Stress steht und nur schwer abschalten kann. Man möchte schließlich gewinnen.

Das ist auch die nächste Konsequenz dieses Bildes: Es gibt Gewinner und Verlierer, und alle anderen sind potenzielle Konkurrenten, die es zu übertrumpfen gilt.

Außerdem gibt es ein Ziel, das erreicht werden will, jedoch oftmals kein Bild dazu, was passiert, wenn dieses Ziel erreicht wird.

Ist für jemanden das Leben *„eine Kreuzfahrt im Ozean"* stellt sich die Frage, welche Rolle er auf dem Schiff hat. Ist er Passagier, Kapitän oder etwas anderes, vielleicht gar ein blinder Passagier, der nicht auffallen darf?

Ist er Passagier, bedeutet das möglicherweise, dass er sein Leben auf Genießen und Verwöhnen-Lassen ausgerichtet hat, dass auf der anderen Seite aber wenig eigene Aktivität und Engagement gegeben sind, etwas zu erreichen oder im Leben zu bewirken.

Viele Patienten, speziell Menschen mit langwierigen Krankheiten oder alte Menschen, haben Lebensmetaphern, die hinderlich sind. Bilder, die eher frustrieren: *Das Leben ist ein schwarzes Loch, ein gähnender Abgrund, eine Aneinanderreihung von Enttäuschungen, eine ewige Tretmühle ...*

Auch hier ist es wieder interessant, über diese Bilder zu sprechen oder in sie einzutauchen: *„Aha, ich verstehe, das Leben ist für Sie wie ein schwarzes Loch. Wenn Sie in dieses Loch hineinfliegen könnten, was wäre denn da drinnen, in dem Loch?"*

Und wenn Sie es wüssten, was wüssten Sie dann?

Lassen Sie sich von Antworten wie „weiß ich nicht", „gar nichts" oder ähnlichem nicht entmutigen. Probieren Sie es mit dem „Als-ob-Rahmen": *„Ich weiß, oft sieht man nichts drinnen. Aber wenn etwas drinnen wäre, was könnte das sein?"*

Oftmals finden sich dann Wasserstrudel ein, Monster, der Tod oder ähnliche Zeitgenossen. Mit ihnen kann man wiederum kommunizieren: *„Fragen Sie dieses Monster, was es möchte."*

Was immer als Antwort kommt, fragen Sie weiter und suchen Sie im Gespräch einen Grund für dessen Tun, die Antwort darauf, was es sicherstellen will, worauf es uns aufmerksam machen will oder warum es sich in einem Loch versteckt.

Jedes dieser Bilder steht für einen Teil in uns, und jeder Teil will auf der Ebene der höchsten Absicht etwas Positives für uns erreichen. Finden Sie diese höchste Absicht, bitten Sie Ihren Gesprächspartner, sich bei dem Teil dafür zu bedanken, und entdecken Sie gemeinsam andere Wege, wie diese Absicht sichergestellt werden kann.

Bedenken Sie dabei: Es gibt keine richtigen oder falschen Bilder.

Es wäre töricht und anmaßend, Wertungen über die Bilder des anderen abzugeben, sie zu interpretieren oder zu sagen „Deine Metapher ist falsch. Ich verrate dir die richtige."

Jeder hat die, die seine momentane Situation am deutlichsten widerspiegelt, und sie ist, so gesehen, richtig.

Die Kunst besteht darin, den anderen aus seinem Bild hinauszuführen und seine Sichtweise kreativ zu erweitern.

Auch hier wieder: „Pacing" und „Leading". Auch hier wieder: Was haben Sie? Was sehen Sie? Und: Was fehlt Ihnen, um ein hilfreicheres Bild zu bekommen?

> Es gibt keine richtigen oder falschen Bilder. Nur ihre Konsequenzen sind verschieden.

Wenn das Herz übergeht

Menschen scheinen Vergleiche mit Organen und Körperteilen zu lieben. In vielen dieser Vergleiche steckt eine alte Weisheit. Erstaunlich ist dabei zu beobachten, dass Menschen oft genau jene Symptome auszubilden beginnen, von denen sie besonders häufig sprechen.

Intensiv ist mir der Fall einer Bekannten in Erinnerung, deren Mann Techniker auf internationalen Baustellen war und sehr oft in Krisengebieten in Afrika zu tun hatte.

Im Zuge seiner Tätigkeit wurde er mehrmals überfallen, angeschossen, mit Messern verletzt und erlebte einige andere üble Dinge. Seine Frau, für die diese „Abenteuer" überaus belastend waren und die stets sehr nervös war, wenn er einen Einsatz in diesen Gegenden hatte, pflegte zu sagen: „Mir bleibt noch einmal das Herz stehen". Tatsächlich erlitt sie mit Ende 30 ihren ersten Herzinfarkt – während er in Afrika war und sie im Fernsehen über Unruhen in dieser Gegend erfuhr.

Wir sagen, wir seien „sauer", Dinge gehen uns „an die Nieren", „schlagen sich auf den Magen" oder „belasten" uns (während wir gebückt dastehen). Unsere Probleme bereiten uns „schlaflose Nächte" und wir werden noch „verrückt" dabei oder uns „explodiert der Schädel".

Beobachten Sie einmal, wie Menschen, die diese Art von Metaphern verwenden, nach einer Weile tatsächlich eine Schwäche des entsprechenden Organs entwickeln. Ob es nun eine sensible Vorahnung oder eine sich selbst erfüllende Prophezeiung ist, sei dahingestellt. Die Zusammenhänge sind jedenfalls offensichtlich.

Hören Sie auf Ihre eigenen Metaphern und auf die Ihrer Patienten und beginnen Sie, daran etwas zu ändern. Zuerst bei sich selbst, dann bei anderen.

Es ist übrigens ziemlich leicht, einem Patienten zu sagen: „Das ist schon ein erstaunlicher Zufall. Sie klagen über ständige Kopfschmerzen, und dann höre ich Sie oft davon sprechen, dass Ihnen Ihr Beruf und all der Stress gehörig Kopfzerbrechen bereitet."

Geben Sie dem anderen Zeit zu antworten. Danach kann es hilfreich sein, eine andere Metapher, die den Körper schont, finden zu lassen oder sie anzubieten.

Um mit Ihren Vorschlägen nicht aufdringlich zu wirken, verwenden Sie die „My-friend-John-Methode", die in diesem Kapitel noch beschrieben wird bzw. die Ihnen als Technik der „eingebetteten Zitate" schon bekannt ist.

Kriegsmetaphern in der Medizin

Ein nächstes Phänomen sind die in der Medizin höchst gerne verwendeten „Kriegsmetaphern": Wir bekämpfen Krankheiten mit allen Mitteln, vernichten böse Viren, die eingedrungen sind, haben Bakterien hoffentlich endgültig ausgerottet, nämlich auch die letzten Widerstandsnester, und sind nun immun gegen neuerliche Angriffe.

Die Umwelt greift unser Immunsystem an, unsere körpereigene Abwehr bricht zusammen, und die weißen Blutkörperchen bekämpfen die Invasoren. Gott sei Dank haben wir unsere T-Killerzellen, die alle Eindringlinge töten und fressen.

Ganz ehrlich: Da geht es schon ziemlich brutal zu. Jetzt könnte man sagen: „Nun, so brutal ist es eben." Aber das ist nur die halbe Wahrheit. Durch die Metaphern, die wir verwenden, erzeugen wir Bilder und diese betrachten wir als Realität.

Für viele Menschen ist dieser „Kriegsschauplatz Körper" allerdings keine positive oder hilfreiche Sichtweise. Vor allem weil der Fokus auf Vernichtung, nicht auf Wiederherstellung gerichtet ist.

Überlegen Sie einmal, welcher Unterschied in den folgenden Bildern steckt:

„Wir bekämpfen durch diese Maßnahmen die Krankheit" oder „Wir helfen mit diesen Maßnahmen Ihrem Körper dabei, wieder ganz gesund zu werden".

„Wir töten alle Eindringlinge in Ihrer Lunge" oder „Wir unterstützen Sie dabei, wieder frei atmen zu können."

In den jeweiligen Ersatz-Sätzen ist auch ein anderes Ziel impliziert: das Ziel, wieder so gesund wie nur irgendwie möglich zu werden, anstatt etwas zu vernichten und so den Fokus auf Zerstörung zu lenken.

> Durchforsten Sie Ihren täglichen Sprachgebrauch im Umgang mit Patienten und Kollegen auf kriegerische Bilder und suchen Sie friedliche, zielorientierte dafür.

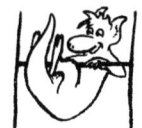

Aber auch hier gilt natürlich: Es gibt keine richtigen und falschen Metaphern. Wenn jemand überzeugt ist, gegen zerstörerische Zellen **kämpfen** zu müssen, um zu überleben, helfen Sie ihm eher dabei, geeignetes Kriegsmaterial zu finden, anstatt ihm zu Verhandlungen zu raten.

Komplexe Metaphern

Unter „komplexen Metaphern" verstehen wir ganze Geschichten, in denen man die Probleme des anderen widerspiegelt, um schließlich eine Lösung oder eine neue Sichtweise vorzuführen.

Diese Alternative bietet sich besonders dann an, wenn man entweder kein Bild hat, in das man einsteigen kann, keinen Einstieg findet oder einfach der Meinung ist, eine wirklich passende Lösung zu kennen bzw. zu einem nächsten Schritt oder einer bestimmten Handlung motivieren möchte und das nicht so offensichtlich tun will.

Flach, aber nicht seicht: flache Metaphern

In flachen Metaphern nimmt man die Probleme eines Menschen als Thema und erzählt davon, wie ein anderer Mensch seine vergleichbaren Probleme löste. In der NLP-Literatur ist in diesem Zusammenhang oft von der „My-friend-John"–

Technik die Rede, da solche Interventionen sinngemäß mit der Phrase beginnen: *„Also wissen Sie, das erinnert mich an meinen Freund John. Der hatte einmal ein ganz ähnliches Problem. Bei ihm war es so, dass er ... und was er machte, war ..."*

Erinnern Sie sich an den Patienten mit den Kopfschmerzen? Ihm könnten Sie erzählen:

„Wissen Sie, das erinnert mich an eine ehemalige Kollegin: Sie erzählte mir, dass sie in der Arbeit so viel hinunterschlucken muss und dass sich ihr die ganze Situation auf den Magen schlägt.

Interessant war, dass sie schon seit längerem an Gastritis litt. Als ich sie darauf aufmerksam machte, wurde sie nachdenklich und begann, nicht von Problemen, die sich auf den Magen schlagen, zu sprechen, sondern von ‚Herausforderungen, die sie anpackt'. Erstaunlich war, dass sich nicht nur ihre Gastritis besserte, sondern dass ihre gesamte Einstellung zum Berufsalltag eine andere wurde."

Flache Metaphern sind sehr einfach zu erzeugen und anzuwenden. All die Erzählungen über andere Patienten und wie sie „es geschafft" haben, gehören in diese Kategorie. Wichtig ist auch hier, die **Geschichte für sich stehen zu lassen** und **bewusst keinen Zusammenhang mit der Situation des Patienten herzustellen**.

Flache Metaphern sind jedoch meist nur zielführend, wenn sie das Kernproblem des anderen treffen.

Ich erinnere mich an eine Schwester, die sehr engagiert einem älteren Herrn, der sich nach einer Hüftoperation weigerte aufzustehen, um mit der Mobilisierung zu beginnen, von einer anderen Patientin erzählte:

„Wissen Sie, kürzlich hatten wir eine Patientin, die wollte einfach nicht aufstehen. Bis sie von ihren Enkelkindern besucht wurde, und die sagten: ‚Oma, wir freuen uns schon, wenn du uns wieder besuchen kommst. Spielst du wieder mit uns im Park?'. Ja, so etwas kann schon Kraft geben."

Der Mann nickte und machte weiterhin keine Anstalten, zu seiner Mobilisierung etwas beizutragen. Was die Schwester nicht wusste, war, dass der Mann zu seinen Kindern kaum Kontakt hatte und daher die Enkelkinder praktisch nie sah.

Das Angenehme an flachen Metaphern ist, dass nur wenig schief gehen kann. Denn wenn sie nicht passen, so wie in obigem Beispiel, lösen sie entweder keine Reaktion aus oder man bekommt die Antwort: „Ja, aber bei mir ist das etwas ganz anderes."

Da man aber bloß über jemand anderen geplaudert hat ...

Doch für gewöhnlich erzielt man mit flachen Metaphern gute Ergebnisse. Sie können mit Phrasen beginnen wie *„ein anderen Patient ..., ein Kollege hat mir kürzlich erzählt ..., einem Bekannten von mir ist neulich Folgendes passiert ..., in einer Fachzeitschrift habe ich einen Artikel gelesen, der darauf aufmerksam gemacht hat, dass ..., im Fernsehen lief letztens eine Sendung, wo ..."*

Manchmal wird beim Thema „Metaphern" die Frage gestellt, ob man, wenn man solche Geschichten nur „erfindet", nicht letztlich Lügen erzähle, was moralisch bedenklich sei.

Hier sei auf den Wortstamm von „lügen" verwiesen, der der gleiche ist wie der von „leugnen"[4], also die Wahrheit nicht zu sagen, sondern etwas anderes.

Wenn ich eine Geschichte erzähle, die jemand anderen dazu motiviert, sein Leben besser zu meistern, halte ich das moralisch für in Ordnung. Wenn ich jedoch eine Metapher zu meinem Vorteil schaffe, um mich größer oder besser zu machen, würde ich sie in die Kategorie der „Lügengeschichten" oder „Aufschneidereien" einordnen.

Sie wissen schon: Was ich letztlich mit Metaphern mache, sagt wenig über die Qualität von Metaphern an sich, aber viel über mich.

Auch **helfende Anekdoten** gehören in die Kategorie der flachen Metaphern. Es ist immer hilfreich, ein paar in Reserve zu haben[5]:

Für Leute etwa, die sagen; „Das kann ich nicht, weil ich es nie gelernt habe", gibt es z. B. die Geschichte von Irvin Berlin, einem der erfolgreichsten und produktivsten Songschreiber aller Zeiten, aus dessen Feder Hits wie „White Christmas" stammen. Er hat nämlich nie gelernt Noten zu schreiben. Er dachte sich seine Lieder aus und summte sie seiner Sekretärin vor. Diese „übersetzte" sie in die Notensprache.

Für Menschen, die meinen, sie stellten sich dauernd ungeschickt an, passt die Erzählung über Beethoven, der als Kind einen solch schlechten Eindruck auf seine Musiklehrer machte, dass er als hoffnungsloser Fall angesehen wurde. Nicht einmal Haydn, der Beethoven eine zeitlang unterrichtete, erkannte dessen potenzielles Genie.

Einer Kollegin, die meint, sie werde sich nie an den Geruch von vollen Leibschüsseln gewöhnen, kann man erzählen, dass der britische Seeheld Graf Horatio Nelson Zeit sei-

Schläft ein Lied in allen Dingen, die da träumen fort und fort. Und die Welt hebt an zu singen, triffst du nur das Zauberwort (Joseph von Eichendorff).

nes Lebens nie seine Seekrankheit überwunden hat. Und er ist trotzdem berühmt und erfolgreich gewesen.

In die Tiefe gehen: tiefe Metaphern

Bei „tiefen" Metaphern ist im Gegensatz zu den flachen nicht nur die Referenzperson, sondern auch der Inhalt ein anderer. Bloß **die Struktur bleibt gleich**.

Die Erzählung soll für den Zuhörer verständlich sein, jedoch nicht unbedingt in einen bewussten Zusammenhang mit seiner momentanen Lebenssituation gebracht werden.

So dient auch das Ausschmücken der Geschichte mit Details dazu, den bewussten Verstand zu beschäftigen und zu unterhalten, sodass er der Erzählung folgt, ohne sofort einen persönlichen Bezug herzustellen.

Je weniger der Verstand die Geschichte analysiert, umso leichter dringt die eigentliche Botschaft in das Unbewusste ein und kann dort seine sanfte, aber nachhaltige Wirkung entfachen.

Sämtliche Märchen, Fabeln und Parabeln gehören in diese Sparte von Metaphern.

Bei der Konstruktion ist es wichtig, auf **Isomorphie** zu achten. Das bedeutet, dass die **gleiche Zahl relevanter Elemente in den gleichen Beziehungen zueinander stehen wie im realen Erleben**.

Ein Beispiel

Sie haben ein Kind auf der Station, das nicht nur unter der Krankheit leidet, sondern noch mehr darunter, dass sich die Eltern getrennt haben. Der Vater ist wieder verheiratet, das Kind lebt alleine mit der Mutter, die unglücklich ist. Das Kind versucht deshalb verzweifelt, die Eltern wieder zusammenzubekommen, was aber aussichtslos ist. Die Trauer darüber nimmt dem Kind die Lebensfreude, die jedoch auch für das Gesundwerden wichtig wäre.

Ihr Ziel könnte sein, das Kind dazu zu bringen, die übernommene Verantwortung für das Wohlergehen der Mutter wieder abzugeben und sich von den daraus resultierenden „krampfhaften" Handlungen zu befreien, um sich wieder dem Kindsein und dem Gesundwerden widmen zu können.

Gerade Kinder sprechen jedoch wenig auf vernünftige Erklärungsversuche an, dafür umso stärker auf Metaphern.

Eine schöne Geschichte für dieses Kind wäre die Geschichte von der zerbrochenen Vase:[6]

Fatima, die wunderschöne Tochter des Sultans Achmed, war fünfzehn Jahre alt, als ihre ergraute Kinderfrau, die neben ihr auf dem rotsamtenen Diwan saß und feine Spitzen um ein Seidentaschentuch häkelte, ihr eine Geschichte erzählte, die sie nie vergessen sollte: Denn es war eine geheimnisvolle Geschichte von unerfüllbaren Wünschen, von Ohnmacht und Hilflosigkeit und von der Weisheit, die darin besteht, Unerreichbares loszulassen.

Kurz: Es war eine Geschichte über das Leben.

In alten, grauen Zeiten, lange bevor Achmed Sultan im Morgenland wurde, bekommen seine Vorfahren Mechmet und Leila zu ihrer Hochzeit eine wundervolle Vase geschenkt. Die Vase ist von auserlesener Schönheit. Über einem breiten, goldenen Fuß rankt sie sich leicht und schlank empor, formt zu beiden Seiten zwei geschwungene Henkel und schließt sich zuletzt in einem vollkommenen Kreis um die kleine Öffnung. Beide Seiten der Vase sind mit Gold, Blau und Purpurrot bemalt, aber mit so unterschiedlichen Mustern, dass sie einander ähneln und doch grundverschieden sind.

Mit der Vase ist ein Auftrag verbunden: Die Besitzer sollen sie jeden Morgen bei Sonnenaufgang auf den Felsen über dem Fluss stellen, damit sie sich am Tage mit dem Licht und der Wärme fülle und nachts das junge Paar mit ihrem Inhalt erfreuen könne.

Einige Jahre führen Mechmet und Leila ein glückliches, licht- und wärmeerfülltes Leben, dem auch ein Kind entspringt: ihre Tochter Lucia. Dann, eines Abends, geraten Mechmet und Leila in Streit darüber, wer heute die Vase vom Felsen holen soll. Jeder von beiden behauptet, der andere sei dran, jeder behauptet, er habe Recht und es sei die Schuld des anderen, wenn der Vase nachts etwas widerfahre. Wütend schlafen beide ein.

Das zischende Geräusch eines grellen Blitzes und ein furchtbares Donnergrollen weckt sie mitten in der Nacht. Sie wissen beide, was das bedeutet. Als sie ins Dunkel hinaushasten und zu dem Felsen kommen, auf dem die Vase stand, liegt dort nur noch eine Hälfte. Der Blitz hat das edle Gefäß gespalten. Sosehr sie auch suchen, die andere Hälfte bleibt verschwunden, sie muss hinunter in den Fluss gefallen sein.

Aber auch die Suche im Flussbett während der nächsten Tage und Wochen bleibt vergeblich. Leila weint bitterlich, und Mechmet schweigt mit zusammengepressten Lippen. Sie beginnen sich darüber zu streiten, was mit der übrigen Hälfte geschehen solle. Mechmet findet sie zu nichts mehr nutze und wirft sie eines Tages, als er sich von Leila unbeobachtet glaubt, weg, aber Leila hat es gesehen, sie holt die Vasenhälfte, die sie an Zeiten der Wärme und Liebe erinnert, heimlich zurück und versteckt sie in ihrer Truhe.

Jahrelang spricht niemand mehr von der Vase. Mechmet beginnt ein neues Leben mit viel Arbeit, Leila ist oft still und traurig, und Lucia wächst heran.

Kurz vor Lucias siebtem Geburtstag fällt Leila ein, dass sie in der großen, alten Truhe ein wertvolles Goldstück aufbewahrt, und sie beschließt, ihrer Tochter davon etwas Besonderes zum Geburtstag zu kaufen. Zum ersten Mal nach Jahren öffnet sie die Truhe und findet neben dem Goldstück die fast vergessene Vasenhälfte. Lucia hat der Mutter beim Suchen zugeschaut, beginnt nun zu fragen und erfährt die Geschichte der Vase. Da sie mutig und neugierig ist, läuft sie sogleich zum Fluss, zieht Schuhe und Strümpfe aus, watet ins seichte Wasser und spürt nach wenigen Schritten unter ihren Füßen etwas Hartes. Als sie es vorsichtig ausgräbt, ist es der andere Teil der Vase. Freudig erregt läuft sie damit zu ihrer Mutter.

Beim Anblick der verloren geglaubten Hälfte durchläuft Leila ein warmer Schauer des Erinnerns. Geschäftig beginnt sie sie vom Sand und Schlick des Flusses zu befreien. Lucia spürt die hoffnungsfrohe Aufregung der Mutter. Schließlich hält Leila die beiden Hälften aneinander. Da erst sieht sie, wie verschieden sie voneinander geworden sind. Die Hälfte, die sieben Jahre im Wasser gelegen hat, zeigt nur noch blasse Blau-, Gold- und Purpurspuren, Kies und Sand haben die Bruchstellen abgeschliffen und manche Kerbe ins Porzellan geschlagen.

Da wird Leila voll Trauer gewahr, dass die beiden Hälften nicht mehr zusammenpassen. Sie befiehlt ihrer Dienerin, unverzüglich beide Teile wegzuwerfen. Lucia folgt der Magd und überredet sie, ihr die Hälften, wie sie sagt, „zum Spielen" zu überlassen. In Wahrheit aber hat Lucia beschlossen, die zerbrochene Vase um jeden Preis wieder ganz zu machen. Freude und Traurigkeit ihrer Mutter haben ihr gezeigt, wie wichtig die Vase für Leila sein muss.

Weil Lucia ihre Mutter über alles liebt, versucht sie in den kommenden Wochen heimlich, Nacht für Nacht, die Vase zusammenzufügen: Jedoch, was immer Lucia auch verwendet, um die beiden Teile wieder miteinander zu verbinden – Kleber, Kitt, Ton, ja sogar in Honig gelösten Muschelkalk -, am Morgen liegen sie wieder getrennt nebeneinander.

Lucia, die sieht, wie ihre Mutter wieder in die alte Traurigkeit verfällt, gibt nicht auf. Sie schläft kaum noch, probiert nachts eine Klebstoffmischung nach der anderen aus und ist fest davon überzeugt, dass es einzig an ihrer Unfähigkeit liegt, dass die Vase nicht zusammenhält.

Weil sie nachts arbeitet, schläft sie oft am Tag und spielt immer seltener mit ihren Freunden. Eines Tages weckt sie ihr Freund Gülhan um drei Uhr mittags und schimpft: „Mit dir ist ja gar nichts mehr anzufangen, du bist echt langweilig."

Weil er Lucia gern mag, fügt er, mit beiden Händen in seine prallen Taschen greifend, hinzu: „Ich habe dir viele Haselnüsse und Walnüsse mitgebracht. In der letzten Nacht war ein großer Sturm. Ich habe gesehen, wie die Walnussbäume und die Haselnussbäume sich mächtig wehrten und ihre Kronen schüttelten, weil sie ihre Nüsschen nicht loslassen wollten, und ich habe gehört, wie der Sturm heulte: Lass los, lass los, lass los. Das war ein gewaltiger Kampf, und der Sturm hat gewonnen. Heute Morgen lagen unendlich viele Nüsse unter den Bäumen, denn sie sind reif, und im nächsten Jahr können wieder neue wachsen. Gib mir zwei Schalen, liebe Lucia, damit ich die Haselnüsse in die eine und die Walnüsse in die andere legen kann." Während Lucia im Schrank vergeblich nach zwei Schalen sucht, hat Gülhan längst die beiden Hälften der Vase entdeckt und sie mit den Nüssen gefüllt. Als Lucia das sieht, will sie zuerst laut schimpfen, aber dann gefällt ihr die braune Pracht der Waldfrüchte in den kostbaren Gefäßen, und sie holt einen Nussknacker.

„Und wie ging das weiter?" wollte Fatima wissen, als ihre alte Kinderfrau die Geschichte beendet hatte. „Oh", sagte diese, „Lucia hat in ihrem Leben noch viele Schalen mit Früchten gefüllt, manche mit Brombeeren, andere mit Weintrauben, wieder andere mit Pilzen, mit Eicheln oder mit Sonnenblumenkernen."

Tiefe Metaphern können aber auch sehr kurz sein. Einem Menschen, der meint, die Mühle des Lebens hält ihn gefangen (Was für eine interessante Metapher, es juckt förmlich, in sie einzusteigen!), könnte man die Geschichte von dem Betrunkenen erzählen, der sich dreimal im Kreis um eine Litfasssäule tastet, zu Boden sinkt und stammelt: „Mein Gott, eingemauert."

Nun folgen noch einige „technische Details" für die Konstruktion komplexer Metaphern.

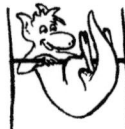

1. **Informationen sammeln** über

   gegenwärtigen Zustand
   - äußere Welt: Personen und deren Beziehungen zueinander, Orte, Dinge, Aktivitäten
   - innere Welt: innere Prozesse, Meta-Programme, logische Ebenen
   - Entwicklung des Problems
   - bisherige vergebliche Lösungsversuche

   gewünschten Zielzustand
   - was soll erreicht oder verhindert werden

2. **Bilden der Metapher**

   Für flache oder tiefe Metapher entscheiden

   Ausgangssituation definieren

   Dabei auf isomorphen (strukturell gleichen) Kontext achten, diesen aber inhaltlich variieren (andere Personen mit gleichen Beziehungen untereinander, anderer Ort ...)

   Mittelteil

   Akteure der Metapher erleben Probleme und gescheiterte Lösungen, die mit denen des Zuhörers isomorph sind.

   Ende

   Es wird eine Lösung erreicht, die dem angestrebten Ziel entspricht, oder das Ende bewusst offen gelassen, um dem Adressat der Metapher seine eigenen Schlüsse zu ermöglichen. Der Zuhörer kann auch nach seiner Idee zum Ende gefragt werden. („Was meinen Sie, was ist dann passiert?")

Und zuletzt ...

In Metaphern werden viele unbewusste Schlussfolgerungen dem Zuhörer überlassen, was den Vorteil hat, dass sich jeder das herausnehmen kann, was für ihn am besten passt.

Es birgt allerdings auch die Gefahr, dass Schlussfolgerungen gezogen werden, die unbeabsichtigt sind. Daher sollten speziell komplexe Metaphern genau konstruiert und durchdacht sein, damit es nicht zu katastrophalen Missverständnissen kommt.

Hücker[7] erzählt das Beispiel von der *„sehr kompetenten Frau, die in einer sozialtherapeutischen Wohngemeinschaft arbeitete. Sie wollte, dass eine schizophrene Frau mehr Zeit im Tagraum verbringt, damit sie mehr in Kontakt mit den an-*

deren Bewohnern ist und weniger Zeit alleine. Also erzählte sie ihr eine Geschichte von einer wunderschönen Rose, die in einer schattigen, feuchten Ecke eines Hinterhofes blühte. Eines Tages entdeckte der Gärtner die Rose und schnitt sie ab. Er stellte sie in eine schöne Vase im Eingangsbereich, damit sie jeder, der vorbeikam, bewundern und sich an ihr erfreuen konnte ... Am nächsten Tag schnitt sich die junge Frau die Pulsadern auf, um Aufmerksamkeit zu erregen. Genauso, wie der Gärtner die Rose abgeschnitten hatte."

Es kann immer vorkommen, dass jemand eine Geschichte anders interpretiert, als es beabsichtigt war. Aber man kann die Chancen dafür sehr klein halten.

Vielleicht dachten Sie auch schon beim Lesen der obigen Geschichte an der Stelle, an der der Gärtner die Rose abschneidet, dass das eine ungeschickte Wendung ist. Deshalb sollten Sie alle Metaphern gedanklich auf Mehrdeutigkeiten oder Möglichkeiten zur Missinterpretation überprüfen.

Aber welche genaue Wirkung Ihre Metapher auf den Zuhörer hat, wird immer in dessen Hand liegen.

Es war einmal ein König, der grollte einem weisen Meister, weil ihn das ganze Volk verehrte und bei jeder Gelegenheit um Rat fragte. So manche Nacht saß der König deshalb wach in seinem Bett und überlegte, wie er den Weisen vor dem ganzen Volk bloßstellen könnte.

Endlich hatte er eine Idee. Er ließ seinen Hofstaat zusammenkommen und so viele Menschen von seinem Volk, wie innerhalb der Schlossmauern Platz fanden. Dann ließ er den weisen Mann kommen. Als dieser vor ihm stand, sagte der König mit einem Glitzern in den Augen: „Oh weisester aller Weisen, beantworte mir nur eine Frage: Zwischen den Händen hinter meinem Rücken halte ich einen kleinen Vogel. Sage mir, ist er tot oder lebendig?"

Der Weise lächelte den König milde an. Er erkannte des Königs List. Würde er sagen, der Vogel lebt, würde ihn der König zerquetschen. Würde er sagen, der Vogel sei tot, würde der König seine Hände öffnen und ihn emporsteigen lassen. In beiden Fällen würde der Weise seinen Ruf verlieren.

Der König bemerkte des Weisen Überlegen und drängte: „So antworte doch, du, der du alles weißt. Ist er tot oder lebendig?"

Langsam antwortete der alte Mann: „Ob der Vogel nun lebt oder ob er tot ist. Es liegt ganz allein in deiner Hand, König. Nur in deiner Hand" (Geschichte aus Persien).

Zwischen-Wort

Annelies Fitzgerald

Was bringt eine NLP-Ausbildung im Gesundheitsbereich tatsächlich?

Beherrsche NLP und du bist exzellent?
Lachen fördert Lernen?

Das Erreichen von „Exzellenz mittels NLP" oder die „Förderung des Lernens durch Lachen" sind Leitelemente im NLP.

Natürlich stellt sich jedoch für jeden, aber besonders für die Verantwortlichen, die eine NLP-Ausbildung für die Mitarbeiter initiieren, realisieren und finanzieren, die Frage, „was es denn genau bringe" und „ob es denn wirklich etwas verändern könne".

Bei unserer ersten NLP-Practitioner Ausbildung speziell für den Gesundheitsbereich untersuchten wir sehr genau, welcher Nutzen für die Arbeit mit dem Patienten, für das Team und die Organisation und vor allem für die teilnehmende Person selbst entsteht.

Die Ergebnisse – *en gros*

Die TeilnehmerInnen der Ausbildung wurden verschiedenen „Prüfungen" unterzogen:

Sie absolvierten einen **schriftlichen Test,** damit ihr theoretisches Wissen über NLP festgestellt werden konnte.

Die **praktische Anwendung** des Gelernten wurde während der gesamten Ausbildung bei jedem einzelnen Teilnehmer immer wieder bei den Übungen beobachtet, rückgemeldet und wenn nötig verändert.

Anschließend schrieben die TeilnehmerInnen **Projektarbeiten** über Themen aus ihrem konkreten Arbeitsgebiet und dokumentierten, mit welchen NLP-Techniken sie in der Praxis welche Ergebnisse erzielten.

Die Vielfalt der Möglichkeiten der Anwendung in der Praxis war für uns alle beeindruckend. Dabei wurden sehr spezifische Themen wie „Besserer Umgang mit Insultpatienten", „Konstruktive Konfliktlösung als Grundlage psychohygienischer Versorgung" oder „Zukunftsangst bei alten Menschen" professionell erarbeitet (Themenliste siehe Anhang).

Zusätzlich wurden die TeilnehmerInnen einer **psychologischen Testung**, bestehend aus einer Kombination standardisierter Tests, unterzogen. Diese Evaluierung wurde vom Felix-Mandl-Fonds finanziert, und zur Auswahl und Durchführung der Tests wurde die Universität Wien, Institut für Psychodiagnostik, als unabhängige Institution gewählt.

Man verwendete ein „Vorher-nachher"-Versuchsdesign, mit dem erfasst werden konnte, in welchen Persönlichkeits- und Einstellungsbereichen sich Änderungen ergaben.

Dabei zeigen sich signifikante Veränderungen in sehr wichtigen Bereichen. Die **Belastbarkeit** beispielsweise, zusammengesetzt aus verschiedenen Aspekten wie Resignationstendenz oder Abhängigkeit von äußeren Einflüssen, war nach der Ausbildung wesentlich höher.

Die Teilnehmer haben mehr Handlungsalternativen in stressvollen, ungewohnten oder schwierigen Situationen, sie sind aktiver und kreativer und haben mehr Selbstvertrauen.

Die Ergebnisse zeigen auch auffällig weniger Hoffnungslosigkeit und weniger Resignationstendenz.

Erfolgreiche Strategien beim Umgang mit schwierigen Situationen werden von den Teilnehmern nun mehr auf das eigene Tun zurückgeführt und weniger auf externe Einflussfaktoren.

Klare positive Ergebnisse zeigen auch die **Burnout-Faktoren**. Der Stellenwert der Arbeit im persönlichen Leben ist gesunken, der Anspruch bezüglich Perfektion ist gesunken, die Fähigkeit zur psychischen Erholung von der Arbeit ist gestiegen.

Kompetenz- und Kontrollüberzeugungen, wie das Vertrauen in die eigenen Fähigkeiten, sind gestiegen, die Überzeugung, durch das eigene Tun Veränderungen bewirken zu können, ist höher.

Mit anderen Worten lassen sich diese Ergebnisse so beschreiben, dass die Testpersonen nach der Ausbildung **mehr Handlungsmöglichkeiten in Problemsituationen** sehen, **selbstbewusster planen** und **handeln**, sich in schwierigen Situationen **ideenreicher, flexibler** und **aktiver** erleben. Ihre **Emotionen** sind **weniger abhängig von äußeren** „Mächten", und sie verfügen über eine **erhöhte Autonomie** und **Fähigkeit, über sich selbst zu bestimmen**.

Mittels einer **Frageliste** wurden vor und nach der Ausbildung Erwartungen, Einstellungen und Veränderungen bei den Teilnehmern erhoben.

Für einen Großteil wurden die Erwartungen, die sie in die Ausbildung gesetzt hatten, zur Gänze erfüllt. Das neu erworbene Wissen, die neuen Perspektiven und Wege zur Verbesserung der Kommunikation und des Selbstmanagements wurden als sehr zufriedenstellend bewertet.

... und wer etwas genauer nachlesen möchte – *en detail*

Im Jahr 2002 wurde 63 Mitarbeiterinnen und Mitarbeiter des Neurologischen Zentrums Rosenhügel, des Krankenhauses Lainz und des Geriatriezentrums Am Wienerwald die Möglichkeit geboten, an einer Ausbildung zum NLP-Practitioner teilzunehmen.

Der primäre Sinn und Nutzen dieser Ausbildung sollte darin liegen, den TeilnehmerInnen spezielle **kommunikative Fertigkeiten und Fähigkeiten** sowie **wirksame Bewältigungsstrategien** und **ein reflektiertes Verständnis** über den **Zusammenhang zwischen eigener Einstellung, eigenen Werten und Vorstellungen, dem Umgang mit anderen Menschen und dem umgebenden Rahmen, der Organisation, zu vermitteln**.

Die Frage nach dem Nutzen war nicht nur in dem Sinne relevant, ob es sich für den Einzelnen lohnt, sondern auch, ob es für das Krankenhaus/das Geriatriezentrum respektive das Unternehmen tatsächliche Vorteile gibt.

In dieser Absicht formulierten und definierten wir verschiedenste Bereiche, Ziele und Nutzen.

Personengruppe	*Ziele*	*Nutzen*
Pflegepersonen	– Verbessertes Selbstmanagement – Erhöhte Patientenorientierung – Gesteigerte Arbeitsmotivation – Ressourcevolleres Arbeiten – Besseres Arbeitsklima – Mehr Freude an der Arbeit	– Weniger Stress – Weniger Krankenstandstage – Weniger ressourcenraubende Konflikte und „Reibungsverluste"

Personengruppe	Ziele	Nutzen
PatientInnen	– Bessere Abklärung der Bedürfnisse – Gezieltere Betreuung	– Bekommen bessere Betreuung – Gestärktes Vertrauen in die Kompetenz der Pflegeperson
Pflegeteam	– Effiziente Informationsweitergabe – Konstruktives Arbeitsklima – Lösen von internen Problemen (statt „Schützengrabenkämpfen") – Gutes Gesprächsklima	– Weniger Nährboden für Intrigen und Mobbing – Abstimmen der Tätigkeiten aufeinander – Schnelleres Erreichen von gesetzten Zielen – Mehr Innovationspotential für Projekte
Institution/ Organisation	– Stärkung der Corporate Identity – Einsparung von Aufwand und Zeit durch gut funktionierende Kommunikation	– Steigerung der Qualität der Patientenbetreuung – Reduktion der Krankenstandstage – und zufriedene PatientInnen, die Vertrauen haben

Die Konzentration legten wir dann jedoch auf drei bestimmte Bereiche, nämlich **Selbstmanagement, Patientenorientierung und Teamarbeit.**

Diese wurden mithilfe **eines schriftlichen Testings, einer Projektarbeit, von Beurteilungen bei praktischen Übungen, von Psychologischer Diagnostik und von Fragelisten** (Erwartung, Einstellung, persönliche Einschätzung, Selbstbild) erhoben.

Die Ergebnisse aller fünf Bereiche wurden für jeden Teilnehmer miteinander in Beziehung gesetzt, wobei die einzelnen Ergebnisse bestätigt, zusätzlich interpretiert oder ergänzt werden konnten.

Bei der psychodiagnostischen Testung wurden vor und sechs Monate nach Abschluss der Ausbildung von insgesamt 58 TeilnehmerInnen mittels normierter und standardisierter psychologisch-diagnostischer Testverfahren **Belastbarkeit, arbeitsbezogene Verhaltens- und Erlebensmuster, Kompetenz- und Kontrollüberzeugungen, sowie Persönlichkeitseigenschaften wie Extraversion und Patientenorientierung** erhoben. Die Unterschiede zwischen den beiden Testzeitpunkten wurden statistisch überprüft.

Die angewandten Testverfahren

- AVEM – Arbeitsbezogenes Verhaltens- und Erlebensmuster
- BAcO – Belastbarkeitsassessment, computerisierte Objektive Persönlichkeitstests
- FKK – Fragebogen zu Kompetenz- und Kontrollüberzeugungen
- 50-Fragen-Bogen
  Für die vorliegende Evaluation wurden zusätzlich eigene Fragen entwickelt, mit deren Hilfe die Eigenschaften „Teamorientierung" und „Patientenorientierung" erhoben wurden.

AVEM – Arbeitsbezogenes Verhaltens- und Erlebensmuster[1]

Kurzbeschreibung

„Der AVEM bildet relativ konstante und übergreifende Verhaltens- und Erlebensmerkmale in Bezug auf Arbeit und Beruf sowie unmittelbar damit verbundene Bereiche ab [...] In dem jeweiligen Verhaltens- und Erlebensmuster drückt sich aus, wie der betreffende Mensch arbeitsbezogenen Anforderungen begegnet und seine eigenen Beanspruchungsverhältnisse mitgestaltet."[2]

Die Durchführung erfolgt mittels Fragebogen.

Subskalen/Messbereiche

1. Subjektive Bedeutsamkeit der Arbeit
   Stellenwert der Arbeit im persönlichen Leben
2. Beruflicher Ehrgeiz
   Streben nach beruflichem Aufstieg
3. Verausgabungsbereitschaft
   Bereitschaft, die persönliche Kraft für die Erfüllung der Arbeitsaufgabe einzusetzen
4. Perfektionsstreben
   Anspruch bezüglich Güte und Zuverlässigkeit der eigenen Arbeitsleistung
5. Distanzierungsfähigkeit
   Fähigkeit zur psychischen Erholung von der Arbeit
6. Resignationstendenz bei Misserfolg
   Neigung, sich mit Misserfolgen abzufinden und leicht aufzugeben

7. Offensive Problembewältigung
   Aktive und optimistische Haltung gegenüber Herausforderungen und auftretenden Problemen
8. Innere Ruhe und Ausgeglichenheit
   Erleben psychischer Stabilität und inneren Gleichgewichts
9. Erfolgserleben im Beruf
   Zufriedenheit mit dem beruflich Erreichten
10. Lebenszufriedenheit
    Zufriedenheit mit der gesamten, auch über die Arbeit hinausgehenden Lebenssituation
11. Erleben sozialer Unterstützung
    Vertrauen in die Unterstützung durch nahestehende Menschen, Gefühl der sozialen Geborgenheit

BAcO – Belastbarkeitsassessment, computerisierte Objektive Persönlichkeitstests[3]

Kurzbeschreibung

Bei BAcO handelt es sich um eine Testbatterie computerisierter Objektiver Persönlichkeitstests, mit deren Hilfe verschiedene Bereiche von Belastbarkeit erfasst werden. Belastbarkeit wird dabei als das Ausmaß verstanden, in dem es dem/der Arbeitenden gelingt, den Belastungen standzuhalten, also die Beanspruchungen bei einer gegebenen Arbeit gering zu halten und somit Leistungen und Befindlichkeit nicht beeinflussen zu lassen.

Die Durchführung erfolgt mittels „Objektiver Persönlichkeitstests".

Subskalen/Messbereiche

Der BAcO besteht aus 10 Untertests. Für die vorliegende Evaluation wurden die folgenden Untertests ausgewählt:

1. Belastbarkeit unter Zeitdruck

Nach zwei Übungsdurchgängen ohne Zeitbeschränkung dient ein dritter als Ankerdurchgang für die anschließende, schrittweise Reduktion der zur Verfügung stehenden Zeit zur Bewältigung der immer wieder selben Leistungsanforderung (eine einfache Kodieraufgabe). Testkennwert ist die Differenz der Kodierleistung der Bedingungen mit und ohne Zeitdruck.

2. Verhinderung planmäßigen Vorgehens

Bei der Bewältigung einer „klassischen" Labyrinth-Aufgabe wird der angestrebte, ursprünglich richtige Weg scheinbar willkürlich verstellt. Personen werden dann als besonders belastbar bezeichnet, wenn sie das Ziel letztlich trotzdem erreichen und ihre Bearbeitungszeit gleichzeitig relativ gering ist (was dem binär kodierten Testkennwert entspricht: belastbar ja/nein).

3. Mehrfachanforderung im Sinne von Aufgabenkollision

Belastung durch Mehrfachanforderung liegt dann vor, wenn mehrere Arbeiten gleichzeitig zu bewältigen sind. Die Testperson muss als Hauptaufgabe „Akten ordnen" und als Nebenaufgabe allgemeine Bürotätigkeiten bewältigen (wie z.B. Telefon abnehmen, E-Mails lesen). Personen werden daher dann als belastbar bezeichnet, wenn sie sowohl von den Hauptaufgaben als auch von den Nebenaufgaben zumindest durchschnittlich viele bearbeitet haben (Testkennwert binär kodiert: belastbar ja/nein).

FKK – Fragebogen zu Kompetenz- und Kontrollüberzeugungen[4]

Kurzbeschreibung

Mit dem Fragebogen zu Kompetenz- und Kontrollüberzeugungen werden (1) das generalisierte Selbstkonzept eigener Fähigkeiten, (2) Internalität in generalisierten Kontrollüberzeugungen, (3) sozial bedingte Externalität und (4) fatalistische Externalität erfasst.

Die Durchführung erfolgte mittels Fragebogen.

Subskalen/Testbereiche

1. Selbstkonzept eigener Fähigkeiten
2. Internalität
3. Soziale Externalität
4. Fatalistische Externalität
5. Selbstwirksamkeit
6. Externalität
7. Internalität vs. Externalität

50-Fragen-Bogen[5]

Kurzbeschreibung

Der 50-Fragen-Bogen ist ein vom Arbeitsbereich Psychologische Diagnostik der Universität Wien (Menghin & Kubinger) entwickeltes Verfahren, das auf Kellys Ansatz der „kognitiven Rekonstruktion der Realität" beruht. Das Diagnostikum besteht aus einer Eigenschaftswörterliste im Analogskalen-Format. Aufgrund der Reaktionen auf diese Eigenschaftswörterliste lassen sich Rückschlüsse auf Persönlichkeitseigenschaften der Testpersonen ziehen.

Durchführung: Eigenschaftswörterliste im Analogskalen-Format

Subskalen/Messbereiche

Folgende Persönlichkeitseigenschaften wurden erhoben:

1. Extraversion
2. Verträglichkeit
3. Gewissenhaftigkeit
4. Soziabilität

Für die vorliegende Evaluation wurden zusätzlich eigene Fragen entwickelt, mit deren Hilfe die Eigenschaften

5. Teamorientierung
6. Patientenorientierung

erhoben wurden.

Ergebnisse

Im AVEM (Arbeitsbezogenes Verhaltens- und Erlebensmuster) wurde ein Unterschied in der **Lebenszufriedenheit** der Teilnehmer festgehalten, wobei diese **nach der Ausbildung signifikant gestiegen** ist.

Lebenszufriedenheit allgemein bezieht Arbeitszufriedenheit mit ein. Im Wesentlichen ist **schon die Möglichkeit zu Fort- und Weiterbildung ein wichtiger Faktor für Arbeitzufriedenheit.** So schreibt F. Ilse beispielsweise in ihrem Buch „Berufliche Weiterbildung im Spannungsfeld von Theorie und Praxis":

„Berufliche Weiterbildung wird angesichts der vielfältigen Innovationen in allen Bereichen des beruflichen Lebens zu einer gesellschaftlichen Notwendigkeit und zur Voraussetzung für eine erfolgreiche berufliche und persönliche Entwicklung."[6]

Gerade in Zeiten, wo finanzielle Mittel knapper werden, kommt im Gesundheitswesen den „human resources" ein zentraler Stellenwert zu.

Der **Mitarbeiter als „Kapital"** stellt eine nicht zu unterschätzende Einflussgröße für ein Unternehmen dar. Die Zufriedenheit oder Unzufriedenheit mit der Arbeit hat Auswirkungen in vielen Dimensionen. Sie beeinflusst nicht nur den Mitarbeiter selbst ganz wesentlich, auch die Konsequenzen für Patienten und das gesamte Umfeld müssen hier miteinbezogen werden.

Zufriedene Mitarbeiter sind motivierter, engagierter und stehen auch **Neuerungen offener gegenüber.**

Speziell die positive Auswirkung von spezifischer Fort- und Weiterbildung auf die Arbeitszufriedenheit konnte auch in einer Studie, die an der Klinik für Tumorbiologie in Freiburg im Breisgau im Jahre 1993 durchgeführt worden ist, bestätigt werden.

„Das Fort- und Weiterbildungskonzept fand hohe Akzeptanz bei den Mitarbeitern, es wurde deutliche Zufriedenheit darüber rückgemeldet. Die erfolgreiche Weiterbildung führte zu höherer Leistungsfähigkeit, zu größerer Leistungsmöglichkeit und zu größerer Leistungsbereitschaft.
Durch spezifische Fort- und Weiterbildungsmaßnahmen wurden Handlungsspielräume und Kompetenzen der Teilnehmer erweitert."

Unsere Ergebnisse der Evaluierung des NLP-Practitioners für Gesundheitsberufe zeigten **wesentliche Veränderungen der Kompetenz- und Kontrollüberzeugungen,** denn signifikante Änderungen ergaben sich in den Bereichen „Selbstkonzept eigener Fähigkeiten", „Selbstwirksamkeit", „Externalität" und „Internalität versus Externalität".

Mit anderen Worten lassen sich diese Ergebnisse so beschreiben, dass die Testpersonen **nach der Ausbildung mehr Handlungsmöglichkeiten in Problemsituationen** sehen, **selbstbewusster planen** und **handeln,** sich in allen Situationen **ideenreicher, flexibler und aktiver** erleben.

Ihre Emotionen sind überdies weniger abhängig von äußeren „Mächten", und sie verfügen über eine erhöhte Autonomie.

Hier zeigt sich die Wirksamkeit einer weiteren NLP-Grundannahme, dass nämlich **„Wahlmöglichkeiten die Lebensqualität erhöhen."**

Eine der belastendsten Situationen im Leben eines Menschen ist, wenn er sich handlungsunfähig, also ohnmächtig als Opfer erlebt. NLP versucht diese Handlungsunfähigkeit mit den verschiedensten Methoden und Strategien aufzulösen und den Menschen in einen Zustand zu führen, in dem er wieder reagieren und agieren kann – und in dem es ihm vor allem möglich ist auszuwählen, wie und ob er reagiert oder agiert.

Auch die **Burnout-Faktoren zeigten signifikante Veränderungen.**

Der Stellenwert der Arbeit im persönlichen Leben, also die subjektive Bedeutsamkeit der Arbeit, war nach der Ausbildung verringert, das Perfektionsstreben ist gesunken und die Fähigkeit zur psychischen Erholung von der Arbeit ist gestiegen.

Perfektionsstreben und Resignation bei Misserfolg fördern die Entstehung von Burnout. Auch sind unrealistisch hohe Ziele eher unerreichbar und rufen dann, bei tatsächlichem Misslingen, wieder negative Einstellungen hervor.

In unseren Fragelisten gaben sehr viele TeilnehmerInnen an, dass ihnen die Ausbildung **neue Wege der Zielsetzung** und **Planung** gezeigt hat, die eine **realistischere Zielsetzung** möglich machen.

Gabriela Riedl beschreibt die Funktionalität des Burnouts folgendermaßen:

„Burnout-Betroffene haben ein hohes Anspruchsniveau an sich selbst und an die Arbeit.

Nachdem diese Personen ihr Selbstwertgefühl sehr stark über die Leistung und deren Anerkennungen definieren, erscheint ihnen die Möglichkeit einer Senkung des eigenen Anspruchsniveaus oder der Leistungsbeiträge bei ständiger beruflicher und privater Überforderung nicht adäquat.

Im Gegenteil, sie verstärken solange ihren Leistungseinsatz, bis die negativen Folgen des Dauerstresses und der Dauerbelastung bemerkbar werden."[7]

Die Beschreibung der einzelnen Stadien der Burnout-Symptomatik klingt so:

„Das anfänglich vermehrte Engagement für Ziele mündet mit der Zeit in einem reduzierten Engagement für PatientInnen oder andere Personen sowie der Arbeit und ist begleitet von Depressionen, Aggressionen, Abbau der kognitiven Leistungsfähigkeit, der Motivation, der Kreativität, einer Verflachung des emotionalen, sozialen und geistigen Lebens sowie einer Reihe von psychosomatischen Reaktionen."[8]

Riedl spricht in ihrem Text auch über ein anderes Leistungsextrem, über die **„Innere Kündigung":**

"(Sie ist) ein Prozess, der sich über einen längeren Zeitraum erstreckt und von verschiedenen Ursachen (körperliche und psychische Überlastung, schlechte Bezahlung, ungünstige Arbeitszeiten, Überstunden usw.) ausgelöst wird."

Der/die ArbeitnehmerIn reagiert auf die als unbefriedigend wahrgenommene Arbeitssituation mit einer dauerhaften Verringerung des Engagements und der Beitragsleistung in der Arbeit [...].

In der Regel versuchen Betroffene zuerst eine Änderung der Situation und verhalten sich loyal gegenüber der Organisation.

Erst wenn eine offene Kündigung nicht möglich erscheint, die Situationskontrolle nicht gegeben ist, ein Loyalitätsbeweis nicht (mehr) als zielführend angesehen wird, erfolgt der Rückzug in die Innere Kündigung ...[9]

Die **Zufriedenheit mit dem beruflichen Erreichten**, aber auch die **Bereitschaft, die persönliche Kraft und Energie für die Erfüllung der Arbeitsaufgaben einzusetzen**, ist **nach der NLP-Practitioner Ausbildung** für Gesundheitsberufe **gestiegen** (Variable „Erfolgsleben im Beruf und Verausgabungsbereitschaft").

Die Zufriedenheit mit dem beruflichen Erreichten könnte zum Teil mit den oben erwähnten Punkten zusammenhängen. Durch realistischere Zielsetzung und veränderte Einschätzung des Stellenwertes der Arbeit wird nicht mehr alles, was bis jetzt nicht erfüllbar war, auch als negativ eingeschätzt.

Die Verausgabungsbereitschaft hängt auch zum Teil mit Motivation zusammen. Keine Zielvorgaben, unbefriedigende und berufsfremde Aufgaben, mangelnde Aufstiegschancen, abgelehnte Verbesserungsvorschläge und vor allem zu wenig Lob, Anerkennung, Beachtung und Achtung sind Faktoren, die Motivation und die daraus resultierenden Handlungen vermindern können.

Auch hier spielen abermals Fort- und Weiterbildung, Aufstiegs- und Entwicklungschancen eine Rolle. Ohne qualifizierte Fortbildungen bleibt der Mitarbeiter „auf seinem Stand stehen", sein Wissen und Können stagnieren. Dies kann längerfristig zu Unmut, zur Leistungsminderung sowie zur Abnahme des Selbstwertgefühls führen.

Aus dem positiven Ergebnis im **BAcO** (Belastbarkeitsassessment, computerisierte Objektive Persönlichkeitstests) können wir bei der Testvariablen „Verhinderung planmäßigen Vorgehens" darauf schließen, dass die TeilnehmerInnen ihre **Koordinationsfähigkeit** verbessert haben und dass sie in ihrem **Denken und Handeln flexibler** sind.

Dieser Aspekt ist von großer Bedeutung, da wir in einem weiteren Schritt behaupten können, dass sich diese Personen in Notsituationen und unter sich rasch verändernden Bedingungen schneller orientieren, dass sie besser mit den Veränderungen umgehen können und auch Stress besser bewältigen.

Im **FKK** (Fragebogen zu Kompetenz- und Kontrollüberzeugungen) konnten mehrere positive Veränderungen durch die Antworten in den Fragelisten ausdrücklich bestätigt werden.

So ist das „Selbstkonzept eigener Fähigkeiten" bei der 2. Testung wesentlich höher.

In den Fragelisten erklären die TeilnehmerInnen auch, nach der Ausbildung mehr Selbstvertrauen zu haben, über mehr Handlungsmöglichkeiten und -alternativen in Problemsituationen zu verfügen und insgesamt selbstsicherer zu sein.

In derselben Weise wurde auch die Interpretation der Variablen **„Fatalistische Externalität"** sichergestellt.

Durch die realistischer konzipierte Planung und Zielsetzung sind die TeilnehmerInnen in ihrer Sichtweise rationaler geworden und glauben viel mehr an ihre eigenen Fähigkeiten als an die Bedeutung von Zufall und Glück.

Auch die Variable **„Selbstwirksamkeit"**, die durch ein hohes Selbstbewusstsein, sichere Handlungsplanung und -realisation, Handlungsorientierung, Aktivität und Ideenreichtum in neuen und mehrdeutigen Situationen definiert wird, wird durch die Fragelisten nochmals bestätigt.

Einige Beispiele der Antworten auf die Frage: „Gibt es einen Nutzen dieser Ausbildung; wenn ja, welchen?" aus den Fragelisten:

- Bessere Konfliktlösung
- Meine Selbstsicherheit wurde gefördert
- Für Problembewältigung gibt es viele Werkzeuge in mir, die ich mir holen kann, wenn ich sie brauche
- Ich kann besser mit schwierigen Situationen und mit Menschen in schwierigen Situationen umgehen
- Neue Möglichkeiten für bisher unlösbare Situationen im Arbeitsumfeld und Patienten
- Meine Selbsteinschätzung und die Einschätzung von anderen sind ähnlicher geworden
- Ich kann Dinge aus einem anderen Blickwinkel sehen, habe mehr Verständnis für mich und andere, mein Blickfeld ist erweitert

Die Variable **„Externalität"** wurde durch ein reduziertes Gefühl der Abhängigkeit von äußeren Einflüssen auch in der Frageliste bestätigt. Mehr Bedeutung wurde der Unabhängigkeit von äußeren Einflüssen und höherer Selbstwirksamkeit zugeschrieben.

Die Fragelisten ließen auch mehr Autonomie, höhere Aktivität und größere Handlungsorientierung der Teilnehmer erkennen.

Im **50-Fragebogen** ist auch die Testvariable **„Gewissenhaftigkeit"** signifikant verändert. Diese wird durch die Ergebnisse in den Fragelisten derart gestützt, dass die Personen angeben, jetzt **überlegter und gewissenhafter** zu **arbeiten** und Ziele anhand ihrer Wichtigkeit besser unterscheiden zu können.

Keine direkte Veränderung im 50-Fragebogen wurde bei Teamorientierung und Patientenorientierung festgestellt. Eine mögliche Erklärung dafür wäre, dass diese zwei Variablen eine wichtige, schon vorhandene Voraussetzung für den Pflegeberuf sind, daher sind durch diese Ausbildung keine ausschlaggebenden Unterschiede hinzugekommen. Es wäre jedoch eine nochmalige Evaluierung auch mit einer Kontrollgruppe (ohne Ausbildung) wichtig.

Eine weitere mögliche Erklärung, die vor allem Patientenorientierung betrifft, wäre, dass **„Patientenorientierung" keine vorhandene Eigenschaft** ist, sondern **wesentlich komplexer** zu erfassen ist. Ziele hierbei sind, dem Patienten den Aufenthalt im Krankenhaus möglichst angenehm zu gestalten und ihn zum eigenmächtigen Handeln und Entscheiden zu befähigen. Dies ist ein vielschichtiger **Prozess**.

Das Ingolstädter Modell, das sich unter anderem auch die Förderung der Patientenorientierung zum Ziel gesetzt hat, ist ein gutes Beispiel dafür. Hier wird *„durch konsequente Umsetzung eines modernen Zeitmanagementsystems, das auch Planung, Steuerung und Optimierung des Personaleinsatzes aller Mitarbeiter im gesamten Unternehmen beinhaltet"*[10], eine sichtbare Verbesserung der Patientenorientierung erreicht.

Außerdem unterstützt es *„die Selbstverantwortung der Mitarbeiter, und es konnten Ziele wie bessere Kundenorientierung, Verbesserung der Planungsmöglichkeiten durch Selbstgestaltung, Steigerung der Arbeits- und Berufszufriedenheit der MitarbeiterInnen erreicht werden.*

Dies alles sind wichtige Voraussetzungen, um das gewünschte (definierte) Ausmaß an „Patientenorientierung" erreichen zu können.[11]

Bei letztgenannten Einzelfaktoren gab es auch durch diese NLP-Practitioner Ausbildung in der Evaluierung Veränderungen genau in die gewünschten Richtungen.

Für die ganz spezielle Situation, die sich zwischen den „gesunden" Menschen und den „kranken" Menschen ergibt, können Wissen und Erfahrung mit hilfreicher Kommunikation, Beziehung und Kontakt und Wahlmöglichkeiten im Verhalten sehr große Bedeutung und wesentlichen Einfluss haben.

Zusammengefasst lässt sich sagen, dass die Ergebnisse eindeutig zeigen, dass diese spezielle NLP-Practitioner Ausbildung für den Gesundheitsbereich als **„Burnout-Prophylaxe"** gewertet werden kann, dass sie die **Mitarbeitermotivation fördert** und eine wesentliche **Unterstützung für die Betreuung der Patienten** auch **in emotional schwierigen Situationen** bietet.

Diese Form der Ausbildung könnte daher ein **wichtiger Beitrag zur Erhaltung bzw. Förderung der psychischen und physischen Gesundheit von MitarbeiterInnen im Gesundheitsbereich** sein. Besonders in Zeiten, wo die Geldmittel zunehmend knapp sind, ist es umso bedeutender, das Vorhandene sinnvoll einzusetzen. Dass die NLP-Practitioner Ausbildung für Gesundheitsberufe hier ein sinnvoller Einsatz von Ressourcen ist, wird mit diesen Evaluierungsergebnissen belegt und befürwortet.

Teil 4

NLP pur

Wie möchten Sie sich fühlen? – Die Arbeit mit Submodalitäten

Martin Salvenmoser

In der **Datenverarbeitung** dienen **Programme** dazu, **Prozesse zu steuern**. Innerhalb eines Programms gibt es Programmbefehle, die untereinander verknüpft sind, um die beabsichtigte Wirkung zu erzielen.

Beispiel Waschmaschine

Die sortierte Wäsche und das Waschmittel werden in der richtigen Dosierung in die Waschtrommel gegeben. Man stellt die Temperatur ein und dazu andere Parameter wie Feinwäsche, Wollschleudern usw. Dann wird eingeschaltet. Das Waschprogramm beginnt abzulaufen: Es steuert den Zeitpunkt und die Menge des zulaufenden Wassers und den Zeitpunkt des Abpumpens. Ebenfalls über Programmbefehle werden das Erhitzen des Wassers auf die gewählte Temperatur, die Drehung der Waschtrommel, die Schleuderzahl usw. gesteuert.

Die „beabsichtigte Wirkung" – saubere Wäsche – kann am Ende des Waschgangs entnommen werden.

Wird das Programm verändert, ändert sich auch die Wirkung.

(Jeder, der schon einmal versehentlich die Temperatur auf 95 statt auf 30 Grad gestellt hat, weiß, was ich meine.)

Ein anderes Beispiel: **der Pacemaker**

Ein Bedarfsschrittmacher bekommt aus dem Vorhof oder der Herzkammer die Information, ob Eigenaktionen des Herzens in genügender Anzahl vorhanden sind. Sinken die Eigenaktionen unter die kritische Marke, meist 40 Schläge pro Minute, dann erzeugt der Schrittmacher elektrische Stimulationen im Vorhof oder der Herzkammer. Dadurch wird die

Herzmuskelkontraktion angeregt. Elektrische Impulse werden so lange abgegeben, bis das Herz wieder genügend Eigenaktionen durchführt. Auch im Programm des Schrittmachers gibt es eine Vielzahl von Programmbefehlen, die die genaue Funktion steuern.

So arbeiten technische Geräte und Computer. Einige Seiten zuvor haben Sie von **Metaprogrammen** gelesen und wissen inzwischen, dass es sich dabei nicht um Computerprogramme, sondern um **Wahrnehmungsfilter** handelt.

Im NLP wird angenommen, dass es in unserem Gehirn Programmbefehle gibt, die ähnlich wie die Befehle in einem Computerprogramm wirken. Wenn es gelänge, diese Programmbefehle selbst zu steuern, dann ...

Die Pflegedirektorin eines Rehabilitationszentrums sagte einmal über ihre Arbeit: „Es ist schon gut, dass ich eigentlich immer will, was ich tun muss!"

Angenommen, es wäre möglich, einige Programmbefehle im Gehirn gezielt zu steuern, dann wäre beispielsweise Selbstmotivation einfacher. Ängste und negative Erinnerungen könnten bewusst abgeschwächt werden. Es wäre leichter, nach einem anstrengenden Tag im Krankenhaus oder in der Ordination abzuschalten.

> Der Geist ist eine Stätte für sich. Er kann aus dem Himmel eine Hölle und aus der Hölle einen Himmel machen (John Milton).

Erwünschte und unerwünschte Erinnerungen

Zwei Mönche

Zwei pilgernde Mönche kamen an die Furt eines Flusses. Dort sahen sie ein Mädchen, gekleidet in ihren schönsten Staat, das offenbar nicht wusste, was sie tun sollte, denn der Fluss war tief und sie wollte ihre Kleider nicht verderben.

Ohne weiteres nahm einer der Mönche sie auf den Rücken, trug sie hinüber und setzte sie auf der anderen Seite des Flusses auf trockenem Boden ab.

Dann setzten die Mönche ihren Weg fort. Aber nach einer Stunde begann der andere Mönch zu klagen: „Sicherlich ist es nicht richtig, eine Frau zu berühren; es ist gegen die Gebote, engen Kontakt mit Frauen zu haben. Wie konntest du gegen die Gesetze der Mönche verstoßen?"

Der Mönch, der das Mädchen getragen hatte, ging schweigend dahin, aber schließlich bemerkte er: „Ich setzte sie vor einer Stunde am Fluss ab, warum trägst du sie noch immer?[1]

Wahrscheinlich können Sie mir zustimmen, wenn ich meine, dass man **durch Erinnerungen vergangene Ereignisse** mit Hilfe des Gehirns **„wiederbelebt"**.

Wenn ich Sie jetzt ersuchen würde, an ein sehr angenehmes Erlebnis zu denken, welches wäre das?

Vielleicht die Verleihung Ihres Diploms, die Promotion oder eine Beförderung? Oder wäre es ein Gespräch mit einem Patienten, die Freude über eine erfolgreiche Therapie oder ein privates Erlebnis?

Mit der Erinnerung wird ein Teil des damaligen Gefühls wieder spürbar. **Manchmal ist die Erinnerung so stark, dass das ausgelöste Gefühl das aktuelle Gefühl sogar überdeckt.**

Eine Zahnärztin erzählte mir, dass sie „Angst-Patienten" vor der Behandlung auffordere, an schöne und freudige Erlebnisse zu denken. Sie hat die Erfahrung gemacht, dass die Angst beinahe vollständig verschwindet, während die Patienten von den guten Erinnerungen erzählen.

> Schlechte Erinnerungen sind wie unliebsame Gäste: Sie kommen und gehen, wann sie wollen, und wenn man Pech hat, essen sie alles auf, was man an Gutem im Vorratsschrank hatte.

Auch schlechte Erfahrungen lösen in der Erinnerung oft starke Gefühle aus. Können Sie sich noch an den Tod des ersten Patienten erinnern, den Sie gepflegt oder behandelt haben? Oder an den Tod eines Patienten, der Ihnen besonders nahe gegangen ist? Erinnern Sie sich an Ihre erste Obduktion, an den Geruch beim Öffnen des Brustkorbs oder des Gehirns?

Manche Erinnerungen sind so fest im Gedächtnis verankert, dass wir hin und wieder überrascht sind, wie heftig die Gefühle sein können, die allein durch unsere Gedanken an etwas Vergangenes ausgelöst werden.

Schlechte Erinnerungen „überfallen" uns manchmal auch ganz unaufgefordert. Richard Bandler schreibt in seinem Buch „Veränderung des subjektiven Erlebens":

„Saßen Sie jemals einfach so herum und kümmerten sich dabei um nichts Besonderes, oder schliefen sogar, und plötzlich zeigt Ihnen Ihr Gehirn ein Bild, das Sie beinahe zu Tode erschreckt?

Wie oft wachen Leute mitten in der Nacht auf, weil sie eben im Traum ein ekstatisches, vergnügliches Erlebnis wieder erlebt haben? Wenn Sie einen schlechten Tag gehabt haben, dann zeigt Ihnen Ihr Gehirn anschließend am laufenden Band lebhafte Wiederaufführungen desselben.

Es reicht nicht, einen schlechten Tag gehabt zu haben; Sie können sich ruhig den ganzen Abend ruinieren und vielleicht auch noch einen Teil der nächsten Woche."[2]

Können **Sie** abschalten? Gelingt es **Ihnen**, negative Emotionen und Gedanken in der Arbeit zu lassen, ohne ständig daran zu denken oder noch davon zu träumen? Oder passiert es hin und wieder, dass besonders starke Bilder „mitkommen"? Vielleicht das Bild von einem Kind, das mit schwersten Verbrennungen eingeliefert wurde, der körperliche Verfall eines sehr sympathischen Patienten, das Gespräch mit geschockten Angehörigen oder eine „peinliche" Situation?

„Denk doch an etwas anderes!" „Mach etwas anderes! Lenk dich ab!". Haben Sie solche Ratschläge schon einmal bekommen oder selbst gegeben?

Hinter diesen Aufforderungen steckt vermutlich der Wunsch, dem anderen dabei zu helfen, die Wirkung negativer Erlebnisse abzuschwächen, aber der Effekt ist meist nicht sehr groß.

Auf humorvolle Art wendet der Satiriker Ephraim Kishon diese Strategie im Alltag an:

„Entschuldigen Sie bitte – haben Sie vielleicht eine Zigarette?" „Leider. Ich rauche nicht mehr. Seit ich diese alarmierenden Berichte in der Zeitung gelesen habe ..." „Auch ich habe sie gelesen. Aber ich hab's überwunden." „Wie ist Ihnen das geglückt?" „Willenskraft, nichts weiter. Am Anfang glaubte ich, es nicht ertragen zu können. Es ist ja keine Kleinigkeit, wenn man Tag für Tag lesen muss, dass man einem Lungenkrebs entgegensteuert oder Magengeschwüren und Hämoglobin und dergleichen. An dem Tag, an dem in der Jerusalem Post das Gutachten des amerikanischen Gesundheitsamtes über die schädlichen Auswirkungen des Rauchens erschien, verfiel ich in Panik. An diesem Tag stand mein Entschluss fest. Ich hörte auf, Zeitungen zu lesen."[3]

Was genau sehen Sie, wenn Sie sich erinnern? Die Submodalitäten der Erinnerung

Wir Menschen **nehmen**, wie mittlerweile schon vielfach erwähnt, **mit unseren fünf Sinnen** (VAKOG) **wahr**; wir sehen z. B. den Schreibtisch in der Ordination oder die Eingangstüre der Ambulanz, hören die Schritte der Patienten, spüren das Fieberthermometer in der rechten Hand, riechen das Desinfektionsmittel usw. Und jeder Mensch **verarbeitet seine Wahrnehmung auch sinnesspezifisch.**

Durch die „sinnliche" Wahrnehmung und die „sinnliche" Verarbeitung ergibt sich zwangsläufig, dass die „Erinnerungswelt" ebenfalls aus Bildern, die aus dem Gehirn kommen, aus Geräuschen, Empfindungen, Gerüchen und dem Geschmack besteht.

Übung A

Denken Sie an angenehme Erlebnisse der letzten Zeit. Suchen Sie eines aus, schließen Sie dann die Augen und erinnern Sie sich ganz intensiv an das Erlebte ... Lesen Sie danach erst weiter.

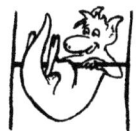

Beantworten Sie nun die folgenden Fragen, wobei es gut wäre, wenn Sie Ihre Antworten notieren würden.

Was genau sahen Sie? (Wir wissen, dass nicht alle Menschen etwas „sehen", wenn sie sich erinnern, wir wenden uns hier im Speziellen jedoch an die, die es tun.)

Konnten Sie Farben sehen oder war die Erinnerung schwarzweiß?

Sahen Sie ein unbewegtes Bild, ähnlich einem Foto, oder eine Szene?

War es heller als in der Realität, dunkler oder gleich?

Sahen Sie sich selbst in Ihrem Bild/Ihrer Szene – so als würden Sie an diesem Ort aufgenommen worden sein – oder sahen Sie das Bild/die Szene aus Ihren eigenen Augen?

Konnten Sie Töne, Stimmen oder Geräusche im Hintergrund hören? Wenn Sie etwas hörten, mit welcher Lautstärke?

Wie weit waren die Töne entfernt?

Wie war Ihr Körpergefühl dabei? Wo genau in Ihrem Körper spürten Sie das „wohlige" Gefühl? Spürten Sie es überhaupt?

Wenn ja, wie intensiv war es?

Nahmen Sie auch einen besonderen Geruch wahr, oder gab es etwas zu schmecken?

Warum diese Fragen? Erstens gingen sie Ihre Sinneskanäle durch und zweitens ermöglichen sie es, die besondere **„Beschaffenheit" einer Erinnerung** zu entdecken.

Im NLP werden die **Details der Beschaffenheit**, diese feinen Unterscheidungen, **Submodalitäten** genannt. Dieses Modell möchte verstehbar machen, **wie wir Erfahrungen** in unserem Gedächtnis **verarbeiten** und **wie wir uns wieder erinnern**.

Wichtig ist dieses Thema deshalb, weil **die feinen Unterschiede innerhalb des VAKOG die Stärke unserer Gefühle zu bestimmen scheinen.**

Submodalitäten sind die kleinsten und präzisesten Bausteine, aus denen sich menschliche Erfahrungen zusammensetzen (Anthony Robbins).

Anders ausgedrückt: NLP geht davon aus, dass die Submodalitäten die grundlegenden Komponenten der Hirnprozesse darstellen und dass eine Entsprechung zwischen der Beschaffenheit der Erinnerungsbilder und der Qualität und Intensität der Gefühle besteht.[4]

Um das leichter zu verstehen, ein Beispiel:

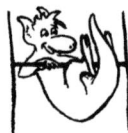

Übung B

Denken Sie an ein Erlebnis, das Sie ein wenig aufgewühlt, geärgert oder beunruhigt hat. Wählen Sie dabei eine Situation, die negative Emotionen auslöst, aber weit davon entfernt ist, Angst oder Panik zu erzeugen.

Sobald Sie etwas gefunden haben, schließen Sie die Augen und erinnern Sie sich so intensiv wie möglich an das Erlebte ...
Lesen Sie danach erst weiter.

Stellen Sie sich nun noch einmal die Fragen aus der vorigen Übung (Farbe oder schwarzweiß, unbewegtes Bild oder Szene, dunkler oder heller usw.)

Vergleichen Sie danach, ob und wieweit sich die Submodalitäten der „freudigen" Erinnerung von den Submodalitäten der „unangenehmen" Erinnerung unterscheiden. Überlegen Sie dabei vor allem, ob Sie sich bei einer Erinnerung selbst sahen, bei der anderen nicht, ob beide bewegt waren oder eine ein Bild, ob es Unterschiede in der „Entfernung" gab, ob die Töne, Stimmen, Geräusche gleich oder verschieden laut waren etc.

Wenn Sie Unterschiede feststellen konnten, dann sind das bereits Hinweise darauf, dass Sie auch, wie so viele Menschen, verschiedene Submodalitäten verwenden, je nachdem, ob Sie sich an etwas Angenehmes oder Unangenehmes erinnern.

Die Unterschiede machen den Unterschied
Die „Qualität der Erinnerung"

Die Submodalitäten verändern

Wenn, wie oben erwähnt, die feinen Unterschiede, die Submodalitäten, die Stärke unserer Empfindungen zu bestimmen scheinen, müsste ja die bewusste Veränderung der Submodalitäten zu einer Veränderung der Empfindung führen ... Tut sie auch.

Auf den folgenden Seiten wird es daher hauptsächlich darum gehen, Ihnen zu beschreiben, **wie man Submodalitäten verändern kann**, welche Wirkungen dies hat und in welchen Bereichen man es nutzvoll anwenden kann.

Je blasser die Erinnerungen, umso blasser die Emotionen.

Sie alle kennen dieses Phänomen wahrscheinlich schon, denn die meisten Menschen haben so etwas wie „verblasste Erinnerungen". Etwa so, dass Sie nur mehr schemenhafte, undeutliche Bilder in Ihrem Inneren sehen, wenn Sie an eine Situation denken. Vermutlich berühren Sie diese Erinnerungen auch nicht mehr sehr.

Veränderte Submodalitäten. Eigentlich ganz einfach.

Eine Schwester auf einer geriatrischen Station erzählte, dass Sie gerade bei Schlafstörungen häufig mit Submodalitäten arbeite. Nachdem Sie selbst einen Weg gefunden hatte, ohne Schlaftablette einzuschlafen, begann Sie, diese Technik bei Patienten anzuwenden. Sie macht dabei Folgendes:

Sie ersucht den Patienten, an ein angenehmes Erlebnis zu denken. Dann fordert Sie den Patienten auf, das Bild kleiner werden zu lassen, die Farbe zu reduzieren, es dunkler werden zu lassen, die Töne langsamer und leiser werden zu lassen ... Und das ganz langsam.

Sie bestätigte mir, dass Sie damit sehr oft Erfolg hat.

Testen Sie nun, welche Wirkung es auf Sie hat, wenn Sie ganz bewusst Details in Ihrer Erinnerung verändern.

Übung C

Denken Sie an einen Menschen, der Ihnen sympathisch ist. Erinnern Sie sich an eine „angenehme" Begegnung und lassen Sie von dieser Situation ein Bild in Ihrem Inneren entstehen.

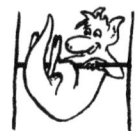

Nun achten Sie auf die Farbintensität. Machen Sie die Farben kräftiger und noch intensiver ...

Lassen Sie das Bild anschließend blasser und schließlich schwarzweiß werden ... Vielleicht können Sie es sogar in einen Rahmen stecken?

Ist es Ihnen gelungen? Was haben Sie empfunden, während Sie das Bild verändert haben? Hat sich das Gefühl durch die kräftigeren Farben verstärkt und bei Schwarzweiß abgeschwächt?

Bei vielen Menschen lässt sich dieser Zusammenhang feststellen. In der Regel **wirken Farben gefühlsverstärkend** und die **Wirkung angenehmer Erinnerungen und Vorstellun-**

gen steigert sich dadurch. „Farblose" Bilder bzw. Schwarzweiß-Bilder schwächen die Wirkung ab.[5]

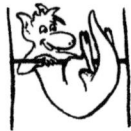

Übung D

Denken Sie wieder an die vorherige Situation.

Machen Sie das Bild zuerst viel heller, so als ob es von Sonnenlicht durchflutet wäre ...

Und nun lassen Sie es dunkler werden, sodass Sie nur mehr Umrisse erkennen können.

Was hat sich jetzt verändert? Für viele Menschen hat ein helles Bild eine freundliche, befreiende und erheiternde Wirkung. Dunkelheit wird dagegen oft als bedrohlich oder bedrückend erlebt.

In gleicher Weise können Sie andere visuelle Submodalitäten „testen" und die Wirkung auf Ihre Befindlichkeit entdecken.

Auditive Erinnerungen bestehen aus Geräuschen, Tönen und Worten. Manches von dem, was eine Person gesagt hat, lässt sich wortgetreu wiederholen. Und mehr noch: Sogar der Klang der Stimme, das Sprechtempo und die Lautstärke sind in Erinnerung.

Dazu gleich eine Übung:

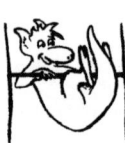

Übung E

Denken Sie an ein „normales" Gespräch der letzten Tage, etwa an eine Dienstübergabe, an ein Anamnesegespräch oder an eine Dienstbesprechung.

Achten Sie in der Erinnerung auf die Lautstärke, mit der Sie die Worte hören.

Erhöhen Sie die Lautstärke nun ganz bewusst ...

Anschließend machen Sie die Töne ganz leise, als würden Sie ein Radio leiser drehen.

Verlangsamen Sie nun das Tempo der Worte, so als würde die Erinnerung in Zeitlupe ablaufen.

Dann lassen Sie alle Personen ganz schnell sprechen – und Sie hören sie plötzlich mit Mickymaus-Stimmen.

Danach hören Sie die Stimmen ganz nah an Ihrem Ohr.

Anschließend aus großer Entfernung ...

Welche Veränderungen haben Sie dabei wahrgenommen? Waren durch die lauteren, tieferen und näher an Ihrem Ohr befindlichen Stimmen Ihre Gefühle stärker? Oder war es anders?

Wenn Sie wissen, in welcher Weise Ihre Emotionen mit den Submodalitäten zusammenhängen, können Sie diese Zusammenhänge **ganz bewusst für sich nützen.**

Neben den visuellen und auditiven Submodalitäten unterscheiden wir auch **Submodalitäten bei Empfindungen, beim Riechen und beim Schmecken.** Vor allem die letzten beiden sind im Alltag meist nicht von so großer Bedeutung, weshalb sie hier nicht ausführlich behandelt werden. (Eine Liste unterscheidbarer Submodalitäten finden Sie auf Seite 272.)

Die **kinästhetischen Submodalitäten** sind gerade im Krankenhausbereich, wo es häufig um ganz starke Empfindungen und Schmerzen geht, natürlich wichtig. Eine Möglichkeit, auch damit umzugehen, erfahren Sie ab Seite 274, wo es um die Veränderung von Angstgefühlen gehen wird.

Wie hätten Sie es gerne?
Selbstregulierung – Emotionen verändern

> Herr oder Frau über seine Gefühle zu sein, hat nicht unbedingt etwas mit „sich beherrschen" zu tun.

Unter „Selbstregulierung" (oder auch „state management") verstehen wir die Fähigkeit, innere Impulse und Emotionen zu steuern. (In Wien sagt man zu Menschen, die diese Fähigkeit nicht haben, „Häferl", weil sie wie randvoll gefüllte Tassen leicht überlaufen und emotional „hochgehen"…)

NLP verfügt mit dem Konzept der Arbeit mit Submodalitäten über eine Technik, mit der Emotionen verändert werden können, wiederum natürlich mit dem Ziel, mehr Flexibilität und Verhaltensmöglichkeiten zu erreichen.

Viele Menschen verändern ihre schlechte Stimmung dadurch, dass sie an etwas anderes denken oder etwas anderes tun. Dahinter könnte die **bewusste Entscheidung** stecken, sich von den negativen Emotionen zu lösen. (Wenn die Sendung des eingeschalteten Fernsehsenders nicht gefällt, wird ein anderer Kanal gesucht, bis das Programm mit der erwünschten Stimmung übereinstimmt.)

Der Unterschied bei der Arbeit mit Submodalitäten liegt darin, dass die **Änderung** durch eine **bewusste Veränderung der unbewusst gespeicherten Submodalitäten** passiert. **Nicht der Inhalt** des „inneren Denkprogramms" wird geändert, sondern **dessen Struktur.** Dadurch werden die Empfindungen während des gleichen „inneren Denkprogramms" verbessert. (Beispiel Fernsehen: Die Sendung bleibt einge-

> Ihre Gedanken können sich in einem ganz entscheidenden Punkt über die Gesetze des Universums hinwegsetzen. Sie können rückwärts gehen (Anthony Robbins).

schaltet. Verändert werden die Lautstärke, die Helligkeit, der Farbkontrast etc.)

„Der junge Mann erlebte Schreckliches ..."
Assoziieren und dissoziieren zur Veränderung von Emotionen

Imre Kertész, ein ungarischer Literatur-Nobelpreisträger, der als Jugendlicher mehrere Jahre in einem KZ gefangen war, sprach anlässlich seiner Dankesrede zur Nobelpreisverleihung von sich selbst immer nur als „der junge Mann". Er redete über das Leben und Denken dieses jungen Mannes, und wer nicht wusste, dass er von eigenen Erlebnissen sprach, hätte meinen können, er würde von jemand anderem erzählen.

Er wählte damit jene Form des „Verschiebens" von Erinnerung, die im NLP **„dissoziieren"** genannt wird. Das heißt, er nahm sich selbst aus dem Bild. Stattdessen sah er sich als Akteur in einem Film, über den er dann ruhig reden konnte.

Das Gegenteil tun Menschen, die Ihnen auf folgende Art von einem Erlebnis erzählen, bei dem sie sich geärgert haben. Schon nach wenigen Augenblicken steigt ihre Lautstärke, sie werden rot im Gesicht, beginnen heftiger zu gestikulieren, ahmen womöglich sogar die Stimmen so nach, wie sie zum besagten Zeitpunkt klangen, und man sieht und hört und spürt, dass sie sich genauso ärgern wie bei der ursprünglichen Begegnung.

Ganz zum Schluss bekommen Sie erst mit, dass das Ereignis schon fünf Jahre zurückliegt ...

Diese Menschen sind **assoziiert.** Sie tun so, als würden sie alles mit ihren eigenen Augen noch einmal erleben, jetzt, in dem Moment, in dem sie es erzählen (zum 50. Mal).

Und sie spüren auch die Emotion (fast) so wie damals. Oder sogar stärker.

Eine Grundidee: Angenehmes assoziiert, Unangenehmes dissoziiert.

In seinem gegenwärtigen Leben ist man meist assoziiert. Man sieht, was es zu sehen gibt, hört, was es zu hören gibt, spürt, riecht, schmeckt. Man steht „mitten im Leben".

Es gibt jedoch auch Menschen, die es sich, oft nach extrem belastenden oder gar traumatischen Erfahrungen, angewöhnt haben, auch in ihrer Gegenwart „neben sich" zu stehen. Sie sehen sich selbst zu, hören sich selbst reden – und spüren nichts. Oder zumindest weniger. Denn das ist der Sinn des „Dissoziierens".

Für diese Menschen ist das Dissoziieren oft eine unbewusste Strategie – unter der sie auch leiden, denn es verschwinden nicht nur die negativen Gefühle, sondern auch die positiven.

Es „dringt nur mehr wenig zu ihnen durch", und wer den Satz „Ich spüre mich selbst fast nicht" jemals gesagt oder gedacht hat, weiß, was gemeint ist.

Wahrscheinlich haben Sie selbst schon Situationen erlebt, in denen Sie sich, vielleicht ganz unbewusst, dissoziiert haben. Dann kennen Sie auch die Wirkung: Die Emotionen werden schwächer, die „innere Beteiligung" an der Situation sinkt. Man ist in der Beobachterrolle. **Diese Beobachterrolle** nennt man im NLP **Metaposition**.

Die meisten Menschen sind im Alltag (und vor allem bei angenehmen Erfahrungen) voll assoziiert, und es kann gut sein, Gefühle zu spüren, Situationen intensiv zu erleben und, wenn es sich um eine „angenehme" Situation handelt, auch zu genießen.

Das Dissoziieren ist dann nützlich, wenn man gezielt von negativen Erlebnissen Abstand nehmen möchte.

Ein befreundeter Turnusarzt erlebte eine Visite, bei der der Vorstand einen Oberarzt vor den Patienten mit „Sie Idiot" anbrüllte. Angenommen, Sie selbst werden von einem Vorgesetzten in verletzender Art und Weise kritisiert. Wenn Sie assoziiert sind, werden Sie ziemlich sicher ärgerlich, wütend oder traurig oder alles zusammen. Wenn Sie es schaffen, sich in diesem Moment zu dissoziieren, bleibt die Sache zwar ärgerlich, peinlich oder kränkend, aber Sie werden mit weniger Emotionen und mit **mehr Verhaltensmöglichkeiten** reagieren können.

Da es aber etwas Übung bedarf, es zu schaffen, sich in einem aktuellen Moment blitzschnell zu dissoziieren, wollen wir uns vorerst mit der Möglichkeit beschäftigen, von belastenden Erinnerungen „Abstand zu nehmen", sie „verblassen zu lassen", sie von ihrem Platz zu verdrängen und ihnen einen weniger aufdringlichen zuzuweisen.

Negative Erinnerungen belasten mehr oder weniger stark. Stellen Sie sich vor, Sie könnten eine Hierarchie von der kleinsten bis zur stärksten emotionalen Belastung aufstellen.

Angenommen, es gäbe eine Skala von 1 bis 10, wobei 1 für „kaum eine Belastung" (möglicherweise eine abfällige Bemerkung eines Patienten) und 10 für „kaum aushaltbar" (vielleicht: Ein Kind stirbt unter dramatischen Umständen bei der Operation) steht.

Machen Sie für sich Ihre eigene Hierarchie und nehmen Sie für die folgende Übung nun eine belastende Erinnerung der „Stufe 3" …

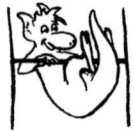

> **Übung F**
>
> Versuchen Sie, sich assoziiert an die Situation zu erinnern. Was sahen Sie damals mit Ihren eigenen Augen?
>
> Achten Sie auf die Farben, die Helligkeit, die Lautstärke der Stimmen, wenn es welche gab, die Entfernung etc. Also auf die Dinge, die Sie schon aus den letzten Übungen kennen.
>
> Nun gehen Sie in Gedanken aus Ihrem Körper, dissoziieren Sie sich und blicken Sie die Szene von einem anderen Ort aus an, sodass Sie die Situation **und** sich selbst sehen können.
>
> Sie können anschließend auch an andere Punkte gehen, überblicken die Szene von dort aus und beobachten sich selbst.

Wenn Sie sich das nächste Mal wieder an diese Situation erinnern, achten Sie darauf, sofort in die dissoziierte Position zu gehen! Sie ersparen sich dadurch vielleicht gleich negative Gefühle.

Manchen Menschen fällt es nicht leicht, sich selbst von einem Punkt außerhalb zu betrachten.

Hilfreich kann die Vorstellung sein, sich wie auf einem Foto zu betrachten oder sich vorzustellen, man säße im Kino und würde den Film, der damals gedreht wurde, anschauen …

Dissoziieren ist eine Methode, quälende Erinnerungsgespenster zu vertreiben, die man recht rasch lernen kann und die gut und verlässlich wirkt. Vielleicht haben Sie Lust, es jetzt gleich – oder später – noch ein bisschen zu üben?

Erinnern: ein Sehen in die Vergangenheit (Ludwig Wittgenstein).

Die Bilder aus dem Kopf

Erlebnisse mit traumatischer Wirkung sind meist durch **intensive Erinnerungsbilder** geprägt.

Eine Schwester erzählte mir von einer Patientin, die für eine Brustoperation vorbereitet wurde. Die Frau sprach kaum und weinte viel. Bei einem Gespräch, das doch zustande kam, begann sie von ihren Ängsten zu sprechen. Davon, was „man" möglicherweise entdecken würde, wie sie dann aussehen würde und was die Operation für sie als Frau bedeutete.

Und dann erzählte sie noch von ihrer letzten Operation. Das war, als ihr als Kind der Blinddarm entfernt wurde. Während sie davon sprach, kam wieder die riesige Angst von damals hoch. Sie wusste noch, dass sie nahezu Tag und Nacht geweint hatte. Das Schlimmste für sie war die Erinnerung an den Operationssaal, an das grelle, kalte Licht und die „unheimlichen" Gesichter der Personen, von denen sie sich festgehalten fühlte ...

Um die Angst der Patientin vor der Operation zu verringern, machte die Krankenschwester Folgendes:

Aus einem guten Rapport heraus bat sie die Patientin, die Augen zu schließen und sich an die Situation im Operationssaal zu erinnern.

Sobald das „innere" Bild da war, sollte sich die Patientin **dissoziieren**, von der Türe aus die Situation betrachten. Dann sollte sie **die Farbe verblassen** lassen und das **Licht** im OP **dunkler** machen. Das so entstandene Bild machte sie nun etwas **unscharf, schob es weiter weg** und **stellte es schließlich auf den Kopf**.

Nach dieser Übung kommunizierte die Patientin deutlich mehr und weinte weniger. Die Wirkung der Erinnerung war in gewisser Weise umprogrammiert worden.

Welche Bilder bleiben an Ihnen „hängen" oder holen Sie immer wieder ein? Welche Bilder überfallen Sie und lassen Emotionen hochkommen, die in der gegebenen Situation eigentlich keinen Platz hätten? Welche Erinnerungen be**last**en Sie?

Gerade im medizinischen Bereich sind Sie leider immer wieder mit den Schattenseiten des Lebens konfrontiert. Mit dem körperlichen Verfall von Patienten, mit schmerzlichem Sterben, mit Bildern von schwersten Verletzungen, die manchmal über die Grenzen des Erträglichen gehen, wie bei Unfällen, Verbrennungen oder Misshandlungen.

Um zu lernen, wie Sie die negative Wirkung eines Erinnerungsbildes verringern bzw. selbst „mitbestimmen" können, schlage ich Ihnen folgende Übung vor. Wählen Sie dafür wieder eine Erinnerung, die etwa der Gefühlsstufe 3 entspricht. (Sobald Sie mit dieser Methode vertraut sind, können Sie auch mit „dramatischeren" Erinnerungen arbeiten.)

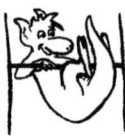

Übung G

Erinnern Sie sich zuerst an das damalige Ereignis.

Wenn Sie die damalige Situation aus Ihren eigenen Augen sehen, dann **dissoziieren Sie sich** und blicken Sie von einem anderen Ort aus auf die Situation.

Nun machen Sie das „innere" Bild/die innere Szene auf alle Fälle **schwarzweiß**!

Reduzieren Sie die **Helligkeit**.

Wenn es sich um eine Szene handelt, schalten Sie auf **Stopp** und lassen Sie sie zu einem **Standbild** werden. Stellen Sie sich vor, Sie könnten es dann wie ein Photo behandeln.

Geben Sie dem Bild einen **Rahmen**. (Wenn es sich um eine ärgerliche oder peinliche Situation handelt, darf der Rahmen auch völlig unpassend oder lächerlich sein …)

Wenn es sich um eine unangenehme oder „lästige" Erinnerung handelt, können Sie auch noch mit einem Pinsel etwas auf dieses Bild malen oder eine Spraydose verwenden. (Bei einer Erinnerung, die mit Trauer oder Kummer zu tun hat, empfiehlt sich das nicht, weil diese Gefühle respektiert werden sollten.)

Schaffen Sie nun **Distanz** zwischen sich und dem Bild. Noch etwas mehr und noch etwas mehr, sodass Sie es wirklich aus einiger Entfernung betrachten.

Nun lassen Sie das Bild auf Briefmarkengröße **schrumpfen** und stecken Sie es in ein Album, das für Briefmarken dieser Art reserviert ist. Dort können Sie es, falls Sie wollen, jederzeit wieder betrachten. Es ist nicht verdrängt, nur verschoben bzw. gut abgelegt …

Der Ton macht die Musik?!

Bringen Sie die Stimmen zum Schweigen

Von Ärzten und Pflegepersonen wird erwartet, dass sie nicht nur ausgezeichnet pflegen und behandeln, sondern auch freundlich zu den Patienten sind. Wenn Patienten oder Kollegen jedoch gerade selbst nicht in bester Laune sind, ist es nicht immer leicht, „professionell" freundlich zu bleiben.

Eine Schwester einer internen Abteilung verwendet für „schwierige" Gespräche folgenden „Trick".

Wenn ihr Gesprächspartner aggressiv oder beleidigend wird, verändert sie innerlich den Klang seiner Stimme. Sie hört die Worte, aber sie klingen wie von Mickymaus oder einem Außerirdischen. Dadurch gelingt es ihr, sich nicht beleidigt oder ärgerlich zu fühlen, und sie kann im Gespräch mit mehr Verhaltensmöglichkeiten agieren.

Nun könnte eine Stimme auftauchen, die die Frage stellt, ob die Schwester ihr Gegenüber dabei eigentlich ernst nimmt. Ob es in Ordnung ist, so etwas zu tun. Sie wendet ja einen „Trick" an!

Die Antwortstimme stellt eine Gegenfrage. Sie fragt nach der Absicht. Möchte sich die Schwester lustig machen? Nein!

Sie möchte **alle** ihre Patienten in einer guten emotionalen Haltung pflegen und eine gute Beziehung zu ihren Kollegen haben. Das ist aber schwieriger, wenn sie gekränkt, getroffen oder wütend ist.

So gesehen, nimmt sie sich selbst und ihre Aufgabe und die andere Person dabei sogar sehr ernst, weil sie diesen „Trick" aktiv für das „Wohl" der Beziehung einsetzt.

Stellen Sie sich vor, ein Patient hat sich bei Ihnen beschwert, dass Sie … Sie sind bereits daheim, und es ärgert Sie, dass Ihre Gedanken noch immer um dieses Gespräch kreisen. Was könnten Sie dann tun? Vielleicht Folgendes:

Übung H

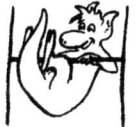

Lauschen Sie in Ihr „Inneres" und hören Sie die Worte des Patienten und den Klang der Stimme.

Lassen Sie die Sätze nun schneller ablaufen, sodass die Stimme höher und jener von Mickymaus ähnlich wird.

Dann lassen Sie die Worte ganz langsam werden, wodurch die Stimme ganz tief wird.

Lassen Sie die Stimme jetzt immer leiser werden, so als würden Sie ein Radio leiser drehen.

Dann hören Sie die gleichen Worte des Patienten mit einer sehr angenehmen, zärtlichen Stimme.

Abschließend schmettert er sie Ihnen wie ein Opernsänger entgegen.

Hören Sie die Stimme nun so, als würde sie aus großer Entfernung kommen, vielleicht so, wie sie in den Bergen oder über das Meer gerufen klingen würde, und lassen Sie sie dann leiser werden und leiser und leiser und …

Welche Veränderung hat was bewirkt? Spielen Sie in Zukunft mit den Stimmen in Ihrem Kopf und mit den Stimmen rund um Sie herum.

Machen Sie sie laut und leise, verwandeln Sie sie in einen Rap oder eine Opernarie und spüren Sie genau hin, was Ihnen wann nützlich ist.

Zärtliches Liebesgeflüster plötzlich als Opernarie oder die Aufträge Ihrer Vorgesetzten als Mickymaus-Rap zu hören, könnte Sie sonst vielleicht in unpassenden Momenten zum Grinsen bringen ...

Grundregeln bei der Arbeit mit Submodalitäten

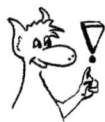

1. Klären Sie das **Ziel**.
   Was ist Ihr Ziel, oder was ist das Ziel des Patienten?

2. Wenn Sie bei einem Patienten Submodalitäten verändern wollen, achten Sie auf den „guten Draht", also den **guten Rapport** zu ihm.

3. Bei **„Hin-zu-Themen"** (wenn Sie sich oder andere z. B. motivieren möchten) verwenden Sie Submodalitäten, welche die (erwünschten) Empfindungen verstärken.

4. Bei **„Weg-von-Themen"** (wenn Sie z. B. „abschalten" oder Ängste bei sich oder anderen reduzieren möchten) verwenden Sie Submodalitäten, die Gefühle abschwächen.

Sinnvoll ist es, in beiden Fällen vorher mit sich selbst bzw. mit dem Gegenüber zu klären, welche Submodalitäten-Änderungen besonders gut wirken.

Das Gedächtnis des Menschen ist eine Kombination von Protokoll und Märchenbuch (Hans Weigel).

Praktische Anwendungsmöglichkeiten

Es war einmal
Die Veränderung der eigenen Erinnerung

Eine 31-jährige Frau hatte einen Eierstocktumor. Sie wurde operiert und bekam eine Chemotherapie. Nach Ende der Chemotherapie kam ein Arzt für Allgemeinmedizin ein bis zwei Mal pro Tag zu ihr nach Hause, um ihr Infusionen zu geben, da sie keine Nahrung mehr behalten konnte. Nach wenigen Wochen verstarb die Patientin.

Das Ereignis erzählte mir der behandelnde Arzt sechs Jahre nach dem Tod der Patientin mit Tränen in den Augen. Die Erinnerung an die Gespräche und an das Hoffen und Verzweifeln der Patientin berührte ihn so, als wäre es eben erst passiert.

Durch das Schicksal von Patienten kann man sehr stark berührt werden. Wenn es „zu stark" ist, hilft die Arbeit mit Submodalitäten bei einer gewissen emotionalen Abgrenzung, die wichtig ist, damit man weiterhin in seinem Leben unterscheiden kann, was in den Arbeitsbereich fällt und was ins Private.

So kann es z. B. für jene Turnusärztin, der ein Oberarzt vor versammelter Mannschaft bohrende und peinliche Fragen stellte, die sie nicht beantworten konnte, sinnvoll sein zu wissen, wie man mit den lästigen Erinnerungen umgeht.

Aber auch jener Schwester, die daheim tagelang um das in ihren Armen verstorbene Kind weinte und für lange Zeit mit ihren eigenen Kindern nicht mehr lachen konnte, war das Wissen um die Wirkung von Submodalitäten enorm hilfreich.

Ebenso wie für jene Ärztin, die eine Situation falsch einschätzte, woraufhin ein 18-jähriges Mädchen starb ...

Während wir über das weinen, was vergangen ist, vergessen wir, uns um unsere Gegenwart zu kümmern.

Die Veränderung der „Wirkung" von Erinnerungen hat nichts zu tun mit Ratschlägen wie „Vergessen Sie es einfach!", „Geschehen ist geschehen" oder „Nun machen Sie sich nicht so viel daraus", sie hat nichts mit Verdrängen zu tun.

Sie ist vielmehr **eine Möglichkeit**, mit Dingen, die geschehen sind, so umzugehen, dass sie den aktuellen Alltag, die Gegenwart nicht „behindern", sondern einen angemessenen Platz in der Vergangenheit bekommen.

Sie hat außerdem mit dem zu tun, was man auch **„state management"** nennt, also der „Beherrschung" des eigenen Gefühlszustandes.

Sie kennen sicher unzählige Situationen, in den es notwendig und wesentlich ist, mit der Aufmerksamkeit ganz im Hier und Jetzt zu sein. Und da ist es besonders wichtig, funktionierende Mittel und Wege zu kennen, die einem helfen, nicht von belastenden Erinnerungen „eingeholt" zu werden, sondern selbst entscheiden zu können, worauf man in dem Moment seine volle Konzentration richtet.

**Es war ... und es könnte auch ganz anders gewesen sein
Hilfe zur Veränderung der Erinnerung**

Eine 45-jährige Patientin liegt tief sediert und beatmet auf der Intensivstation. Diagnose: Morbus Crohn. Sie wurde bereits mehrfach operiert, die letzte Operation wurde viermal wiederholt, da die Naht nicht hielt und es zu Durchbrüchen der Darmwand kam. Der Klinikvorstand entschied, nicht mehr zu operieren, da er die Darmwand als zu dünn erachtete.

In der Nacht unterhielt sich ein Pfleger mit einer Ärztin, während sie der Patientin eine Blutkonserve gaben, und sag-

*Ich habe vergessen, wie das Restaurant hieß.
Auch habe ich vergessen, wie das Mädchen hieß.
Aber ich weiß, dass ich eine echte Montechristo geraucht habe
(R.J. Kipling).*

te: „Es ist so sinnlos. Wir leeren ihr das Blut hinein und unten kommt es wieder raus. Beenden wir doch das Ganze."

Der diensthabende Chirurg entschied sich in dieser Nacht gegen die Chefentscheidung zu einer nochmaligen Operation. Diesmal hielt die Naht. Die Patientin erwachte wieder. Immer, wenn sie allein im Zimmer war, bekam sie Angstzustände. In einem Gespräch erfuhr eine Schwester, dass die Patientin das Gespräch in der Nacht der letzten Operation genau gehört hatte ...

Eine Vorgehensweise, mit dieser Patientin zu arbeiten, wäre beispielsweise, zunächst guten Rapport herzustellen und dann mit den **auditiven Submodalitäten** zu arbeiten (Übung H).

Die Radioprogramme, die im Kopf laufen, kann man auch abdrehen.

Man könnte sie auffordern, die Stimmen leiser werden zu lassen und die Entfernung der Stimmen zu erhöhen – und zusätzlich die Erinnerung mit einer angenehmen, „belebenden" Musik zu überdecken!

Anschließend könnte man sie bitten, eine „wohltuende" Gegenstimme zu erfinden, eine, die beispielsweise davon spricht, dass man sich irren kann, dass schon viel gesagt worden ist auf dieser Welt und dass man auch ganz andere Dinge hören kann, wenn man möchte. Zum Beispiel einen Satz wie: „Natürlich schafft sie es. Was wetten wir?" Vielleicht hat sogar irgendjemand vor kurzem erst etwas Ähnliches gesagt wie: „Du schaffst es."

Und dann könnte man der Patientin erzählen, dass es in unserem Kopf so etwas wie verschiedene Radioprogramme gibt. Und auch in der Wirklichkeit gefällt nicht jede Sendung. Man dreht dann einfach die eine ab und eine andere auf. Schön laut und nah.

Findet man gerade keinen anderen Sender, kann man auch den ungeliebten ganz leise drehen, das Radio unter einen Polster stecken oder einfach abdrehen.

Wenn Sie guten Rapport zur Patientin haben bzw. ihr „selbst sicher" einfach von solchen Dingen erzählen und was man eben „so alles machen kann", ist es sehr wahrscheinlich, dass sie mitmacht und dass Sie ihr helfen können, sich ein bisschen sicherer und stärker zu fühlen.

Probieren Sie es aus, und Sie werden sehen, hören und spüren, dass es wirkt und dass Sie einen weiteren Weg gefunden haben, für die Menschen, mit denen Sie zu tun haben, hilfreich zu sein.

Mit der Veränderung von Submodalitäten können Sie in vielen Fällen etwas bewirken. Klären Sie jedoch vorher im

Gespräch, ob die belastenden Erinnerungen eher durch Bilder „wiederbelebt" werden oder durch das, was es zu hören gab bzw. durch innere Stimmen. Beginnen Sie dann zuerst mit den jeweiligen „wesentlicheren" Submodalitäten.

Wollten Sie nicht ...?
Motivationsmethoden

Eine 25-jährige Morbus-Hodgkin-Patientin erhält Chemotherapie. Seit der vierten Infusion erbricht sie stark. Vor der Therapie bekommt sie Schweißausbrüche, obwohl ihr klar ist, dass die Behandlung für sie wichtig ist.

Eine NLP-erfahrene Krankenschwester arbeitete innerhalb eines Gesprächs mit Submodalitäten. Sie wollte die Motivation der Patientin erhöhen und die Schweißausbrüche verhindern.

Sie ließ die Patientin ein „inneres" Bild dafür machen, was sie durch die Behandlung erreichen möchte. Dann wies sie die Patientin an, sich zu **assoziieren**, die **Farben intensiver** und **heller** zu machen, Sonnenlicht dazukommen zu lassen.

Anschließend fügte die Patientin eine schwungvolle **Melodie** dazu und stellte sich **ihre Stimme** vor, die „Natürlich!" sagte.

Dann wies die Schwester die Patientin noch an, das dabei entstehende Gefühl in „alle Zellen ihres Körpers" zu atmen, sodass alle Teile ihres Körpers davon wüssten ...

Bei einem weiteren Gespräch wiederholte sie die Übung in ähnlicher Form, um die Wirkung zu verstärken. Die Patientin erbrach danach zwar weiterhin, doch blieben die Schweißausbrüche weitgehend aus.

Dieser Prozess kann in vielen Situationen unterstützend und motivierend sein.

Wenn man jemanden zu etwas für ihn Unangenehmem motivieren soll, ist es wichtig, an das „Dahinter" zu denken, an die Zeit „danach", und die Vorstellung davon durch Submodalitäten zu verändern bzw. zu intensivieren. Das heißt also, man gestaltet die „Erinnerung an die Zukunft"...

Gestalten Sie die Erinnerungen an die Zukunft selbst.

Natürlich können Sie auch lernen, sich mit Hilfe von Submodalitäten **selbst zu motivieren.**

Sie sehen einen Berg Arbeit vor sich, er kommt immer näher, droht sie zu verschütten. Normalerweise steht „Flucht!" am Programm ... Wenn das nicht geht, gibt man sich anderen, weniger unangenehmen Arbeiten hin. Und wenn das auch nicht geht, beginnt man. Womöglich im letzten Moment ... Murrend, grantig, schimpfend.

Sie sehen einen Berg Arbeit vor sich ... und stellen sich vor, sie könnten sich in die Lüfte erheben und über sich selbst und den Berg fliegen (sich also dissoziieren). Von oben sehen Sie, dass der Berg gleich groß bleibt ... und dass hinter dem Berg etwas wartet, was gut aussieht oder sich vielleicht gut anhört, sich auf alle Fälle gut anfühlt. Sie steigen nun in dieses Bild, in diese Szene, die hinter dem Berg auf Sie wartet. Und vielleicht hören Sie Ihre Lieblingsmelodie und Ihre Stimme, die: „Wunderbar. Alles erledigt!", sagt, und Sie genießen dieses Gefühl, das Sie nach getaner Arbeit haben. Sie lächeln ...

... und gehen mit Begeisterung an die Arbeit, die sich vor Ihnen türmt, weil Sie wissen, dass Sie anfangen müssen, wenn Sie sich danach so wohl fühlen wollen ...

Und wenn es nicht funktioniert?

Dann überlegen Sie ernsthaft, ob Sie vielleicht einen Teil der Arbeit delegieren oder „unter den Tisch fallen lassen" können oder ob Sie sie gar nicht machen oder vielleicht doch murrend. Sie haben die Wahl.

Und sonst?
Tipps für den Alltag

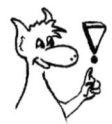

Sie wissen jetzt viel über Submodalitäten, und ich denke, dass Sie bereits einige Ideen entwickelt haben, wie Sie in verschiedenen Situationen mit ihnen arbeiten können.

Wenn Sie gerne vordenken, dann überlegen Sie doch anschließend selbst, welche „submodalen Möglichkeiten" Ihnen einfallen, bevor Sie den Text lesen ...

Hektik

Dehnen Sie die Zeit. Lassen Sie die gesprochenen Worte, ihre inneren Stimmen oder das Geschehen um Sie herum im Zeitlupentempo ablaufen (Ausnahme: Krisensituation!).

Einschlafhilfe

Machen Sie Bilder dunkler, Bewegungen langsamer, Töne leiser und tiefer, drehen Sie innere Stimmen ab, die etwas von „Ich kann sicher nicht schlafen" murmeln, schieben Sie belastende Bilder weg ...

Ein befreundeter NLP-Kollege und Arzt entwickelte eine eigene Einschlaftechnik, die er selbst sehr erfolgreich anwendet, wenn er rasch einschlafen möchte.

Schließen Sie die Augen und stellen Sie sich einen großen, braunen Sack vor. Lassen Sie nun alle Ihre Gedanken, jeden noch so kleinen, in den Sack fließen.

Der Clou an der Sache: Der Sack weiß genau, wann der letzte Gedanke hineingeflossen ist und schließt sich von selbst und fliegt davon und wird immer kleiner und kleiner ...

„Freche" Patienten oder Kollegen

Verändern Sie die Art, wie Sie die Stimme hören (Mickymaus, Placido Domingo, Ihre Großmutter ...), machen Sie den Menschen kleiner, bis er nur mehr so groß ist wie ein Gartenzwerg oder ein Volksschüler ...

Überprüfen Sie dann das, was er gesagt hat, denn es könnte doch eine wichtige Botschaft enthalten (wie wär's hier mit der Anwendung des Meta-Modells?), aber mit Hilfe der vorangegangenen Techniken können Sie gelassen bleiben dabei.

Konzentration

Machen Sie das, worauf Sie konzentriert sein möchten, ganz groß und farbenprächtig. Setzen Sie sich unter eine riesige Glasglocke, von der aus Sie zwar sehen können, was draußen vorgeht, aber nichts hören ...

Gelassenheit

Machen Sie die inneren Töne leiser, lassen Sie die inneren Bilder langsamer ablaufen. Erfinden Sie eine gelassene Stimme, die in einer wohltuenden Art einen wohltuenden Satz sagt, in Ihnen selbst ...

Termin merken

Holen Sie das innere Bild für dieses Ereignis nahe heran, gehen Sie assoziiert in das Bild, machen Sie es dreidimensional und hell und hängen Sie es danach auf den Platz Ihres visuellen Speichers ...

Mut

Unterlegen Sie das innere Bild für das Ereignis in Gedanken mit Musik, die Sie wirklich lieben und die Ihnen Kraft gibt. Machen Sie ein Photoalbum mit jenen Situationen, in denen Sie Mut bewiesen haben, und stellen Sie sich vor, Sie könnten aus jedem Bild den Teil des Mutes aufnehmen, der wie bei einer Wurst über den Semmelrand hängt ...

Schmerzen

Spüren Sie zu jener Körperstelle, die Schmerz bereitet. Beachten Sie den Umfang der schmerzenden Stelle. Nun reduzieren Sie die Intensität des Schmerzgefühls, so als würde der Schmerz verdunsten, und die betroffene Stelle lassen Sie (so wie Wasser verdunstet) langsam kleiner werden ... (wenn die schmerzende Stelle heiß ist, dann lassen Sie diese auch langsam abkühlen).

Übrigens: Nicht nur Erwachsene sind meist gerne bereit, sich auf Ihre Gedankenspiele einzulassen, auch Kinder schätzen sie. Wichtig ist nur, dass sie für Sie selbst ganz normal sind. Und manchmal wundern Sie sich vielleicht tatsächlich, dass Sie nicht schon längst damit arbeiten. Oder taten Sie es ohnehin, und es fehlte nur der Name?

Übersicht der Submodalitäten

Visuelle Submodalitäten

- assoziiert (durch die eigenen Augen sehen) oder
- dissoziiert (sich selbst betrachten, wie auf einem Foto oder in einem Film)
- farbig oder schwarzweiß
- unbegrenzt oder mit Rahmen
- zwei- oder dreidimensional
- Positionierung: oben, unten, links, rechts, in der Mitte ...
- Entfernung zum Bild
- Helligkeit
- Kontrast
- Schärfe
- Bewegung wie in einem Film oder still stehend wie ein Foto
- Geschwindigkeit der Bewegung: normal, Zeitlupe oder Zeitraffer
- Anzahl der Bilder, wenn mehrere Bilder gleichzeitig gesehen werden
- Größe

Auditive Submodalitäten

- stereo oder mono
- Lautstärke

- Örtliche Herkunft der Geräusche
- Entfernung zur Klangquelle
- Dauer
- Worte oder Geräusche, Klänge
- kontinuierlich oder unterbrochen
- Klarheit
- Geschwindigkeit
- Tonhöhe

Kinästhetische Submodalitäten

- Lokalisierung im Körper
- Intensität
- Ausmaß
- Dauer
- Form
- Druck: hart oder weich
- Gewicht: leicht oder schwer
- Temperatur

Olfaktorische und gustatorische Submodalitäten

- bitter
- scharf
- schal
- sauer
- süß
- duftend nach ... stinkend nach ...

Das Ende oder der Anfang

Wenn es Ihnen gelingt, nach und nach, Ihre Gefühle bewusster wahrzunehmen ...
Wenn Sie immer mehr auch ganz bewusst die Intensität und die Qualität Ihrer Empfindungen steuern können, weil Sie einige „Programmbefehle" dafür kennen gelernt haben ...
Was kann dann möglich werden?
Was könnte noch besser funktionieren?
Was wäre anders?
Im Umgang mit den Kollegen und Patienten, und im Umgang mit sich selbst?
Probieren Sie es aus?

Angst

Trixi Rosenthaler

> In Ängsten findet manches statt, was sonst nicht stattgefunden hat (Wilhelm Busch).

Angst gehört im Sinne von „Enge, Beklemmung" zu der indogermanischen Wortgruppe von „eng". Angst „schnürt einem den Hals zu", „nimmt einem die Luft zum Atmen", lässt das Herz aussetzen, und manche Menschen machen sich vor Angst fast in die Hose.

Angst macht Entspannung nahezu unmöglich, sie wirkt schweißtreibend oder lässt erstarren, und ich kenne niemanden, der sich „mit ihr im Nacken" oder „an den Fersen" wohl fühlt.

Im Gesundheitsbereich trifft man sie oft, die Angst. Sie lehnt an jeder Ecke, zu jeder Tages- und Nachtzeit. Und manchmal überfällt sie die Menschen unvermittelt, ohne Vorwarnung.

Es gibt sie in verschiedenen Stärken, als Ängstlichkeit, als leichte Nervosität, als Todesangst, als Panik.

Sie lähmt oder macht hysterisch, sie geht nach innen oder schreit ihren Weg nach außen, je nachdem, wen sie zu welchem Zeitpunkt warum trifft.

Der, der daneben steht, der die Angst und ihr Opfer beobachtet, stellt sich die Frage, wie er denn mit der Angst des anderen „umgehen" könnte – und in dieser Frage liegt auch schon eine der Antworten.

Lassen Sie uns, wie fast schon gewohnt, in die Metapher einsteigen und uns vorstellen, wir würden mit etwas umgehen, herumgehen, es schließlich wegtragen ...

Stellen Sie sich zuerst vor, wir hätten es mit jener stillen Form von Angst zu tun, die fast sprachlos macht, die an den „Totstell-Reflex" von Tieren erinnert.

Nehmen Sie Rapport auf, indem Sie spiegeln, also pacen. Pacen Sie die Körperhaltung, die Atmung, die Mimik, teilen Sie für kurze Momente die Gedanken des anderen, und vielleicht wissen oder ahnen Sie, woher die Angst kommt.

Wagen Sie es, stumm zu bleiben, wenn der andere stumm ist, wagen Sie es, sich kurz darauf einzulassen, wie es dem anderen geht.

Sie wissen, wie Sie ihn aus der Situation führen können, Sie wissen, wie Sie „leaden" können – z. B. durch geringe Körperveränderungen. Ändern Sie, wenn Sie das Gefühl haben, Sie sind beim anderen, leicht Ihre Körperhaltung, setzen Sie sich gerader hin, atmen Sie ruhiger – und wenn der andere mitgeht, fragen Sie ihn z. B., wo genau er denn die Angst spürt.

Sollten Sie einen fragenden Blick ernten, verwenden Sie den schon einmal erwähnten „Als-ob-Rahmen": *„Wenn Sie Ihre Angst finden könnten, wo wäre sie? Wo in Ihrem Körper ist sie am stärksten? Wo könnte ihr Zentrum liegen?"*

Ziel ist: die Angst im Körper lokalisieren, herausnehmen und wegtragen.

Anschließend versuchen Sie, die Submodalitäten der Angst herauszufinden. Ziel ist, die Angst im Körper zu lokalisieren, in irgendeiner Weise zu begrenzen, sie zu einem Stein, einer Welle, einer Lawine werden zu lassen, um danach „damit umzugehen".

Wenn Ihr Gegenüber die Angst nicht lokalisieren, nicht beschreiben kann, fragen Sie wieder: *„Was wäre, wenn es möglich wäre? Was wäre, wenn Sie es jetzt oder gleich auf einmal könnten? Wenn Sie es wüssten?"*

Auf diese Fragen kommen meiner Erfahrung nach immer Antworten. Die seltsamsten, erstaunlichsten, erschütterndsten Antworten.

Manchmal passiert es auch, dass an dieser Stelle jemand kurz lächelt, „So was Dummes!", meint und sich fragt, wie er auf solche Ideen kommt.

In diesem Moment sind Sie schon ein beachtliches Stück des Weges mit ihm gegangen, haben Sie bereits Ihre „Leading"-Qualitäten gezeigt.

Als nächstes können Sie nun fragen, ob es Stimmen oder Geräusche zu dieser Angst gibt. Was wird gehört? Wer sagt was? Und: Wo sitzt die Stimme?

Wenn sie noch entfernt ist von dem Platz, an dem die Angst lokalisiert wurde, bitten Sie Ihr Gegenüber, die Stimme dorthin zu verlagern, vielleicht mitten in die Angst hinein ... (Das könnte sie dann schon dumpfer machen ...)

Wenn alle Geräusche und Töne und Stimmen dort sind, wo die Angst ist, fordern Sie Ihr Gegenüber auf, die Angst mit allem Drumherum vor sich auf den Boden zu legen und „von oben" draufzuschauen.

Dann könnten Sie Ihr Gegenüber mit seiner Angst Verschiedenstes tun lassen (Sie wissen schon: kleiner machen, in einen Rahmen stecken, mit Seidenpapier einhüllen etc.).

Das bleibt aber Ihrer Phantasie überlassen und hängt von der Zeit ab, die Sie haben. Wichtig ist nur, dass die Angst nun außerhalb des Körpers angesiedelt wird.

Der nächste Schritt ist der, dass man so etwas sagt wie: *„So, das hätten wir. Aber jetzt müsste es in Ihnen ja einen (großen, riesigen, kleinen – je nachdem, wie groß die Angst war) Leerraum geben, den man mit sinnvollen Dingen anfüllen könnte. Was hätten Sie denn gerne stattdessen? Was fehlt Ihnen denn jetzt?!"*

Meist muss man nach dieser Frage und dem vorangegangenen Prozess gar keine Vorschläge mehr machen, die Antworten kommen von selbst.

Da gibt es große, rosarote Herzen genauso wie starke Bäume oder irgendwelche Symbole, die mit Stärke, Mut, Gelassenheit oder Vertrauen zu tun haben. Und Stimmen, die „Guttuendes" flüstern, rufen oder ganz einfach sagen.

Als Ende des „Prozesses" haben sich einige Botschaften bewährt:

Zuerst einmal diejenige, die Ihrem Gegenüber zu verstehen gibt, dass er *„das alles selbst in seinem Kopf gemacht"* hat, dass es also (sagen Sie „auch" statt „nur") an ihm liegt, welche Stimmen er laut werden lässt, welche Gefühle ihn überfallen dürfen ...

Anschließend und abschließend kann es gut tun, die am Boden liegende Angst nochmals anzusprechen: *„Passen Sie auf, dass Sie nicht drüberfallen ..."*; *„Soll ich sie mitnehmen und für Sie aufbewahren? Sie können sie dann jederzeit wieder haben ..."*; *„Und was machen wir jetzt mit der da?"* usw.

All das sind Möglichkeiten, die Angst zu thematisieren – in einer „zwanglosen" Art.

Wenn Sie dann noch Zeit haben oder wenn es nötig scheint, können Sie nun tatsächlich über das, **was genau Angst gemacht hat**, bzw. wie der Betreffende es genau geschafft hat, solche Angst zu bekommen, sprechen. Hier eignen sich **Fragen des Meta-Modells** recht gut. (Was genau, wie genau, wer genau etc.)

Reden Sie dabei vom „Angst-Haben" in der Vergangenheit. Also nicht: *„Was genau macht Ihnen solche Angst?"*, sondern *„Was war es denn, was Ihnen solche Angst machte?"*

Nützlich dabei kann auch sein, jeweils dorthin zu zeigen, wo die Angst liegt (oder lag).

Wenn Sie merken, dass Ihr Gegenüber Gefahr läuft, sich von der Angst wieder packen zu lassen, erinnern Sie ihn mehrmals an das, was da nun stattdessen in seinem Körper ist. Lassen Sie ihn die „anderen Stimmen" wieder hören.

Machen Sie ihn erneut und wiederholt darauf aufmerksam, dass es in seiner Macht liegt, „seine inneren Filme" zu bestimmen. Er ist nicht nur Akteur in seinem Kopf, sondern auch Drehbuchautor und Regisseur.

Und ganz zuletzt können Sie ihm noch folgendes Geschichtchen erzählen:

„Es war einmal ein Mensch, der solche Angst vor einem Ereignis hatte, dass er sich zu Tode fürchtete. Als er dem Tod ins Jenseits folgte, blickte er sich noch einmal um und sah mit Entsetzen, dass das, vor dem er solche Angst gehabt hatte, ganz harmlos verlaufen wäre ..."

Übrigens: Solche Gespräche können lange dauern, sind aber auch in wenigen Minuten zu „schaffen". Mit ein wenig Übung und gutem Rapport manchmal sogar „im Vorübergehen".

Die Technik des Ankerns

Trixi Rosenthaler und Martina Kriegbaum

„Ilse Buck" und „Autofahrer unterwegs"

Manchen von Ihnen werden diese zwei Namen etwas sagen. Vielleicht lächeln Sie sogar, weil Sie sich auch daran erinnern, dass der Vater oder die Mutter oder sonst jemand, den Sie kennen oder kannten, diese beiden Sendungen im Radio so gern und regelmäßig hörte.

Ilse Buck turnte in der Früh mit Österreich, die Autofahrer kamen zu Mittag zum Wort.

Im Geriatriezentrum am Wienerwald ertönen die Titelmelodien der beiden Sendungen heute noch. Jeden Tag, und sie machen die Bewohner und Bewohnerinnen, selbst jene, denen die Orientierung in der Welt verloren gegangen ist, erfolgreich darauf aufmerksam, welcher Schritt des Tages als nächster bevorsteht: das Frühstück oder das Mittagessen.

Das, wodurch dieses Reagieren passiert, nennt man im NLP **auditiven Anker**.

Auch der Satz, der jeden Tag wieder zum leicht verwirrten 79-jährigen Herrn P. gesagt werden muss, bevor er sich doch bereit erklärt aufzustehen, ist ein auditiver Anker: „Wer rastet, der rostet."

Franz R. jedoch war für seine geistig schwer verwirrte Mutter ein **visueller Anker**. In den letzten zwei Jahren ihres Lebens sprach sie nicht mehr, aber wenn sie ihren Sohn sah, sagte sie bis zu ihrem Tod immer wieder: „Was zum Essen?"

Unter der Tätigkeit des Ankerns versteht man *„die Herstellung einer Verbindung zwischen zwei primär nicht zusammengehörigen Dingen oder Vorgängen."*[1]

Die Psychologie unterscheidet dabei zwischen einer **Reiz-Reiz-Verbindung** und einer **Reiz-Reaktions-Verbindung**.

Die Reiz-Reiz-Verbindung ist wahrscheinlich allen Lesern und Leserinnen als die **klassische Konditionierung** bekannt.

Ich nehme an, Sie alle kennen Iwan Pawlow und seine Hunde: Er läutet eine Glocke, wann immer sie zu fressen bekommen. Bald setzt der Speichelfluss bei ihnen auch dann ein, wenn kein Fressen in Sicht ist, sondern nur das Glockenläuten erschallt.

Bei der Reiz-Reaktions-Verbindung löst z. B. eine erhobene Hand das Wegdrehen des Kopfes aus.

Keine Spinne trägt die Reaktion, die sie hervorruft, in sich.

Vielleicht kennen Sie jemanden, der beim Anblick einer Spinne oder von ähnlichem Getier in Panik ausbricht, ohne dabei auch nur einen vernünftigen Gedanken fassen zu können. In dieser Situation ist dem Betroffenen scheinbar völlig die Möglichkeit genommen, selber zu entscheiden, was mit ihm passiert, oder gar rational zu reagieren.

Sie selbst kennen vielleicht eines jener Lieder, das jedes Mal *diesen einen Augenblick* vor Jahren wieder herbeizaubert und Sie in eine ganz andere Stimmung versetzt? Dabei ist es belanglos, in welchem Zustand Sie sich davor befunden haben. Die Erinnerung samt dazugehöriger Gefühlszustände überkommt Sie einfach.

„Keines dieser Beispiele trägt das Gefühl, das sie hervorrufen, in sich selbst."[2] So wie wir Worten eine bestimmte Bedeutung verleihen, verleihen wir auch Bildern, Tönen, Geräuschen, Stimmen, Gefühlen, Gerüchen, Geschmäckern Bedeutung.

Und wieder entsteht für jeden eine eigene Welt der Bedeutungen. Das Parfum, das ich so mag, weil es mich an meinen ersten Urlaub mit meinem Mann in Frankreich erinnert, findet meine Schwester grässlich. Dafür lachen wir jedes Mal, wenn wir das eine Photo von uns sehen, beide mit frisch geschnittenen Haaren vor dem Christbaum. Und beide verziehen wir schmerzerfüllt das Gesicht, wenn wir den Namen unseres damaligen Zahnarztes hören.

Es gibt sie hier also wieder, die schon erwähnte **„Wirklichkeit erster Ordnung"** und die **„Wirklichkeit zweiter Ordnung"**.

Rosenduft für die Seele

Der Name der hübschen Ärztin und gar ihr Anblick bringen den sonst mürrischen Herrn B. zum Lächeln. Der Visitenwagen, der ins Zimmer geschoben wird, lässt Gespräche verstummen. Der Duft von Rosen zaubert Entspannung auf das Gesicht der alten Dame, die seit Jahren in einem Pflegeheim ist und ihren geliebten Rosengarten nicht mehr wiedersehen wird. Der Weihnachtsstern, selbst wenn er aus Plastik ist, verursacht einen Niesanfall.

Im NLP zählt die Methode des Ankerns, also die Fähigkeit des Menschen, quasi „auf Knopfdruck" Gefühle zu erleben, **zur „Grundausstattung"**.

Nur werden hier **bewusst Dinge mit positiven Gefühlszuständen verbunden** bzw. **negative Anker gelöscht**.

Wenn ich ihn sehe, hüpft mein Herz.

(*„Wenn ich den Bus schon roch, wurde mir schlecht"*, sagte vor ein paar Tagen eine Bekannte, als sie ihre Tochter zum Bus brachte, mit dem diese auf Schullandwoche fuhr. *„Und ich hab der Kleinen gesagt, dass ihr wahrscheinlich auch schlecht werden wird, weil sie das Busfahren ja nicht gewöhnt ist ..."*)

Mut tut gut

Die 73-jährige Frau R. hat eine Knie-Operation vor sich, nach der es, laut ihren eigenen Aussagen, wichtig sein wird, bestimmte Dinge zu *wagen*. Zum Beispiel mit Krücken zu gehen, mit Krücken in ihre Wohnung zu steigen, die im zweiten Stock liegt, all die Konsequenzen, die die Operation einige Wochen lang nach sich ziehen wird, mit **Gleichmut** und **Mut** zu (er)tragen.

Frau R. leidet unter Übergewicht, das andere Knie ist auch nicht mehr das beste, sie lebt allein und alle, die ihr im Haus helfen könnten, sind über 80 Jahre alt.

Will man bei ihr einen gut wirkenden Anker setzen, mit dessen Hilfe sie sich z. B. jederzeit das, was sie glaubt zu brauchen, nämlich „Erinnerung an Mut" und damit „echten Mut" herbeiholen könnte, gilt es, ein paar Regeln zu beachten.

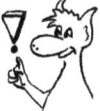

1. Die Art des Ankers

Zuerst müsste man mit ihr besprechen, **welchen Anker** sie gerne hätte. Möglichst einen, den sie selber auslösen kann. Es könnte dies eine bestimmte **Melodie** genauso wie ein besonderes **Bild**, eine spezielle **Berührung** oder ein **Duftstoff** sein. Oder eine Kombination daraus.

Geruchsanker stellen übrigens eine Besonderheit dar. Über den Riechsinn werden nämlich besonders schnell Emotionen und Reaktionen ausgelöst.

„Es gibt eine Direktverbindung der Nervenbahnen von dem Riechepithel der Nasenschleimhaut zum Limbischen System, das für die Anreicherung von Impulsen aus der Peripherie des Körpers mit emotionalen Tönungen verantwortlich zeichnet."[3]

(Ein konkretes Beispiel für den Einfluss von Geruchsankern beschreibt Christian Ankowitsch in seinem Buch „Generation Emotion": So waren die Kunden von Rolls-Royce mit deren Automobilen nicht mehr so zufrieden, weil die Wägen nicht mehr nach Rolls-Royce rochen. Tatsächlich wurde das Leder nicht mehr wie früher auf Holz, sondern auf Plastik geklebt. Um die Kunden weiterhin zufrieden zu stellen und deren Kaufverhalten aufrechtzuerhalten, wurde ein synthetischer Stoff mit dem „alten" Geruch entwickelt, der dem Wagen nun wieder den typischen Geruch verleiht.[4])

2. Das Wiederbeleben der Erinnerung

Jede Erinnerung ist eine Neuinszenierung (Frank Thiess).

Führen Sie den Betreffenden (mit Hilfe hypnotischer Sprachmuster und gutem Rapport) in eine möglichst **intensive Erinnerung** an ein Erlebnis, in dem er die Eigenschaft, den Zustand, das Gefühl, das geankert werden soll, möglichst **assoziiert** wiederbelebt.

Beobachten Sie ihn dabei genau. Sie sehen es an Details, wann bzw. ob er dorthin kommt. Eine gerunzelte Stirn, zusammengekniffene Augenbrauen, zusammengepresste Lippen sind kein Zeichen dafür, dass durchaus positive Gefühle am Entstehen sind ...

Achten Sie auch auf **Veränderungen beim Atmen**. Sie zeigen oft recht deutlich, dass sich im Inneren des anderen etwas tut. (Frau R. setzt sich z. B. immer ein bisschen gerader hin, wenn sie von Situationen, in denen sie Mut bewiesen hat, erzählt. Und sie atmet tief ein, bevor sie weiterspricht. Wenn man bei ihr also einen Anker setzen will, könnte man diese beiden Zeichen als Hinweis dafür werten, dass sie „in der Erinnerung" ist.)

3. Das richtige Timing

Geankert wird **beim Einatmen, kurz vor dem Höhepunkt der gesuchten Emotion**. Mit Wahrnehmungsgenauigkeit (und Übung) werden Sie schnell erkennen, wann der geeignete Zeitpunkt dafür ist.

Seien Sie nicht überrascht, dass es in manchen Situationen und bei manchen Menschen recht flott geht.

Das heißt, manche Leute brauchen keine ultralangen Tranceinduktionen. Sie machen die Augen zu, atmen tief ein, nicken und schwups – sind sie im Gefühl. Und Sie können einen Anker setzen ...

Es ist dennoch wichtig, den emotionalen Zustand „exakt" herauszuarbeiten. Frau R. kann sich z. B. auch an zwei Situationen in ihrem Leben erinnern, in denen ihr Mut unangenehme Folgen hatte. Es wird also wichtig sein, sie darauf hinzuweisen, diese Situationen auszublenden und wirklich nur die zu erinnern, die durch und durch positiv waren. Sie darf also nur jene Erinnerungen benützen, die „Wirklichkeiten im Sonntagsanzug" (Oliver Hassencamp) sind.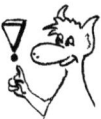

4. Das Setzen des Ankers

... erfolgt exakt, intensiv, bewusst. Das kleine Riechfläschchen, die Melodie, der Druck auf den Oberarm, das Zupfen am Ohrläppchen, das Ballen der Fäuste, das eine Wort – all das passiert in einem genau gewählten Moment mit einer bewusst gesetzten Intensität. (Frau R. hat mittlerweile beschlossen, ihre Fäuste zu ballen und „Na sicher" in sich hineinzurufen.)

5. Unterbrechen Sie

Nun geht es darum, den Zustand zu unterbrechen, den Betroffenen in eine andere Stimmung zu führen, von etwas anderem zu reden, etwas anderes zu tun.

Nach einer Weile, wenn Sie das Gefühl haben, die Ankersituation hat das Denken verlassen,

6. ... lösen Sie den Anker erneut aus

Oder lassen Sie ihn auslösen. Sie werden sehen, ob das Gefühl wiederkommt.

7. Der obligate Blick in die Zukunft

Wir bitten Frau R. nun, sich die Situation vorzustellen, in der Mut gut tun wird. Also z. B. den Zeitpunkt des ersten Krückengehversuchs.

In dem Moment, in dem sie in Gedanken den ersten Schritt mit ihnen gehen soll, ballt sie ihre Fäuste und sagt „Na sicher!".

Sie lächelt, setzt sich auf, atmet tief durch, macht die Augen auf und sagt: „Das fühlt sich gut an. Ich musste mir nur gerade vorstellen, dass ich die Krücken so packe, als würde ich die Fäuste ballen ... Das heißt aber, ich kann das ja dann wirklich machen. Probieren wir es noch einmal? Jetzt möchte ich Stiegen steigen."

Zur Frage, ob ihre Umgebung mit den Konsequenzen ihres Tuns einverstanden sein wird, lacht sie nur und sagt: „Denke schon!"

Ankern steht bei NLP-Prozessen selten im Vordergrund, wird aber fast bei jedem verwendet. Da es zur Grundausstattung des NLP gehört, gäbe es jetzt noch vieles zu erwähnen, zu lernen und zu erzählen. Seitenlang.

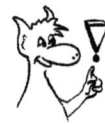

Man könnte z. B. von **Bodenankern** und **Raumankern** reden. Dazu würden Sie z. B. immer, wenn Sie als Ärztin mit Frau R. nach der Operation von der Zukunft reden, an einer bestimmten Stelle neben ihrem Bett stehen und zur Tür hinaus zeigen. (Wobei die Tür ein Anker dafür wird, dass es draußen anders weitergeht, dass die Zeit im Krankenhaus hinter sich gelassen wird und man „zu etwas anderem schreiten" kann.)

Um von der Vergangenheit und von dem, was war, sprechen zu können, müssten Sie den Platz wechseln. (Verwenden Sie womöglich auch dafür nur einen bestimmten.)

Dann würden wir Sie beispielsweise auch mit dem Konzept der **Ankerketten** bekannt machen können.

Sie kennen mittlerweile die Bedeutung des Pacens. Sie holen jemanden dort ab, wo er steht und führen ihn woanders hin.

Was aber, wenn der Weg ein weiter ist? Wenn aus einem „zu Tode betrübt" ein „fast himmelhochjauchzend" werden muss?

Da bedarf es mancher Zwischenschritte. Gegangener oder auch gesprochener.

Sie könnten z. B. neben Frau R.s Bett beginnen, ihren momentanen Zustand zu beschreiben. (*„Ich weiß, jetzt sind Sie noch ein bisschen benommen".*) Dann könnten Sie einen Schritt näher treten, sich ein bisschen zu ihr beugen und sagen: *„Und es kann es sein, dass Sie auch noch recht müde werden."*

Anschließend würden Sie sich wieder aufrichten, kurz durchatmen und sagen: *„Manche fragen sich dann, wann sie denn das erste Mal wieder Freude am Gehen haben werden."*

Dann machen Sie einen Schritt weg (in der Szene, die ich gerade beschreibe, rückwärts) und sagen: *„Aber alle haben wieder Freude am Gehen."*

Schließlich machen Sie noch einen Schritt weg und fragen: *„Wann wollen Sie eigentlich wieder gehen?"*

Sie erkennen die Muster und die Überlegungen, die hinter dieser kurzen Szene mitschwingen?

Man pacet und leadet schrittweise zu einem anderen Zustand. Hier durch die Mehrdeutigkeit des Wortes „gehen" zu einem Zeitpunkt des tatsächlichen „Gehens" und zu einem, an dem die Patientin nach Hause gehen kann.

Hätten Sie gleich vom „Gehen" gesprochen, hätte es vielleicht wenig Reaktion von Seiten der Patientin gegeben. So sagte sie: *„Morgen fangen wir an, glaube ich."*

> Eine mögliche Ankerkette: von Mutlosigkeit und Verzweiflung über den Hoffnungsschimmer zur Idee und zum „Los geht's".

Andere etwas komplexere Ankertechniken sind zwar ebenfalls einfach zu erklären und schlüssig nachzuvollziehen, bedürfen aber einer Menge Übung. Aber der Hauptgrund, warum dem Kapitel „Ankern" hier kein weiterer Raum mehr zur Verfügung gestellt wird, ist, dass es ein weiteres Buch füllen könnte.

Einen guten Teil dieses Buches könnten Sie wohl selbst schreiben, wenn Sie all die Situationen und Möglichkeiten beschrieben, in denen Gesundheits-Wesen mit Ankern zu tun haben bzw. diese setzen, sobald sie die NLP-Bezeichnung dafür kennen.

Nehmen Sie wahr, welche Anker es in Ihrem Leben gibt. Notieren Sie alle, die Ihnen einfallen, so nach dem Motto: *„Immer wenn ich ... sehe/höre/spüre/rieche oder schmecke, dann ..."*
Wenn es erwünschte Anker sind, benützen Sie sie bewusster, nehmen Sie sich jeden Tag einen anderen vor.

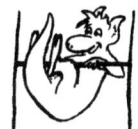

Zur Frage, wie man mit unerwünschten Ankern umgehen kann, müsste Ihnen nach der Lektüre über die Submodalitäten einiges einfallen ...

Beobachten Sie die Anker, die Sie in Ihrer Umgebung setzen, von nun an genauer.
Tun Sie bewusst etwas anderes, wenn Sie merken, dass Ihre Handlungen bei bestimmten Menschen negative Anker sind bzw. zu unerwünschten Reaktionen führen.

Versuchen Sie den vorher beschriebenen Prozess des Anker-Setzens. Tun Sie es einfach immer wieder, Sie werden immer besser werden, und es wird immer besser wirken.

Viel Spaß beim Üben!

Beim folgenden Text handelt es sich um eine wahre Patientengeschichte, die Dr. Bernard Lown in seinem Vorwort zu Norman Cousins Buch „The Healing Heart" erzählt. In dieser Geschichte geht es nicht nur um die Macht der Worte, sondern auch um Anker, die unser Leben beeinflussen:

Wir alle kennen die Macht der Worte, wenn es darum geht, Panik zu verringern, Vertrauen zu verbreiten und auf wunderbare Weise die Lebenskraft zu stimulieren.

Diese Geschichte handelt vom Fall eines Patienten, Herrn B., der einen schweren Herzinfarkt erlitten hatte und dessen Überlebenschancen sehr gering waren.

Als Dr. Lown den Patienten während der morgendlichen Visite aufsuchte, atmete dieser durch eine Sauerstoffmaske und schien die Anwesenheit des Arztes gar nicht zu bemerken. Dr. Lown schaute in die Krankenakte und erklärte seinen Assistenten, das Herz des Patienten schlage in einem „gesunden Galopprhythmus" und dies sei ein sehr schlechtes Zeichen, das ein unmittelbar bevorstehendes Herzversagen anzeige.

Zur allgemeinen Verblüffung verbesserte sich jedoch der Zustand von Herrn B. im Laufe der nächsten Tage, dass er schließlich aus der Klinik entlassen werden konnte.

Einige Monate später brachte Dr. Lown während einer Routineuntersuchung Herrn B. gegenüber sein Erstaunen angesichts der wunderbaren Genesung zum Ausdruck und fragte den Patienten, ob er sich erklären könne, wodurch sich sein Zustand so plötzlich zum Positiven gewendet habe.

„Herr Doktor, ich weiß nicht nur, wodurch sich mein Zustand gebessert hat", antwortete er, „ich weiß sogar, in welchem Augenblick dies passiert ist. Ich war mir sicher, dass mein Ende nah war und dass Sie und Ihre Mitarbeiter bei mir jede Hoffnung aufgegeben hatten. Doch als Sie am Donnerstagmorgen mit Ihren Leuten in mein Zimmer kamen, ist etwas passiert, das alles verändert hat.

Sie haben mein Herz abgehorcht. Sie schienen über das, was Sie festgestellt hatten, erfreut zu sein und teilten allen, die um mein Bett versammelt waren mit, ich hätte einen gesunden Galopprhythmus. Mir war bewusst, dass die Ärzte, wenn sie sich miteinander unterhalten, dazu neigen, die Situation eines Patienten zu verharmlosen. Aber ich wusste auch, dass Sie keinen Unsinn erzählen würden.

Als ich hörte, wie Sie zu Ihren Kollegen sagten, ich hätte einen gesunden Galopp, überlegte ich mir, dass mein Herz wohl immer noch ziemlich kräftig sein müsse und ich insofern nicht kurz vor dem Tode stehen konnte.

Daraufhin wurde meine Stimmung schlagartig besser, und ich wusste, dass ich überleben und wieder gesund werden würde."

Und damit es im Leben einiger derer, die ich schätze und liebe, sogar **veröffentlichte schriftliche Anker** gibt, nämlich Worte, über die sie sich freuen könnten, möchte ich an dieser Stelle einigen Menschen herzlichst danken.

Ich weiß, dass dieser Platz dafür äußerst merkwürdig ist, aber eben genau deshalb ist er der richtige.

Ich danke aus ganzem Herzen meinem wunderbaren Ehemann und besten Freund Wolfgang, der mir wochenlang Kaffee und Wasser zum Computer brachte, der sich geduldig um unsere Kinder kümmerte und sie von mir fern hielt und der mit mir stundenlang über den Inhalt des Buches diskutierte und wertvolle Beiträge lieferte. Ohne ihn hätte ich es nicht geschafft.

Außerdem danke ich meinen vier Kindern Katharina, Bernadette, Max und Rebecca für ihre Geduld und ihre Bereitschaft, Mama (noch dazu daheim) arbeiten zu lassen.

Großen Dank verdient in diesem Zusammenhang auch unser aupair-Gast Liana, die unzählige Überstunden machte und trotzdem vergnügt blieb.

Außerdem danke ich meinen Freundinnen Barbara, Maria, Renate und Eleonore, die sich während einiger Monate rührend um mich kümmerten, mich immer wieder zum Lachen brachten, mir abnahmen, was man mir abnehmen konnte, und mir gezeigt haben, was Freundschaft auch heißen kann.

Ein herzliches Danke geht an die Co-Autorinnen Martina Nachtsheim und Petra Zündel, die zu jeder Tages- und Nachtzeit Geschichten schickten, Ideen lieferten, kritische Kommentare gaben, stundenlang mit mir telefonierten und im Lauf der gemeinsamen Arbeit zu allerliebsten Freundinnen wurden.

Mein aufrichtiger Dank gilt auch noch Roman Braun, meinem NLP-Lehrer. Ich schätze und bewundere ihn für das, was er weiß und weitergibt, ich achte und ehre ihn für sein Engagement und seinen festen Glauben an eine bessere Welt.

Außerdem danke ich all den Menschen, die durch ihre Ideen, ihre Kommentare oder Texte zum Gelingen dieses Buches beigetragen haben.

Und ganz zuletzt verneige ich mich vor meinem leider schon verstorbenen Vater und meiner zum Glück noch lebenden Mutter. Vieles, von dem, was ich beschlossen habe, an mir zu lieben und zu schätzen, habe ich von ihnen.

Und an dieser Stelle möchte ich sagen, dass ich das Buch meiner Mutter widme. Vielleicht weiß sie dann, was ich denn nun genau die ganze Zeit über mache, anstatt mich um die Familie zu kümmern ...

> Nicht Heimat suchen, sondern Heimat werden sollen wir (Ina Seidel).

Und woran glauben Sie? – NLP-Arbeit mit Glaubenssätzen

Martina Nachtsheim

> O dieses ist das Tier, das es nicht gibt.
> Sie wussten's nicht und haben's jedenfalls
> – sein Wandeln, seine Haltung, seinen Hals,
> bis in des stillen Blickes Licht – geliebt.
>
> Zwar war es nicht. Doch weil sie's liebten,
> ward ein reines Tier. Sie ließen immer Raum.
> Und in dem Raume, klar und ausgespart,
> erhob es leicht sein Haupt und brauchte kaum
>
> zu sein. Sie nährten es mit keinem Korn,
> nur immer mit der Möglichkeit, es sei.
> Und sie gab solche Stärke an das Tier,
>
> dass es aus sich ein Stirnhorn trieb. Ein Horn.
> Zu einer Jungfrau kam es weiß herbei –
> und war im Silber-Spiegel und in ihr.
>
> Rainer Maria Rilke (Sonette an Orpheus)

Von Ikarus zum Jumbojet.
Der Beginn war der Glaube an die Möglichkeit.

Gehen wir ein paar Schritte weg aus Ihrem Alltag, machen wir einen Ausflug an einen Platz, den Sie ziemlich sicher im Schatz Ihrer Erinnerungen haben.

Machen wir einen Spaziergang in die Welt der Schule.

Sehen Sie sich kurz um im Klassenzimmer Ihrer Erinnerung, lassen Sie ein paar Geräusche an Ihr Ohr, das Gefühl des ersten Schultags vielleicht, schnuppern Sie ein wenig den Geruch jener Zeit, gönnen Sie sich den Gedanken an den Geschmack der Schulmilch, und ich erzähle Ihnen einfach eine wahre Geschichte von der bekannten **Rosenthalstudie**[1], die von etwas berichtet, was so oder auf ähnliche Art und Weise vermutlich sehr oft wirksam wird.

Der Glaube des Lehrers an seine Schüler kann deren IQ verändern.

Eine Schulklasse wurde in zwei Gruppen mit ausgewogenem Intelligenzquotient geteilt. Den Lehrern sagte man, dass die eine Gruppe einen überdurchschnittlich hohen IQ habe und die andere Gruppe schwächer sei.

Nun begann die Phase „normalen" Unterrichts. Die „starken" SchülerInnen fielen dabei durch überdurchschnittlich gute Leistungen auf.

Bei einer späteren IQ Messung wurde außerdem festgestellt, dass sich der IQ der SchülerInnen verändert hatte. Der der „schwachen" SchülerInnen war niedriger, der IQ der anderen SchülerInnen war höher geworden.

Der Glaube eines Lehrers an seine SchülerInnen kann also sogar deren IQ verändern.

Überlegen Sie einmal, an welche Ihrer Fähigkeiten Ihre Lehrer glaubten und von welchen Sie überzeugt waren, dass Sie sie bestimmt nicht haben. Was glauben Sie heute selbst über diese Fähigkeiten und wie haben Sie sie weiterentwickelt?

Der Mensch ist das, woran er glaubt (Anton Tschechow).

Russel A. Jones war der erste, der detaillierte Untersuchungen zu dem Phänomen der sich selbst erfüllenden Prophezeiungen machte[2]. Dabei geht es um die faszinierende Wirkung, wie unsere Einstellungen die „Wirklichkeit" gestalten.

Viele Dinge wirken sogar weit über die Zeit hinaus, in der sie sich entwickeln.

Pech für jemanden, über den „sprachlich unbegabt" gedacht wurde und der jetzt lieber in die Steiermark auf Urlaub fährt, als sich in Irland mit seinem schlechten Englisch zu blamieren.

Glück für jemanden, über den „außerordentlich" gedacht wurde und der selbstsicher eine Karriere begann.

„Einige Patienten werden wieder ganz gesund, obwohl sie wissen, wie gefährlich ihr Zustand ist – einfach deshalb, weil sie von den Fähigkeiten des Arztes überzeugt sind" (Hippokrates)[3].

Unsere Wirklichkeit wird intensiv von den Ideen, die wir über uns und andere und die andere über sich und uns haben, gestaltet.

Bedenken Sie, dass das Fliegen über Jahrhunderte hinweg von der Menschheit für absolut unmöglich gehalten wurde, doch einige glaubten beherzt genug an die Möglichkeit und erfanden Objekte, mit denen man tatsächlich fliegen konnte.

Schulbänke und Doppeldeckerflieger.
Weit weg von Ihrer Arbeitswirklichkeit?

Erlauben Sie sich nun, im Geiste Ihren Arbeitsplatz zu besichtigen, und setzen Sie sich dabei die Brille des Staunens auf die Nase. Wohlvertraute Menschen, Gegenstände, Tätigkeiten können mit dieser Brille eine neue Seite zeigen.

Betreten Sie das Haus und sehen Sie sich um, und wenn Sie das Schließen der Tür hören, wissen Sie, dass irgendwer daran geglaubt hat, dass man etwas anderes tun kann, als Steine vor den Höhleneingang zu rollen …

Gehen Sie durch die Räume, sehen Sie die Menschen und was Sie tun. Hätte das jemand vor hundert Jahren für möglich gehalten? Berühren Sie die Gegenstände Ihres Alltags, welchen Glauben können Sie dabei entdecken?

Wenden Sie sich nun einem Patienten zu. Was glauben Sie über diesen Menschen? Was glaubt er über sich selbst und seine Situation? Welchen Glauben schenkt er Ihrer Rolle in seiner Lage?

Und während Sie darüber nachdenken, geht eine Kollegin an Ihnen vorüber. Es ist vielleicht jemand, mit dem Sie sich manchmal schwer tun. Welche Einstellungen, welcher Glaube wirkt zwischen Ihnen? Und während Sie diesen Gedanken zu Ende denken, gelangen Sie zu jener Sache, die Ihnen in Ihrem Arbeiten am liebsten ist. Sogar dabei wird Ihnen bewusst, welche Ideen hier wirken und Kraft geben.

Mit diesen Eindrücken können Sie nun wieder ganz und gar bei dieser Seite des Buches landen …

Das Wort **„glauben"** leitet sich ab von **„lieb haben"**[4]. Und möglicherweise wird Ihnen beim Lesen der nächsten Seiten noch klarer werden, warum das so ist.

> Und irgendwann glaubte jemand daran, dass man etwas anderes tun kann …

Glaubenssätze

Glaubenssätze oder Einstellungen sind unsere Leitprinzipien, **unsere inneren Karten, die wir benutzen, um der Welt Sinn zu verleihen**. Sie geben uns Stabilität und Kontinuität.[5]

Glaubenssätze **ermöglichen uns die Bewältigung unseres Alltags**. Müssten wir jedes Mal bezweifeln, ob es sinnvoll ist, hygienisch zu arbeiten, mit KollegInnen zu kommunizieren oder Pillen zu verschreiben, wären wir bald nicht mehr handlungsfähig.

Wenn ich beim Schnüren meiner Schuhe nicht einfach daran glauben würde, dass ich eine Masche binden kann, wäre jedes Aufgehen meines Schuhbandes ein herausfor-

> Würde ich beim Schnüren meiner Schuhe nicht fest daran glauben, eine Masche binden zu können, wäre jedes Ausziehen der Schuhe ein Risiko (Martina Nachtsheim).

dernder Moment und das absichtliche Schuhe-Ausziehen ein mutwilliges Risiko.

Glaubenssätze entstehen aus unterschiedlichen Gründen und Hintergründen. **Aus** unseren **Erfahrungen, aus** unserer **Erziehung, aus dem Modellieren** von bedeutsamen Menschen, **aus** unserer **Umwelt** und **aus** unserer **Kultur.**

Und Glaubenssätze enthalten **Urteile über das, was wir für wahr, möglich oder richtig halten.**[6]

Die Bildung von Glaubenssätzen passiert im Allgemeinen durch **Generalisierung.**[7] Wir schließen also von einzelnen Erfahrungen auf eine generelle Wirklichkeit:

Ein Kind spielt mit der Flamme einer Kerze und zuckt mit der Hand zurück. Nach einer solchen Erfahrung braucht das Kind nicht erst auf die Herdplatte zu greifen, um zu wissen, dass hier Vorsicht angebracht ist.

Ein Patient wird vom behandelnden Arzt mit verwirrendem Fachvokabular überschüttet. Nach einer solchen Erfahrung braucht der Patient nicht erst mit einem Oberarzt zu sprechen, um zu wissen, dass er hier nichts verstehen wird.

Eine Besucherin bittet eine Schwester zu kommen und diese verspricht, in einem Augenblick da zu sein. Aus dem Augenblick werden unzählige, denn die Schwester hat bei der vielen Arbeit auf die Besucherin vergessen. Nach einer solchen Erfahrung braucht die Patientin nicht erst selbst vergessen zu werden, um zu wissen, dass sich hier niemand um einen kümmert.

Die erstaunliche Sache mit den Glaubenssätzen ist, dass wir uns so verhalten, als seien sie wahr.[8]

Und dadurch teilt sich die Welt in **einschränkende Glaubenssätze** und in jene, die **Möglichkeiten erweitern**.

Selektive Wahrnehmung

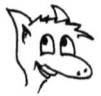

Wie ein Vogel aussehen muss

Mulla Nasrudin, Narr und Weiser zugleich, fand auf seiner Fensterbank einen erschöpften Falken sitzen. Er hatte noch nie so eine Art Vogel gesehen. „Du armer Kerl", sagte er, „wie war es nur möglich, dass du in einen solchen Zustand gekommen bist?" Er kürzte dem Falken die Krallen, schnitt den Schnabel zurecht und stutzte die Flügel. „Nun siehst du schon eher wie ein Vogel aus", sagte Nasrudin.[9]

Stellen Sie sich vor, Sie gehen auf der Straße mit einem Brief in der Hand, der aufgegeben werden muss. Sie werden sämtliche Briefkästen wahrnehmen, an denen Sie sonst stets achtlos vorbeigehen.

Oder Sie lernen gerade Rollschuh fahren und plötzlich fällt Ihnen auf, wie viel Kopfsteinpflaster und Bodenunebenheiten es in Ihrer Umgebung gibt.

Unsere Sinne werden auf das geschärft, was für uns von Bedeutung ist.

Analog zu unseren aktuellen Bedürfnissen (z. B. glattem Asphalt beim Rollschuhfahren) funktioniert unsere Wahrnehmung in Bezug auf unsere Einstellungen und Glaubenssätze.

Wir gestalten uns mit unbewusster Kompetenz Wahrnehmungsfilter, die uns das erkennen lassen, was der Natur des jeweiligen Glaubenssatzes entspricht.

Gehe ich zum Beispiel davon aus, dass eine Patientin sich nicht mehr selbst waschen wird können, interpretiere ich ihre Müdigkeit nach dem Prozedere als Überforderung und Bestätigung dessen, dass „das einfach nichts mehr wird." Beim nächsten Mal werde ich sie schon weniger mit einbeziehen und mir somit meine Einstellung bestätigen, dass sich da nichts weiterentwickelt hat.

Glaube ich daran, dass die Patientin nach und nach wieder lernen wird, sich selbst zu waschen, dann werde ich ihre Müdigkeit so interpretieren, dass sie sich besonders bemüht hat, weil es ihr sehr wichtig ist, und werde ihr gut zureden und beim nächsten Mal schon eine Verbesserung wahrnehmen.

> *„Ob du glaubst, dass du etwas tun kannst, oder ob du es nicht glaubst ... du hast immer Recht."*

Was Glaube bewirken kann, wird auch sehr deutlich durch die Wirkung von Placebos, nicht wahr?

Nach und nach werden Sie entdecken, dass in unglaublich vielen Gedanken, die Sie denken, zumindest ein Glaubenssatz wirksam wird. Und Sie werden entdecken, dass sogar das ein Glaubenssatz ist. Und auch das.

Wer die Glaubenssätze seiner Patienten kennt, kann besser helfen.

Glaubenssätze sind Verallgemeinerungen

... über Ursachen[10]

Die Ursache, von der Sie ausgehen, wird Sie maßgeblich bei der Suche nach einer Lösung beeinflussen. Wenn Sie glauben, Ursache von Gastritis sei Fehlernährung, werden Sie vermutlich nicht als erstes mit Handauflegen reagieren.

Im Gespräch mit einem Patienten stellt sich die Frage, was Ihre persönlichen Zugänge sind und wie Ihr Patient selbst die folgenden Fragen beantworten würde.

Ist Gastritis eine Folge von Schicksal oder Fehlernährung oder Stress oder eine Gelegenheit, etwas Neues zu beginnen?

– Was, glauben Sie, ist die Ursache für die Gastritis?
– Glauben Sie, es ist Schicksal?
– Denken Sie, es ist der Lebenswandel?
– Meinen Sie, es sei genetisch bedingt?

... über Bedeutungen

Welche Bedeutung ich einem Umstand beimesse, ist entscheidend dafür, ob und wie ich mit dem „Umstand" dann umgehe.

– Ist die Gastritis ein Beweis, dass ich nicht in der Lage bin, ein geregeltes Leben zu führen?
– Bin ich ein schlechter Mensch?
– Bin ich zu gestresst?
– Ist die Gastritis eine Gelegenheit, etwas Neues auszuprobieren?

... über Grenzen

Gerade bei Glaubenssätzen über Grenzen geht es darum, ob überhaupt der Versuch einer Veränderung in Angriff genommen wird. Wenn ich davon überzeugt bin, dass ich etwas nicht schaffen kann, dann werde ich meine Energien nicht aufwenden, um etwas zu ändern.

Daraus können folgende Zustände entstehen:

Hoffnungslosigkeit

„Ich glaube nicht, dass man an der Situation etwas verändern kann. Gastritis ist eine schwere Krankheit, am besten, ich füge mich in mein Schicksal."

Hilflosigkeit

„Es gibt Leute, die eine Gastritis losbringen, aber ich kann das nicht."

Wertlosigkeit

„Wahrscheinlich verdiene ich es gar nicht anders."

1. Nehmen Sie sich die Zeit, einige der einschränkenden Glaubenssätze, die Sie kennen, zu notieren. Sie können dabei Ihre eigenen niederschreiben, aber auch die von KollegInnen, PatientInnen oder Angehörigen, die Ihnen gerade im Ohr klingen. Es sollte sich dabei um Glaubenssätze handeln, die Sie in irgendeiner Weise berühren. (Warum sollten Sie an Dingen arbeiten, die Ihnen im Grunde genommen gleichgültig sind?)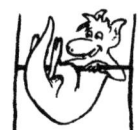

2. Welcher Art von Verallgemeinerung gehören diese Sätze jeweils an? Notieren Sie das neben dem Satz.

3. Nun überlegen Sie, in welcher Weise Sie diese Glaubenssätze berühren? Fühlen Sie sich dabei ärgerlich, distanziert, hilflos, überrascht ...? Notieren Sie auch das mit einem Wort oder Symbol neben dem Satz.

Wenn Sie möchten, können Sie die Übung schon jetzt abschließen, denn Ihre Landkarte hat sich erweitert, wenn Ihnen bewusster geworden ist, welche einschränkenden Glaubenssätze Ihnen begegnen, wo Sie diese Verallgemeinerung zuordnen können und welche Reaktion sie bei Ihnen hervorruft.

Sie können jedoch auch einen Schritt weiter gehen:
Wenn Sie noch einmal einen Blick auf die Notizen werfen, die Sie zu Papier gebracht haben, überlegen Sie, welche Glaubenssätze bei Ihnen wirksam sind, um die Reaktion von Schritt 3 hervorzurufen. Gehen Sie die Gefühle von Schritt 3 Satz für Satz durch und fragen Sie sich, welche Verallgemeinerung bei Ihnen wirkt.
Stellen Sie sich abschließend die Frage, welche dieser Verallgemeinerungen für Sie und Ihre PatientInnen hilfreich sind und welche einschränkend.

Warum sie wirken, wie sie wirken

Glaubenssätze sind ganz sicher **nicht nur Hindernisse**, sondern verdienen eine **respektvolle Begegnung**, denn sie sind Helfer, die es uns erlauben, uns mit einer gewissen „Sicherheit" „durch das Leben zu bewegen".

Sie sind ein Teil von uns, der sich ganz natürlich entwickelt hat. Meistens sind sie uns nicht bewusst. **Ihre Funktion ist so grundlegend, dass wir sie selten reflektieren.**

Stellen Sie sich vor, Sie erkennen einen einschränkenden Glaubenssatz bei einer Patientin und sagen:
„Sie glauben nur, dass Sie Ihr Leben lang ein schlechtes Gefühl zu dem Insulin Pen haben werden, denn wichtige

Studien belegen, dass man sich sehr schnell daran gewöhnt."

Diese Antwort berücksichtigt die Erfahrungen der „äußeren Welt", lässt aber die Regungen der „inneren Welt", die Gefühle, Ängste, Einstellungen außer Acht.

Es kann schon sein, dass für einen „extern referenzierten" Menschen die Argumentation ausreichend ist.

Möglicherweise wirkt bei dieser Patientin aber auch ein Glaubenssatz im Hintergrund, der damit zu tun hat, dass sie generell glaubt, ihr Leben nicht meistern zu können. Der Umgang mit dem Insulin Pen ist nur ein Stolperstein unter vielen, und die Studie, die besagt, dass sämtliche Menschen sich an den Pen gewöhnen, belegt nur die eigene Unfähigkeit.

Der Glaube, das Leben nicht meistern zu können, ist sehr nahe am eigenen „Selbstverständnis als Mensch" („wer bin ich und wie bin ich") und kann selten um-argumentiert werden.

Wenn es sich um solch grundlegende Glaubenssätze handelt, dann wirken diese natürlich auf das, was diese Patientin tun kann bzw. nicht kann: In dem Fall zum Beispiel den Insulin Pen in die Handtasche stecken und das Leben genießen.

Glaubenssätze: Kleine Sätze, große Wirkung

Vielleicht haben Sie selbst bereits an manchen Ihrer Fertigkeiten gearbeitet und der Erfolg stellte sich nicht ein. Das bedeutet nicht zwangsläufig, dass Sie etwas einfach nicht können, sondern sehr oft wirkt dahinter ein einschränkender Glaubenssatz, der eine stärkere Wirkung hat als das Ziel.

Haben Sie schon einmal versucht, zu rauchen aufzuhören? Haben Sie schon einmal versucht, Ihr Gewicht zu reduzieren? Haben Sie schon einmal versucht, trotz Stress eine ruhige und freundliche Stimme zu bewahren? Oder kennen Sie jemanden, der etwas Ähnliches schon probiert hat?

Möglicherweise haben Sie selbst oder die Person, die Sie kennen, sich sogar ein klares Zielbild visualisiert und den Weg dorthin nach allen Regeln der Kunst geplant. Und dennoch ist nichts daraus geworden.

Wahrscheinlich ist, dass sich „hinter all dem Schönen rund um das Ziel" ein Glaubenssatz versteckt hat, der ganz simpel „Ich bin rundlich", „Rauchen-Aufhören schafft man kaum", „Ich bin Raucher", „Im Stress geht es grob zu", „Ich kann das nie", „Ich bin inkonsequent", „Ich bin unfähig Ziele zu erreichen", oder so ähnlich lautet.

Kleine Sätze mit sehr viel Kraft. Kleine Sätze und Teile des selben Menschen, der auch das Ziel hat.

Glaubenssätze sind zwar sehr oft unsichtbar, wie unter einer Tarnkappe versteckt, aber sie wirken und wirken und wirken und ...

Woher kommt das? – Glaubenssätze liegen auf der Pyramide **der Logischen Ebenen bei den Werten und Einstellungen**. Von dort aus wirken Sie sowohl auf unsere Fähigkeiten und Handlungen, aber auch in die Richtung von Identität und Sinn. Sie liegen also an einer Schlüsselposition.

Aus dieser Position heraus ergeben sich zwei große Gruppen von Glaubenssätzen[11]: **Glaubenssätze über unsere Fähigkeiten** und **Glaubenssätze über unsere Identität**, sogenannte **Kernglaubenssätze**.

> Unter welcher Tarnkappe verbergen sich Ihre Glaubenssätze? (Martina Nachtheim).

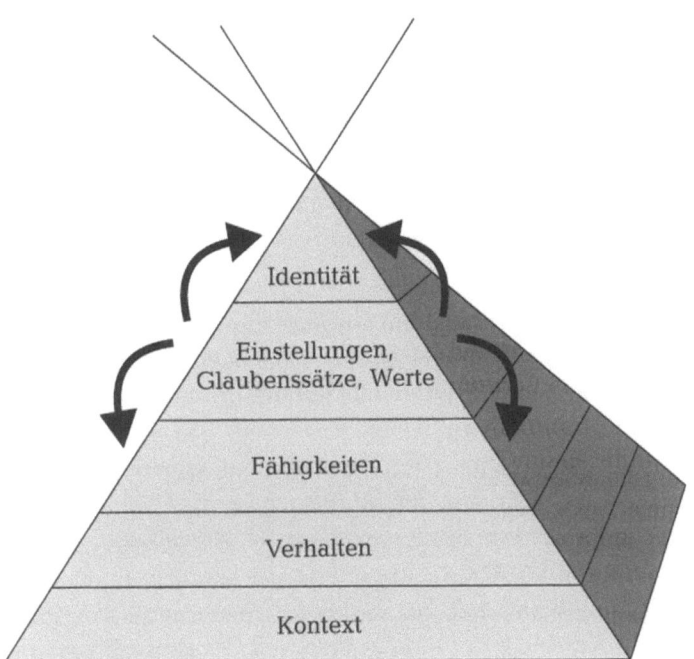

Kernglaubenssätze – Glaubenssystem – Glaubenssatz

> *„Benutzen Sie ein Pflaster, wenn ein Pflaster das geeignete Mittel ist. Doch wenn es sich um eine Infektion handelt, so muss diese durch Einwirkung auf das Immunsystem behandelt werden"*[12] *(Robert Dilts).*

Stellen Sie sich vor, Sie erkennen einen einschränkenden Glaubenssatz bei sich selbst oder bei einem Ihrer Patienten und möchten an dieser Einschränkung etwas verändern.

Wahlmöglichkeiten erhöhen die Lebensqualität (NLP).

Wenn wir beginnen, etwas zu verändern, dann sollte unser Anspruch sein, dass es nicht einfach „anders", sondern „besser" wird.

Im Umgang mit Ihnen selbst und mit Ihren PatientInnen darf nicht eine Einschränkung durch eine andere ersetzt werden. Wesentlich im NLP ist es, mit den Menschen ein „mehr" an Möglichkeiten zu gestalten und damit die persönliche Freiheit zu vergrößern.

Um mit Ihren Interventionen tatsächlich mehr Wahlmöglichkeiten zu schaffen und nicht nur die Gitterstäbe etwas anders zu arrangieren, ist es erforderlich, dass Sie **erkennen, wo es wirksam ist, zu arbeiten zu beginnen**.

Kernglaubenssätze

So wie nur ein kleiner Teil eines Eisbergs aus dem Wasser ragt, sind wesentliche Glaubenssätze unter der vordergründigen Oberfläche zu finden. Bei Ihnen liegt die tragende Kraft.

Frau Emmerich sagt: „Ich bin ein feiger Mensch."

Glaubenssysteme

Ein Glaubenssatz ist keine einsame Insel. Unsere Glaubenssätze sind Teil eines Netzwerks, das sich logisch ergänzt. Glaubenssysteme werden aus Bündeln von Glaubenssätzen gebildet.

Frau Emmerich: „Ich habe Angst vor Spritzen. Ich habe Angst vor Schmerzen. Ich fühle mich unwohl beim Arzt. Immer wenn ich eine Spritze sehe, bin ich angespannt. Ich darf nicht krank werden ..."

Man sollte so viel Patienten wie möglich mit einem neuen Medikament behandeln, solange es noch die Kraft zu heilen hat (Sir William Osler).

Das bedeutet, Kernglaubenssätze über uns als Menschen finden Ausdruck in Einstellungen und Glaubenssätzen über unsere Fähigkeiten. Der Glaubenssatz von Frau Emmerich, dass sie ein feiger Mensch ist, wirkt sich auf ihre gesamte Einstellung rund um ihre Gesundheit und medizinische Versorgung aus.

Wenn Frau Emmerich nun bei Ihnen in der Notaufnahme landet, dann wird es wichtig sein, ihr bei der akuten Intervention die Angst zu nehmen. Das verändert aber kaum etwas an ihrem Kernglaubenssatz und dem Glaubenssystem rundherum.

Sind Sie der Hausarzt von Frau Emmerich, wird es sich lohnen, mit den tiefgreifenden Glaubenssätzen zu arbeiten.

Der Schritt zum Menschen

Wagen Sie den Blick hinter gewohnte Aussagen und Verhalten, seien Sie bereit, sich selbst und andere auf eine neue Art zu entdecken. Das ermöglicht Ihnen und den Menschen, mit denen Sie arbeiten, ein respektvolles Miteinander, das vieles erleichtern kann.

Der erste Schritt in diese Richtung liegt bei Ihnen selbst. **Gehen Sie mit anderen Menschen nur den Weg, den Sie auch bereit sind mit sich selbst zu beschreiben.**

> Nehmen Sie gleich einmal einen Ihrer Glaubenssätze in der Form **„Ich kann gut ..."**
>
> – Was lässt Sie darin gut sein?
> – Was wird Ihnen dadurch möglich?
> – Was sagt das über Sie als Mensch? „Ich bin ..."
> – Woran erkennen Sie, dass Sie es gut gemacht haben?

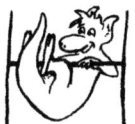

Wenn Sie diese einfache Übung mit mehreren Glaubenssätzen wiederholen, lernen Sie eine Menge über Ihre eigenen Fähigkeiten, Werte und deren „Erfüllungskriterien". Hinter jedem Ihrer Glaubenssätze liegt also viel und noch viel mehr.

Die Übung ist aber nicht nur für Sie und Ihre Selbstreflexion gedacht.

Wenn Sie anderen diese Fragen kongruent stellen (das setzt voraus, dass Sie selbst schon bereit waren, Ihre eigenen Antworten zu finden), dann vertiefen Sie Rapport, helfen, eine Beziehung zu Ihrem Gesprächspartner herzustellen und diesen dabei genauer wahrzunehmen.

Lassen Sie sich darauf ein und Sie werden merken, wie sich dadurch die Qualität der Beziehung zu Ihren Patienten weiter entwickeln kann und so manche Behandlung um Wesentliches einfacher angenommen werden wird.

Die Struktur wohlgeformter Glaubenssätze

Robert Dilts über die Bedeutung von Glaubenssätzen:

> *„Man muss sich darüber klar sein, dass Glaubenssätze nicht zum Ziel haben, der Realität zu entsprechen. Zweck ist es, eine Motivation und eine Vision zu schaffen. Dadurch kann Ihr tatsächliches Verhalten sich entwickeln und optimiert werden, sodass es schließlich den Erwartungen entspricht."*[13]

Wenn Herr Gruber nach seinem Motorradunfall daran glaubt, das Gehen wieder lernen zu können, dann heißt das nicht, dass er deshalb wieder gehen kann. Aber den Glauben an die Möglichkeit (und das mag zu diesem Zeitpunkt sehr visionär sein) als Motivation für die Physiotherapie und andere unterstützende Behandlungen voll zu nutzen, ist sehr wertvoll.

Es wird zwar Zeit und Training brauchen, bis Herr Gruber von ersten Bewegungsimpulsen über unsichere Gehversuche hin zu „normalem" Gehen gelangt, aber es ist sinnvoll, den Gedanken des Wieder-Gehen-Könnens zu verstärken und bewusst zu verwenden.

Wie viel schwieriger wäre die gesamte Behandlung, wenn er davon überzeugt wäre, dass es keine Chance auf Besserung gibt ...

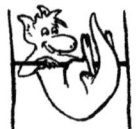

Notieren Sie einschränkende Glaubenssätze, die Ihre PatientInnen äußern, wenn sie davon überzeugt sind, dass eine Behandlung sinnlos ist. (Ich gehe davon aus, dass Sie in Ihrer Arbeit solchen Menschen schon begegnet sind.) Verwenden Sie bei dieser Sammlung von einschränkenden Glaubenssätzen die unten angeführten Satzteile als Unterstützung.

Wenn ich ... tue, wird ... passieren.
Ich kann das nicht. Das schaff ich nie ...
Ich muss ... Ich sollte ...
Das tut man nicht ...
Immer muss so etwas mir passieren ...

Betrachten Sie die von Ihnen notierten Sätze.
Hinter solchen Aussagen ist nicht besonders viel Motivation zu spüren. (Um welche linguistischen „Verletzungen" es sich dabei im Speziellen handelt, können Sie nach der Lektüre über das Meta-Modell der Sprache sicher leicht selbst feststellen. Auch, wie Sie mit gezieltem Fragen Ihrem Gegenüber die Einschränkung bewusst machen können. Daher werde ich an dieser Stelle nicht näher darauf eingehen.)

Womit ich Sie hier noch beschäftigen möchte, ist **die Form jener Glaubenssätze, die wirksam Ihre Wahlmöglichkeiten vergrößern,** und zwar auf ganz praktische Weise:

Im Folgenden ist ein Prozess ausführlich beschrieben. Nehmen Sie sich die Zeit, ihn sorgfältig durchzuarbeiten, machen Sie sich Notizen und lassen Sie sich auf das Erleben ein. Im Anschluss daran finden Sie eine „minimalistische" Prozessinstruktion. Diese ist der Rohbau des Prozesses und soll Ihnen die Gelegenheit geben, das Schema maßgeschneidert für Ihre Umwelt zu verwenden.

Woran glaubten Sie?
... oder die Möglichkeit, Veränderung zu schaffen

> *„Louis Pasteurs Theorie von den Krankheitserregern ist eine lächerliche Einbildung" (Pierre Pachet, Physiologieprofessor in Toulouse, 1872).*[14]

Holen Sie ein Blatt Papier und einen Stift und suchen Sie sich einen angenehmen Platz, an dem Sie sich ungestört etwas Gutes tun können. Finden Sie die richtige Haltung, in der Sie Notizen machen können und es Ihnen trotzdem leicht fällt, sich zu entspannen und die Gedanken wandern zu lassen.

Richten Sie Ihre Wahrnehmung nach innen, sehen Sie mit dem inneren Auge, hören Sie, was es da zu hören gibt, und spüren Sie, welche Gefühle Sie bewegen.

Vielleicht machen Sie es sich noch bequemer, um mit dem folgenden Ein- und Ausatmen eine angenehme Entspannung zu erreichen.

Und während Sie Ihren Herzschlag erspüren, bauen Sie rund um sich ein Haus. Dieses Haus entspricht Ihnen ganz und gar. Wohlbefinden, Ruhe und Sicherheit sind hier Selbstverständlichkeit. Finden Sie Ihren Platz in dem Raum, der jetzt der richtige ist. Lassen Sie sich nieder, wissend, dass die Tür, die geöffnet ist, jederzeit zugemacht werden kann, wenn es für Sie wichtig ist.

Und nun können Sie Besucher empfangen. Ihre Besucher sind Bilder. Bilder, auf denen Sie sich selbst sehen können.

Vielleicht steht schon eines vor der Tür – bitten Sie es herein, denn es hat Ihnen etwas zu sagen, es zeigt einen Ihrer einschränkenden Glaubenssätze. Das Bild wird sich vorstellen. Es wird Ihnen seinen Namen sagen, und wenn Sie darum bitten, wird es Ihnen auch verraten, was es Gutes für Sie will.

Wenn das Bild sich vorgestellt hat, bedanken Sie sich für sein Kommen und verabschieden Sie es wieder. Wissend, dass jetzt, wo Sie Ihren Glaubenssatz beim Namen kennen, die Verbindung stärker geworden ist.

Bitten Sie das nächste Bild herein, solange Sie das Gefühl haben, Sie möchten noch jemanden empfangen. Und wenn Sie spüren, dass es für diesen Moment genug ist, dann schließen Sie die Tür zu diesem Raum.

Notieren Sie jetzt die einschränkenden Glaubenssätze, die Sie gerade kennen gelernt haben. Wählen Sie nun den aus, bei dem Sie das Gefühl haben, dass es jetzt an der Zeit ist, ihn zu verändern.

Einschränkende Glaubenssätze könnten so aussehen: „Ich finde keinen Zugang zu Patienten mit Stoma", „Fehler bei meinen KollegInnen machen mich rasend und ich kann nicht mehr respektvoll kommunizieren" oder auch viel privater.

Jetzt gibt es einige Vorbereitungen zu treffen, so wie vor einer Operation das Besteck sorgfältig vorbereitet wird. Bleiben Sie während dieser Schritte zu Ihrem neuen Glaubenssatz in Gedanken jedoch in Ihrem Haus ...

Erarbeiten Sie nun jenen Glaubenssatz, der Sie ab jetzt begleiten soll. Formulieren Sie ihn sorgfältig, denn es wäre schade, einen einschränkenden Glaubenssatz durch einen weiteren einschränkenden zu ersetzen, nicht wahr?

> Es ist erstaunlich, was man alles lernen kann, wenn man will. Jede Gewohnheit lässt sich ändern (Salman Rushdie).

Konstruieren Sie Ihren neuen Satz nach den folgenden Kriterien:

- In der **Ich-Form:** *„Ich..."*.
  Verzichten Sie an dieser Stelle auf die beliebte „unbestimmte Person". Es ist nicht wesentlich, ob „man" etwas lernen kann, es geht um Sie.
- **Positiv formuliert:** *„Ich finde Zugang zu Patienten mit Stoma." „Ich bleibe ruhig."*
  Das Unterbewusstsein versteht keine Verneinungen. Wenn Sie also beschließen, in einer bestimmten Situation nicht wütend zu werden, dann geben Sie sich mit diesem neuen Glaubenssatz den Auftrag, wütend zu werden.
  Nehmen Sie sich doch lieber vor, gelassen zu bleiben.
- **Als Prozess** *„Ich lerne, nach und nach meinen „Draht" zu Patienten mit Stoma zu finden."*
  Rom wurde nicht an einem Tag gebaut. Geben Sie sich selbst die Chance, neue Verhaltensweisen Schritt für Schritt zu erlernen. Das ist realistisch und gibt Ihnen und Ihrer Umwelt die Gelegenheit, sich an Ihre neuen Verhaltensweisen zu gewöhnen. Die unbewusste Kompetenz kann erst dann wirksam werden, wenn Sie den Prozess des „Erlernens" gegangen sind.

Und wenn Sie besonders effektiv arbeiten wollen, dann formulieren Sie in diesem Satz auch noch, **wie es Ihnen auf dem Weg dorthin gehen wird**. *„Es fällt mir leicht, nach und nach ..."*

Bedenken Sie stets, dass Ihre Wünsche in Erfüllung gehen könnten, also seien Sie wachsam in der Formulierung.

Überprüfen Sie, **wie dieser neue Glaubenssatz auf Sie und Ihre Umwelt wirken wird**. Was wird leichter durch die Veränderung? Was sind zu erwartende negative Nebenwirkungen?

Feilen Sie so lange an Ihrem Glaubenssatz, bis er nicht nur formal die Kriterien erfüllt, sondern bis Sie sich mit sicherem Gefühl darauf einlassen können.

Finden Sie sich nun mit einigen tiefen Atemzügen noch bewusster in Ihrem Haus wieder, in dem Sie die bildlichen Besucher empfangen haben. Nehmen Sie Ihren Herzschlag wahr, sehen Sie sich um und suchen Sie erneut einen Platz, an dem Sie sich niederlassen, damit die Veränderung gut weitergehen kann.

Denken Sie jetzt an das Bild, das den einschränkenden Glaubenssatz dargestellt hat. Laden Sie dieses Bild ein, einen neuen Platz in Ihrem Haus einzunehmen. In diesem Haus besitzen Sie besondere Fähigkeiten, darum fällt es Ihnen auch leicht, das Bild zu verkleinern. So sehr, bis es in einen kleinen, dunklen Rahmen passt. Während Sie das Bild in die richtige kleine Größe bringen, verändern sich auch die Farben zu einem blassen Schwarzweiß. Geben Sie dem Miniaturbild einen Platz in Ihrem Haus. Den Platz, der für eine verblassende Erinnerung angemessen ist.

Nun öffnen Sie die Tür zu Ihrem Raum und bitten Sie den Besucher herein, der bereits draußen wartet: Es ist das Bild Ihres neuen Glaubenssatzes, das schon da ist und noch lebendiger werden möchte. Sagen Sie diesem Bild dreimal seinen vollen Namen (also den Glaubenssatz, so wie Sie ihn notiert haben) und nehmen Sie dabei wahr, wie sich Form, Farben, Größe und Bewegung des Bildes so verändern, bis das Bild wirklich voll und ganz den neuen Satz verkörpert.

Dieses neue Bild wirft nun auch einen Blick auf das kleine verblasste Schwarzweißfoto, denn es weiß, dass dieses Erinnerungsbild ein Teil seiner Geschichte ist, und dabei wird das neue Bild größer und strahlender, seine Farben werden intensiver – genau so, dass es Ihnen wirklich gut gefällt. Spielen Sie ein wenig mit diesem neuen Bild. Lassen Sie es größer werden, verändern Sie seine Bewegung und auch die Töne, wenn es welche gibt.

Und wenn es genau so aussieht, dass sie spüren: „Jetzt ist es richtig", dann geben Sie diesem Bild den Platz in Ihrem Haus, von dem aus es die beste Wirkung haben kann. Hängen Sie es dorthin, wo es Ihnen wirklich gut gefällt. Betrachten Sie Ihr Werk mit Wohlgefallen.

Sehen Sie sich anschließend noch einmal um in Ihrem Haus mit dem neuen und dem alten Bild und landen Sie danach an dem Ort, an dem Sie Ihre Reise begonnen haben.
Unterbrechen Sie sich selbst in Ihren Wahrnehmungen, buchstabieren Sie Ihr Autokennzeichen von hinten nach vorne oder bewegen Sie sich, um wieder mit beiden Beinen in der „Realität" zu landen.

Denken Sie nun an die nächste Gelegenheit, bei der Ihr neuer Glaubenssatz hilfreich werden könnte.

Steigen Sie voll und ganz in den Anfang dieser Situation ein. Nehmen Sie wahr, was es wahrzunehmen gibt. Was gibt es zu sehen und zu hören, wie fühlen Sie sich … Erleben Sie die Situation bis kurz vor den Moment, in dem der Glaubenssatz wirksam werden sollte.

Jetzt schlüpfen Sie aus sich selbst heraus und werden Sie zum Zuseher. Lassen Sie die Situation dissoziiert weiterlaufen, und als Beobachter können Sie sehen, wie der neue Glaubenssatz wirken wird. Was tun Sie in der Situation, wie wirken Sie dabei, wie hört sich Ihre Stimme an, wie reagieren andere auf das neue Verhalten, was hat sich verändert?

Wie geht es Ihnen mit Ihrem neuen Glaubenssatz, Ihren neuen Möglichkeiten? Sind Sie zufrieden? Ist die Veränderung so, dass sie hilfreich ist?

Wie erleben die Menschen rund um Sie diese Veränderung? Gibt es jemanden, der damit ernsthafte Probleme hat?
Wenn bei diesem Test nun herauskommt, dass der neue Glaubenssatz für Sie oder für andere nicht durch und durch wünschenswert ist, dann gehen Sie einfach zum Beginn des Prozesses, erarbeiten Sie mit den eben gewonnenen Erfahrungen einen noch hilfreicheren neuen Glaubenssatz und etablieren Sie ihn.

Wenn es Ihnen und Ihrer Umwelt gut geht mit diesem neuen Glaubenssatz, genießen Sie die Veränderung! Am bes-

> Das Komische am Leben ist: Wenn man darauf besteht, nur das Beste zu bekommen, dann bekommt man es häufig auch (Somerset Maugham).

ten jetzt schon. Stellen Sie sich noch die Frage, was Ihnen mit diesem neuen Glaubenssatz alles möglich ist. Und wenn Ihnen das möglich ist, was wird dadurch möglich ...

Das ist ein Prozess, den Sie mit sich selbst durchführen können. Es wäre jedoch auf jeden Fall hilfreich, wenn es jemanden gibt, der bereit ist, sich mit Ihnen auf eine solche Übung einzulassen.

Wenn Sie auf diese Weise im Entwickeln von wohlformulierten Glaubenssätzen und mit dem formalen Prozessablauf Erfahrung sammeln, wird Ihnen nach und nach klarer werden, wie Sie diesen Prozess auch im selbstverständlichen Gespräch mit einem anderen Menschen, mit dem Sie in gutem Rapport sind, einfließen lassen können.

Die Möglichkeit, Veränderung zu schaffen, im Überblick

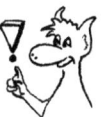

- Einschränkenden Glaubenssatz finden
- Neuen Glaubenssatz finden:
  Ich-Form; positiv formuliert; Prozess
- Submodalitäten des einschränkenden Glaubenssatzes verändern
- Submodalitäten des neuen Glaubenssatzes verändern
- Future pace
- Öko-Check

Sie sehen, das Gerüst dieses Prozesses ist klar und wenig aufwändig. Daraus ergibt sich auch die gute Möglichkeit, den Prozess in Form eines Gesprächs durchzuführen.

Wenn Sie bei Ihrem Gegenüber auf einen einschränkenden Glaubenssatz stoßen, dann könnte das so klingen: *„Stell dir vor, zu diesem Satz würde ein Bild gehören, wie würde es aussehen?"* *„Stell dir vor, du könntest dieses Bild mit einer Digitalkamera fotografieren, wie würde es aussehen, wenn du es verkleinern würdest?"* *„Wie würde es wirken, wenn es so klein wäre, dass du es in deine Hosentasche stecken könntest?"*

Manchmal ist es schon hilfreich, wenn der einschränkende Glaubenssatz durch die Veränderung der Submodalitäten seine Kraft verliert. Generell ist es aber ökologischer, den ganzen Weg zu gehen und dem neuen Glaubenssatz Gestalt zu geben.

Was zum Glauben noch zu sagen wäre

> *Im Widerspiel des Möglichen mit dem Unmöglichen erweitern wir unsere Möglichkeiten (Ingeborg Bachmann).*

> „*Wir streben nach dem Unerreichbaren und verhindern so die Verwirklichung des Möglichen*" *(Robert Ardrey).*[15]

Glaubenssysteme und Glaubenssätze wirken mächtig, ähnlich dem Zement im Mauerwerk (nur dass sie besser erneuerbar sind).

Wie sollen Sie nun in Ihrem Arbeitsbereich diese Sätze erkennen, aufgreifen und neu gestalten? Sollen Sie sich auf „therapeutische Arbeit" einlassen und jeden Menschen „retten", der sich selbst einschränkt?

> *If you can dream it, you can do it (Walt Disney).*

Nein. Das ist nicht Ziel dieses Kapitels. Hier geht es darum **zu erkennen, dass Glaubenssätze Wirklichkeit erschaffen.**

Nehmen Sie wahr, dass in Ihrem eigenen Leben, Denken und Handeln Glaubenssätze auf Sie wirken und durch Sie auf die Menschen, denen Sie begegnen. Sie können sie kritisch beleuchten und an ihnen arbeiten, denn hier liegt ein großes Entwicklungsfeld.

Machen Sie im Umgang mit Vorgesetzten, KollegInnen, PatientInnen und Angehörigen Augen, Ohren und Herz auf und erkennen Sie, was dort wirkt.

Erinnern Sie sich daran, wie wichtig es war, dass im Märchen „Des Kaisers neue Kleider" ein Kind sich nicht von all den Glaubenssystemen rund um den Kaiser blenden ließ und so einen glatten Schwindel aufdeckte? Das Kind erkannte, dass der Kaiser nackt durch die Straße ging ...

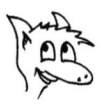

> „*Nun bist du mit dem Kopf durch die Wand. Und was wirst du in der Nachbarzelle tun?*" *(Stanislaw J. Lec: Neue unfrisierte Gedanken)*[16]

Ich hoffe, Sie strapazieren Ihre Umwelt jetzt nicht damit, jedes Mal laut auszurufen: „Das ist ja ein Glaubenssatz!", wenn Sie einen einschränkenden Glaubenssatz entdecken.

Günstig könnte in einem Gespräch eher die Frage wirken: „Könnte es sein, dass das nur ein Glaubenssatz ist?"

Vertrauen Sie auf Ihr Gefühl, wann es Zeit ist, den Glaubenssatz zu enttarnen, und wann es Zeit ist, die für das Gegenüber geltende Wirklichkeit zu respektieren und sie als das im Moment Beste anzunehmen.

„Ein Frosch tat einmal kund, er werde morgen um eine bestimmte Zeit hier von einer bestimmten Stelle wegfliegen. Alle kamen, um über sein unausweichliches Scheitern zu lachen.

Exakt zur genannten Zeit kam der Frosch an den genannten Ort, legte seinen Schal ab und flog davon."[17]

Ganz oder gar nicht?
Über die Möglichkeiten des Teilens: Das Konzept der Persönlichkeitsanteile

Martina Nachtsheim

> Ob es wirklich nur zwei Seelen sind, die, ach, in meiner Brust wohnen? (frei nach Goethe).

Gibt es Erlebnisse Ihrer Kindheit, in denen Sie etwas **„gut gemeint"** haben? Gibt es auch solche gut gemeinten Erlebnisse, bei denen Ihre Umwelt vollkommen unerwartet, um nicht zu sagen **undankbar** reagiert hat?

Ich habe solche Erlebnisse. Falls Sie also niemals etwas Ähnliches erfahren haben, leihe ich Ihnen für die Lektüre dieses Kapitels eine meiner Erfahrungen als Rüstzeug für den Zugang zu einem äußerst hilfreichen Instrumentarium des NLP.

Ich war noch ein kleines Mädchen, als ich an einem sonnigen Frühlingstag alles an bunter Blütenpracht auf unserem Grundstück abrupfte, um es für meine Mutter in eine Vase zu stellen. Nach einem anstrengenden Arbeitstag, so glaubte ich, würde sie sich bestimmt freuen, dass ich so nett an sie gedacht hatte und ihr eine Überraschung bereiten wollte. Vielleicht würde mir bei der vielen Freude sogar eine besonders lange Gute-Nacht-Geschichte winken.

Doch es kam ganz anders. Meine Mutter kehrte müde und abgerackert heim, sah die Blumen am Tisch und nach einer ordentlichen Zornwelle war sie den Tränen nahe.

Ich hatte mit meiner guten Absicht sämtliche (das waren ganz schön viele) von ihr liebe- und mühevoll eingelegten Krokusse gepflückt …

Mit meinem damaligen Wissenstand über Flora hatte ich natürlich keine Ahnung von Blumenzwiebeln. Für mich war alles, was auf der Wiese wuchs, eine natürliche Wiesenblume, und von denen wusste ich wiederum, dass meine Mutter sie besonders gerne mochte.

Ich zerfiel innerlich, denn anstatt meiner Mutter Freude zu bereiten, hatte ich sie entsetzt, und bezüglich der Gute-Nacht-Geschichte machte ich mir auch keine Hoffnungen mehr.

Da ist es, das **„gut gemeint"**, das die Antwort sein kann auf die Frage, was denn das **Gegenteil von „gut"** sei.

Eine dazu passende Geschichte aus dem Lebensraum des Gesundheits-Wesens ist folgende:

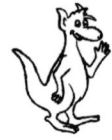

Ein Mann besucht seine Frau, die nach einem Schlaganfall im Krankenhaus liegt. Am Ende der Besuchszeit geht er laut schimpfend den Gang entlang und spricht auch andere Besucher an, um sich mit ihnen gemeinsam über die unzumutbaren Zustände in diesem Krankenhaus zu beklagen.

Grund der Beschwerde: Niemand kümmere sich um seine Frau bzw. die anderen Patienten hier …

Eine der Schwestern, Absolventin des ersten NLP-Practitioners für Gesundheitswesen, flüchtet nicht, sondern ergreift die Gelegenheit.

Sie spricht den Mann an, spiegelt ihn, stellt zielgerichtete Fragen (Was kann ich tun für Sie? etc.) und leadet ihn in einen ressourcevolleren Zustand, sodass ein Gespräch möglich ist.

Mit einfühlsamen Meta-Modell-Fragen findet sie schließlich heraus, dass es für den besorgten und liebevollen Mann ein eindeutiges Zeichen von Vernachlässigung und Nicht-Kümmern war, dass während der gesamten Besuchszeit noch nie eine Pflegeperson im Zimmer nach seiner Frau sah. Er liebte seine Frau, für ihn war das Leben ohne sie eine Qual, und die Idee, ohne sie leben zu müssen, machte ihm große Angst.[1]

Warum zeigt sich das Pflegepersonal nicht während der Besuchszeit?

Um der Patientin und ihrem Mann in den ohnehin sehr eingeschränkten Besuchszeiten und in diesem nicht sehr heimeligen Rahmen wenigstens ein bisschen Privatsphäre zu ermöglichen.

Und wie wird dieses Verhalten interpretiert? Was ist die Absicht des Mannes und wie verhält er sich?

Die gute Absicht hinter jedem Verhalten[2]

„Hinter jedem Verhalten steckt eine positive Absicht." Das ist, wie Sie wissen, eine jener Grundannahmen, die im NLP als hilfreich erlebt werden.

Jedes Verhalten erfüllt im Leben eines Menschen eine bestimmte Funktion, die von seinem Unbewussten als nützlich bewertet wird.

Im NLP würdigen wir die positive Absicht jedes Verhaltens, helfen jedoch, wenn es als nicht zielführend erscheint, Alternativen, also andere Verhaltensweisen zu finden.[3]

Ebenfalls vertraut sind Sie mit der Grundannahme, dass Menschen immer die zur Zeit für sie beste Wahl treffen. Für gewöhnlich gibt es jedoch eine Menge anderer und möglicherweise hilfreicherer Verhaltensweisen, die noch nicht „angedacht" oder erlernt wurden.[4]

Ausgehend von diesen beiden NLP-Grundannahmen ist es im Umgang mit „unverständlichem", „nicht nachvollziehbarem", „unsozialem" und auch „ungesundem" Verhalten wesentlich, den **Blick auf die Absicht, die Werte und den „Sinn" zu lenken.**

Das ermöglicht es, den eigentlichen Gewinn des Verhaltens zu verstehen und neue Möglichkeiten zu entwickeln.

Das Teilekonzept

Auf dich werden sie warten, feixt der eine Teil. Auf mich werden sie warten, meint der andere und kommt zu spät.

Um die folgenden Seiten noch leichter nachvollziehen zu können, stellen Sie sich bitte vor, dass Sie zu jenen Menschen gehören, die eine Menge über gesunde Ernährung wissen, Kenntnis darüber haben, wie sich ungesunde Ernährung auf längere Frist auswirkt, und felsenfest davon überzeugt sind, dass sie sich „richtig" ernähren **wollen**.

Stellen Sie sich bitte weiters vor, dass das mehr oder weniger oft nicht gelingen will, denn Sie salzen Ihre Kartoffel gerne kräftig, und ein Schweinsbraten mit Knödel lässt sich auch nicht leicht ausschlagen, ganz abgesehen von gewissen Tortenvariationen, die Sie schon bei der bloßen Vorstellung schwach werden lassen.

Zu dem Zeitpunkt schaltet sich eine bekannte Stimme ein, die sagt: *„Das eine Mal ist nicht so schlimm. Salz ist auch wichtig für den Organismus. So fett ist der Braten nicht. Ein bisschen süß kann doch nicht schaden. Gönn dir auch einmal etwas."* Eine andere Stimme antwortet: *„Aber du weißt, dass es nicht gut ist. Sei doch vernünftiger."*

Eine junge Diabetikerin, die im fünften Monat schwanger ist, schafft es einfach nicht, die für sie selbst und ihr Kind notwendige Diät zu halten. Die werdende Mutter wünscht sich das Baby, ist aufgeklärt über alle Schwierigkeiten, die ihre Diabetes begleiten, und weiß, dass die Diät unumgänglich ist. Dennoch geschieht es immer wieder, dass sie genau jene Dinge in Unmengen in sich hineinstopft, die ihr am meisten schaden.

Der behandelnde Arzt weiß, dass es nicht um noch mehr Informationen geht. Es geht auch nicht um die Frage, ob das

Kind erwünscht ist oder nicht. Es ist etwas anderes, das wirkt.

Der bewusste Anteil dieser jungen Frau weiß genau um die Bedeutung der Diät Bescheid und ist bereit, alles für eine leichte Geburt, ein gesundes Baby und eine gesunde Mutterschaft zu tun.

Es gibt aber noch einen anderen, **einen unbewussten Teil** der schwangeren Diabetikerin, für den „Nahrungsaufnahme" z. B. Belohnung oder Trost bedeutet. Dieser Teil kann seine Funktion kaum erfüllen, denn die werdende Mutter ist ja „im Kopf" auf ihre Diät eingestellt.

Dennoch oder gerade deshalb (weil es doch viel zu trösten oder zu belohnen gibt) gelingt es diesem Teil immer wieder aufzutauchen und seiner überaus wichtigen Aufgabe nachzukommen.

Was wäre nun, wenn wir mit diesem Teil kommunizieren könnten, um mit ihm gemeinsam eine andere Möglichkeit zu finden, seine Aufgabe zu erfüllen? Sodass die Frau Zugang zu Belohnung bzw. zu Trost haben kann und die Gesundheit von Mutter und Kind nicht länger auf dem Spiel stünde?

In unserem Modell gehen wir davon aus, dass **der Mensch aus Persönlichkeitsanteilen besteht. Dieses Teilekonzept ist eine der fixen Grundkomponenten des NLP**, auf die man immer wieder stößt.

Der Blutdruck ist eine versteckte Form der Kommunikation (NLP und Gesundheit).

Die **Persönlichkeitsanteile** finden **Ausdruck in Verhaltensweisen** und **auch in körperlichen Symptomen**. Manche dieser Teilungen setzen wir und Sie schon längst suggestiv voraus, z. B. die Teilung in „Bewusstsein" und „Unterbewusstsein".

Ich nehme jedoch an, dass jeder von Ihnen schon mehr verschiedene Teile in sich kennen gelernt hat:

Teile, die: „Erledige das gleich!" oder „Ach, mich freut es nicht!" sagen. Teile, die: „Das sollte ich nicht tun!" oder „Aber ist doch egal" sagen. Teile, die einen dazu auffordern, doch endlich Pause zu machen, und solche, die „Bin ja gleich fertig" meinen.

Um einen Eindruck von „Teile-Arbeit" bei sich selbst zu bekommen, und das ist schließlich ein wesentlicher erster Schritt, bevor man sich mit den Teilen anderer Menschen beschäftigt, lade ich Sie zu folgender Übung ein:

Nehmen Sie einen tiefen Atemzug und lassen Sie gemeinsam mit dem Rhythmus Ihres Ein- und Ausatmens die Idee der Teile auf sich wirken.

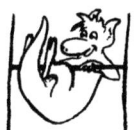

Stellen Sie sich z. B. vor, dass es einen Teil gibt, der sie dazu bewegt hat, dieses Buch zu lesen.
Wenn Sie mit einem Ohr und einem Auge nach innen gehen und freundlich nachfragen, wo er ist, dann wird er vielleicht auftauchen. Begrüßen Sie ihn. Sie können ihn betrachten oder auch mit ihm sprechen.
Was ist das für ein Teil – ist er wohlwollend neugierig oder kritisch hinterfragend oder von beidem ein bisschen? Ist er männlich oder weiblich – oder nichts von beidem? Welche Farbe hat er, wie klingt seine Stimme, wie würde er sich angreifen, hat er sogar einen bestimmten Geruch? Bedanken Sie sich dafür, dass er sich gezeigt hat, und dafür, dass er Ihnen so gute Dienste leistet.
Welchen Teil möchten Sie gerne noch kennen lernen? Den Teil, der zuständig dafür war, dass Sie bei der letzten Feier bald heimgingen, obwohl es nett war? Oder den, der Sie dazu brachte zu bleiben, obwohl Sie dadurch Ihre Schlafzeit empfindlich verkürzten?
Den Teil, der Sie nach langem Zögern Ihrem Kollegen sagen ließ, dass Sie etwas an seinen Handlungen nicht in Ordnung fanden, oder den, der Sie immer wieder schweigen lässt?
Vielleicht möchten Sie auch dem Teil begegnen, der Ihnen dabei hilft, blitzschnelle Entscheidungen zu treffen, wenn es darauf ankommt? Oder doch den, der Ihnen immer wieder Lust auf Schokolade macht?
Vielleicht kommen Sie jetzt oder später auch Teile besuchen, die Sie gar nicht bewusst gerufen haben. Seien Sie freundlich zu Ihnen. Sie alle unterstützen Sie dabei, Ihren Weg zu gehen, wie Sie ihn gehen.
Sie alle wollen das Beste für Sie. (Wenn das auch nicht immer so zu sein scheint ...)

Mögliche Fragen

In der Arbeit mit NLP nehmen wir an, dass wir durch ein „Gespräch" mit den jeweiligen Teilen erfahren können, was ihre höhere Absicht ist. Wir fragen ganz einfach: *„Was willst du mit deinem Verhalten erreichen?"*

Und wenn wir keine Antwort bekommen, stellen wir eine der beliebtesten NLP-Fragen: *„Und was wäre, wenn du es wüsstest?"*

Und wenn du die Absicht kennen würdest?

Jeder Persönlichkeitsanteil, ob bewusst oder unbewusst, erfüllt eine wesentliche Funktion, **hat eine grundlegende Absicht**. Diese ist, wie schon erwähnt, oft auf den ersten Blick nicht ersichtlich, denn das vom Teil gewählte Verhalten kann äußerst ungeschickt, unangenehm oder unökologisch in Bezug zu anderen Teilen unserer Persönlichkeit sein.

Ich kenne z. B. einen jungen Arzt, der als Kind gelernt hatte, charmant zu lächeln, wenn Ärger nahte, denn damit war es leicht, den Groll der Mutter aufzulösen. Bei dienstlichen Problemen wurde sein charmantes Lächeln von der Primarärztin als unangemessen und provokant erlebt ...

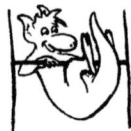

Lassen Sie sich nun auf ein Beispiel ein, das Sie nicht ernst nehmen müssen, wenn Sie nicht wollen!

Versetzen Sie sich mit allen Regeln der Milton'schen Künste in eine leichte Trance und schlüpfen Sie in ein Ich, in dem gerade alles laut aufschreit, weil es sich furchtbar geärgert hat. Ein Gedanke durchfährt Sie wie ein Blitz: „Jetzt erwürge ich den ärztlichen Direktor!" Der Teil, der sich hier zu Wort gemeldet hat, bewirkt auch, dass sich Ihre Hände und Arme anspannen und Sie zum Sprung bereit sind.

In einem anderen Teil Ihres Bewusstseins wissen Sie, dass Sie diesem Wunsch natürlich nicht nachkommen werden. Vielleicht erschrickt ein anderer Teil sogar über diesen Gedanken.

Aber fragen Sie den aggressiven Teil doch einmal nach seiner Absicht! Fragen Sie: „Was hab ich davon? Was würde diese Handlung für mich möglich machen?"

Vielleicht sagt der Teil: „Dann könntest du freier entscheiden und tun, was du für richtig hältst." Oder er sagt: „Du hättest reagiert und nicht schon wieder nur geschwiegen."

Danach könnten Sie weiterfragen: „Und wenn ich frei entscheiden könnte, was wäre dann für mich möglich?" Oder: „Und wenn ich reagiert hätte, was wäre dann für mich möglich?"

Fragen Sie so lange weiter, bis sich die Antworten zu wiederholen beginnen, denn das ist meist ein gutes Zeichen, dass Sie Antworten gefunden haben, die auf den höchsten logischen Ebenen angesiedelt sind.

Bedanken Sie sich anschließend bei dem Teil für die Kommunikation und entschlüpfen Sie dem imaginierten Ich.

Wenn Sie also an sich selbst Teile entdecken, die Ihnen unverständlich oder auch lästig sind – oder wenn Sie bei Ihren PatientInnen auf solche Teile stoßen, fragen Sie nach folgendem Schema:

Wenn xxx, was ist dann möglich, welche Absicht wird damit erfüllt?" – *Der Teil wird mit: „yyy" antworten, worauf Sie wiederum fragen: „Und wenn yyy, was ist dann möglich? Welche Absicht wird dann erfüllt?"* – *Und Sie werden wieder Antworten erhalten ...*

Bei manchen Teilen werden Sie vielleicht zehnmal nachfragen müssen, während sich bei anderen die höhere Absicht schon viel früher zeigt.

Das Prinzip ist einfach und kann jederzeit in ein „normales" Gespräch einfließen – vorausgesetzt natürlich, Sie haben guten Rapport aufgebaut! (Aber das ist mittlerweile selbstverständlich ...)

Diese Fragen mögen unscheinbar wirken, sind aber, wie bereits erwähnt, eine **Bewegung auf den logischen Ebenen „nach oben"**, die uns einen respektvollen Blick auf „unverständliches" Verhalten ermöglichen.

„Unverständlich" wird dadurch zu einem neuen Begriff, denn wir verstehen dann den Hintergrund und erkennen ganz einfach, dass die jeweilige Verhaltensweise nicht die hilfreichste ist.

Interessant ist dieses Konzept hauptsächlich deswegen, weil es Veränderung ermöglicht. **Wir können uns und unsere Teile weiterentwickeln.** Mit einer Technik, die es gestattet, die Weiterentwicklung ökologisch und hilfreich zu gestalten.

> Die Gefühle des Menschen sind Worte, die der Körper ausdrückt (Aristoteles).

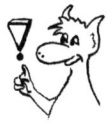

„Die Kunst der sechs Schritte"[5]

Lassen Sie uns rekapitulieren: Wir gehen davon aus, dass es einen Teil von Ihnen gibt, der Sie veranlasst, etwas zu tun, das Sie nicht tun wollen, oder einen Teil, der Sie davon abhält, das zu tun, was Sie tun wollen.

Es gibt Teile, die reichen sehr weit ins **Bewusstsein** und können auch sprechen. Das klingt dann ungefähr so: *„Ich weiß, dass das falsch ist, aber irgendetwas in mir bringt mich immer wieder dazu,"* oder *„Ich möchte gerne, aber irgendetwas hält mich davon ab."*

Was aber passiert, wenn ein Teil Ihres **Unbewussten** keine verbale Sprache benutzt und sich sein Verhalten als körperliches Signal äußert? Denken Sie an jene Dame aus dem 1. Teil des Buches, die so unter Kopfschmerzen litt. Könnte der Teil, der ihr die Kopfschmerzen beschert, sprechen, was würde er wohl sagen?

> Es gilt, den Gewinn beizubehalten, das Verhalten aber zu ändern.

In diesen Fällen geht es darum, eine Methode zu finden, mit der man den **Gewinn des Verhaltens beibehalten,** das **ursprüngliche Verhalten des Teils aber verändern kann.**

Diese Methode nennt man im NLP „**Six Step Reframing**" und sie kann bei Verhalten, mit denen man nicht einverstanden ist, oder auch bei körperlichen Symptomen wertvolle Dienste leisten, da sie eine gute Möglichkeit in Richtung „mehr Wahlmöglichkeiten" bietet.

Ich stelle Ihnen im Folgenden das Six Step Reframing **als formalen Prozess** vor, den sie mit sich selbst oder mit jemand anderem ausprobieren können. Lassen Sie den umfangreichen Prozess auf sich wirken und sehen Sie im Anschluss, wie er **in ein alltägliches Gespräch mit einem Patienten** einfließen kann.

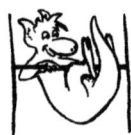

Six Step Reframing[6]

1. Unerwünschtes Verhalten herausfinden

Suchen Sie ein Verhalten, das mit folgender Struktur beschrieben wird: „Ich weiß, dass das falsch ist, aber irgendetwas in mir ..." oder „Ich möchte gerne, aber irgendetwas hält mich davon ab."

2. Kontaktaufnahme mit dem verantwortlichen Persönlichkeitsanteil

Versuchen Sie nun, Kontakt mit jenem Teil aufzunehmen, der für das Verhalten verantwortlich sein könnte. Lassen Sie sich Zeit, und wenn Sie das Gefühl haben, es „wird nichts", tun Sie einfach so, **als ob** Sie es könnten ...

Die erste Antwort, die einfällt, sollte auffallen.

3. Finden der positiven Absicht

Bedanken Sie sich bei dem Teil dafür, dass er jetzt mit Ihnen kommuniziert, und für das, was er bisher für Sie geleistet hat, auch wenn Ihnen möglicherweise der tiefere Sinn, die gute Absicht noch nicht bewusst ist.

Retten Sie sich nicht einfach über diesen Punkt hinüber, sondern meinen Sie den Dank ernst! Bringen Sie dem Teil Respekt entgegen. Sie wissen, er ist ein Teil von Ihnen, der das Beste für Sie will.

Dann fragen Sie den Teil, ob er bereit ist, Sie seine höhere Absicht wissen zu lassen.

Bei einem „Ja-Gefühl" lassen Sie sich von der Antwort überraschen ... Wenn der Teil nicht bereit zu sein scheint oder wenn Sie nur hilflos den Kopf schütteln, dann können Sie sich noch einmal intensiv bedanken für das, was er für Sie getan hat, und dafür, dass er auch noch die Verantwortung wahrnimmt, Sie nur das wissen zu lassen, was gut für Ihr Bewusstsein ist.

Oder Sie stellen die Frage: „Und wenn ich die Antwort kennen würde? Was könnte es sein?"

Oft sind dann genau die Antworten, die als erstes „einfallen", recht wesentliche ...

Wenn Sie weitermachen, stellen Sie dem Teil nun die **Frage**, ob er, wenn er **neue, bessere Möglichkeiten** bekommen würde, diese höhere Absicht zu erfüllen, bereit wäre, diese **auszuprobieren**.

4. Kreativer Teil findet neue Wege, die den selben Zweck erfüllen

Jetzt bitten Sie Ihre **kreativen Teile**, jene, die Sie immer wieder auf neue Ideen bringen, **sich neue Wege zum Erreichen der Absicht zu überlegen**.

Vielleicht dauert es zu Beginn ein wenig, aber Sie werden bemerken, dass in Ihren kreativen Teilen Ideen sprudeln wie eine Quelle.

Nicht alle neuen Wege werden Ihnen gefallen und manche werden auch gar nicht verwirklichbar sein.

Wählen Sie jene **drei Möglichkeiten** aus, die Ihnen am hilfreichsten, am möglichsten, am sympathischsten erscheinen. Beachten Sie, dass diese Möglichkeiten auch unmittelbar zugänglich und verfügbar sein sollten. (Wir hecken hier schließlich keinen Fünfjahresplan aus!)

Bedanken Sie sich anschließend bei Ihren kreativen Teilen für die Unterstützung!

5. Bitte an Absichtsteil, neue Möglichkeiten während der nächsten Wochen zu testen (future pace)

Stellen Sie dem Teil die drei neuen Möglichkeiten vor und bitten Sie ihn, mindestens eine davon während der nächsten Wochen zu testen.

Wenn Sie sein Einverständnis spüren, bedanken Sie sich für die Kooperation und für den Mut, Neues zu wagen.

Stellen Sie sich anschließend eine Situation in der Zukunft vor, bei der die neue Verhaltensmöglichkeit des Teils zum Tragen kommt. Was werden Sie sehen, hören, spüren?

Spüren Sie Skepsis, bitten Sie ihn, es trotzdem zu versuchen. Sollten sich die gefundenen Möglichkeiten in der Praxis als wenig hilfreich erweisen, dann kann er ja immer noch auf das alte Verhalten zurückgreifen.

6. Öko-Check

Beim Öko-Check stellen Sie zuerst die Frage, ob es irgendwelche Teile von Ihnen gibt, die Einwände gegen das neue Verhalten haben könnten.

Seien Sie gegenüber den Signalen, die Sie erhalten, sensibel. Sie kommen von Ihren anderen Teilen, die ebenfalls gute Absichten haben ...

Überlegen Sie auch, ob Sie mögliche Konsequenzen, die eine Verhaltensänderung für die Menschen in Ihrer Umwelt mit sich bringt, ebenfalls akzeptieren können und wollen.

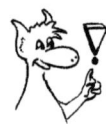

Six Step Reframing im Überblick

step one: Unerwünschtes Verhalten finden
step two: Kontaktaufnahme mit dem verantwortlichen Persönlichkeitsanteil
step three: Finden der positiven Absicht
step four: Die kreativen Teile finden neue Wege, die den selben Zweck erfüllen
step five: Bitte an Absichtsteil, neue Möglichkeiten während der nächsten Wochen zu testen
step six: Öko-Check

Diese sechs Schritte wirken, sie wirken manchmal sogar noch besser, als man glauben könnte. Ein Allheilmittel sind sie nicht, aber gibt es überhaupt Allheilmittel?

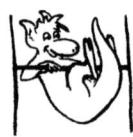

Die sechs Schritte im Gespräch

Denken Sie an einen konkreten Patienten, einen konkreten Menschen, bei dem Sie glauben, ein „Six Step Reframing" könnte hilfreich sein. Stellen Sie sich die realistische Gesprächssituation vor. Wie klingt Ihre Tonalität, wie die Ihres Gegenübers? Ist der Rapport tragend genug oder können Sie noch etwas daran verbessern?

Würdigen Sie das unerwünschte Verhalten. Erzählen Sie irgendeine Metapher, die den Unterschied „Absicht-Verhalten" klar macht oder sagen Sie einfach: *„Könnte das, wenn man es von einer anderen Seite sieht, nicht auch eine gute Sache sein?"* Oder *„Ich bin sicher, dass dahinter etwas steckt, was von Bedeutung ist."*

Entdecken Sie die höhere Absicht, wobei hier die Sätze, die mit *„Und was wäre, wenn"* beginnen, recht wirksam sein können: *"Was wäre das Gute für Sie, wenn Sie ...?"*, oder *"Wenn Sie es wüssten, was würden Sie sagen, wird dadurch für Sie möglich?"* oder *"Und wenn das erfüllt wäre, was könnte dann sein?"*

Würdigen Sie anschließend diese höhere Absicht, sagen Sie beispielsweise, dass das aber wirklich wichtig ist, dass das ja Bedeutung hat ...

Entdecken Sie schließlich neue Möglichkeiten. Fragen Sie, ob es denn andere Dinge, Verhaltensweisen, Handlungen auch geben könnte, die sich um diese Absicht sorgen, die sich darum kümmern, dass das oder das „erfüllt" wird ...

> Jemand Neuer ist im Raum. Er trägt ein Schild in der Hand, auf dem steht: „Ich bin die neuen Möglichkeiten." (frei nach V. Satir aus „Meine vielen Gesichter").

Übrigens kann Humor Sie bei der Suche nach neuen Wegen sehr gut unterstützen! Es geht dabei noch nicht darum, dass jede Idee verwirklichbar ist. Zu diesem Zeitpunkt ist es wichtig zu entdecken, dass es viele andere Möglichkeiten gibt!

Wählen Sie dann die „Top 3" der Ideen aus und fragen Sie, ob diese nicht einen Realisierungsversuch wert wären.

"Haben Sie Lust, es für eine Zeit zu probieren? Wenn die Ideen keine guten sind, können Sie immer noch zum Alten zurückkehren oder etwas ganz anderes probieren."

Werfen Sie einen Blick in die Zukunft: *"Wann wird die erste Situation sein, wo Sie merken, dass Sie das Neue tun?"*, *"Was denken Sie, wie wird es Ihnen damit gehen?"*, *"Gibt es irgendwas in Ihnen, das sich da wehrt?"*

Denken Sie einmal an Gesprächssituationen, in denen es hilfreich sein kann, diesen Prozess durchzuführen.

Was wird Ihnen möglich, wenn Sie in Ihrem alltäglichen Umgang mit PatientInnen und mit sich selbst die „gute Absicht" hinter unverständlichen Verhaltensweisen entdecken?
Was wird dann nicht mehr möglich sein?

Was wird Ihrer Umwelt, den Menschen, mit denen Sie zusammenkommen, mit denen Sie arbeiten, dadurch möglich?
Was wird dann nicht mehr möglich sein?

Sind Sie damit zufrieden?

Wenn ja, dann wünsche ich Ihnen und den Menschen, die mit Ihnen auf dem Weg sind, viele Möglichkeiten.
Wenn nein, dann tun Sie etwas anderes.

> Vielleicht möchten Sie mit dem Teil arbeiten, der hier einen Einwand liefert.
> Dabei wünsche ich Ihnen und den Menschen, die mit Ihnen auf dem Weg sind, viele Möglichkeiten ...

Sechs Schritte, die möglicherweise ein Anfang sind

Das Six Step Reframing und die Arbeit mit Persönlichkeitsanteilen ist eine wertvolle Grundkomponente des NLP – wie das hygienische Behandeln einer Wunde im medizinischen Bereich.

Manchmal ist es damit schon getan, und der Patient fühlt sich rundherum wieder wohl. In anderen Fällen fühlt sich der Patient wohl und bei der Nachuntersuchung bemerken Sie gemeinsam, dass nicht nur das Knie aufgeschürft, sondern das gesamte Immunsystem angegriffen und eine andere Behandlung angemessen ist.

Glauben Sie jetzt, dass es ein Fehler war, das Knie zu behandeln? War es nicht viel mehr ein Anfang?

Es gibt ein phantastisches Bilderbuch von Heinz Janisch und Helga Bansch. Es heißt „Zack bumm" und handelt von einem Vogel, der bei seinem ersten Flugversuch auf den Kopf gefallen ist und seither nur noch „Zack bumm" sagen kann. Das Fliegen hat er mit der Sprache gleich mit aufgegeben.

Er durchläuft so manchen Versuch auf seinem Weg, ein glücklicher Vogel zu werden. Und eines Tages wagt er das Undenkbare:

„Und dann sauste Sigmund vom höchsten Baum herab. Er machte einen Salto in der Luft. Er flog rückwärts und mit dem Kopf nach unten. Er zeigte alle seine Kunststücke. Es war die tollste Flugshow, die man je im Wald gesehen hatte. „Es ist herrlich, ein Vogel zu sein und durch die Luft zu schweben!", dachte Sigmund. Laut und fröhlich krächzte er sein „Zack bumm!"

Es klang so, als hätte jemand eine Tür aufgemacht ... "[7]

Die sicherste Tür ist die, die man offen lassen kann (Sprichwort aus China).

NLP im Umgang mit schweren Erkrankungen

Petra Zündel

> Sie können davon ausgehen, dass Menschen schon vor der Diagnosestellung auf unbewusster Ebene die Stimme des Körpers verstehen.

Aus eigener Erfahrung mit der Bewältigung einer Darmkrebserkrankung im Jahr 2000 durfte ich erfahren, was es bedeutet, beste medizinische Versorgung zusammen mit einer psychologischen Hilfestellung zu erhalten.

Mir wurde mit einem Schlag bewusst, welchen **Einfluss zielgerichtete Kommunikation in Verbindung mit hypnotischen Sprachmustern** hat und **wie wichtig dieser Einsatz im therapeutischen Gespräch zwischen Arzt und Patient ist**.

Als Arzt können Sie davon ausgehen, dass Menschen vor der Diagnosestellung einer ernsthaften Erkrankung bereits auf einer unbewussten Ebene davon Kenntnis besitzen, dass irgendetwas mit ihrem Körper nicht in Ordnung ist.

Hin-zu statt weg-von

In den allermeisten Fällen haben die Patienten, bevor sie sich zu einer Untersuchung entschließen, bereits viel über ihr Problem nachgedacht, haben sich Sorgen gemacht, kurzum: Sie sind verunsichert.

Sorgen blockieren und verhindern jedoch klare Gedankenabläufe, die konstruktiv zu einer Lösung führen. Die Menschen bewegen sich nicht hin-zu einem wünschenswerten Ziel, sondern weg-von diesem unerwünschten Zustand.

Dieses Metaprogramm ist im Hinblick auf rasche Genesung und Heilung kontraproduktiv, da die Patienten dadurch einer Situation machtlos sowie hilflos gegenüberstehen, wo es gilt, selbst auch initiativ zu werden.

Dieser Zustand bezeichnet einen sogenannten „stuckstate", einen Zustand, in dem man feststeckt.

Der Patient wird unfähig zu handeln und ein leichtes Opfer seiner Erkrankung, was wir im Fachjargon auch als „Sitting-duck-Syndrom" bezeichnen.

Ärger, Wut und all die anderen „Gefühle"

> „Die schlimmste Krankheit ist nicht Lepra oder Tuberkulose, sondern das Gefühl, von niemandem angesehen zu werden, ungeliebt zu sein, verlassen von jedermann"
> (Mutter Theresa).

Ärger = Angst um ...?

Besonders im Umgang mit schweren Erkrankungen sehen sich Ärzte oft mit Schwierigkeiten konfrontiert, die mit Gefühlen wie Ärger, Wut und Hass einhergehen.

In jedem Fall gehen Menschen, die im Mediatoren- und Supervisionsbereich tätig sind, davon aus, dass **hinter einem negativen Gefühl ein verletztes Bedürfnis** steckt.

Da Menschen oft schon in ihren frühen Jahren (warum auch immer) gelernt haben, diese Bedürfnisse zu unterdrücken, verlieren sie oftmals den Zugang zu ihren „Primärgefühlen"[1], zu jenen Gefühlen also, die eine angemessene Reaktion auf das „hier-und-jetzt" sind.

Eine lebensbedrohliche Krankheit hat eine lange und komplexe Entstehungsgeschichte (NLP und Gesundheit).

Ich ging zu meinem Hausarzt und erzählte ihm im Rahmen einer Auffrischungsimpfung, dass ich Blut im Stuhl hatte und das bereits regelmäßig. Ohne mit der Wimper zu zucken kam die prompte Antwort: „Das hat meine Frau auch, das sind Hämorrhoiden."

Ende der Debatte. Keine Untersuchung. Nichts.

Einige Monate später, als mir der Beschwichtigungsversuch doch zu wenig war, ergriff ich die Initiative und ging zur Untersuchung. Die Diagnose lautete „Krebs" und meine Wut gegenüber meinem Hausarzt war schier grenzenlos. Noch dazu kam, dass ich den untersuchenden Arzt fragte, was gewesen wäre, wenn ich erst in einem halben Jahr zur Untersuchung gekommen wäre. „Da wären Sie nicht mehr gekommen", war die knappe Antwort.

Also machte ich mich auf den Weg, ging zu meinem Noch-Hausarzt, ließ die Warteschlange Warteschlange sein, drängte mich vor und verkündete der Sprechstundenhilfe und Ehefrau des Arztes lauthals: „Ich möchte Ihnen nur sagen, dass die Hämorrhoiden Darmkrebs sind."

Ihre Frage, ob ich zum Arzt hineingehen möchte, verneinte ich. Mir war es zu diesem Zeitpunkt nur wichtig, dass jeder in diesem Wartezimmer wusste, wie unfähig dieser Arzt ist.

Heute hingegen weiß ich, was hinter meinem Verhalten verborgen lag: tiefe Angst. Angst um mein Leben und auch die Angst, dass ihm dieser Fehler bei weiteren Patienten unterlaufen und fatale, das heißt tödliche Folgen haben könnte. Hinter diesem Gefühl der Angst steckte das Bedürfnis nach Sicherheit, sicher zu gehen, dass ich mich auf meinen Arzt verlassen kann, dass er meine Gesundheit „sichert" durch entsprechende Maßnahmen.

Wenn Sie im Rahmen eines Gespräches mit einem Patienten mit starken Gefühlen wie Wut oder Hass konfrontiert sind, versuchen Sie, das konkrete Bedürfnis dahinter zu sehen.

Manches Mal ist detektivisches Gespür notwendig, um Werte und Bedürfnisse ausfindig zu machen. Wenn Sie mit einem Vorwurf konfrontiert sind, beispielsweise: „Sie helfen mir nicht", so wandeln Sie diese Aussage in Gedanken ins Gegenteil um, also in „Sie helfen mir".
Welches Bedürfnis des anderen würde sich dadurch erfüllen? Unterstützung natürlich.

Sobald wir unsere Aufmerksamkeit auf (eigene und fremde) Bedürfnisse richten, verbindet uns das mit anderen Menschen.
Wenn klar ist, dass in Konfliktsituationen unser Gesprächspartner etwas mit uns gemein hat, ändert das die Richtung, und ein konstruktives Gespräch entsteht.
Wenn wir uns auf die Bedürfnisse statt auf Positionen beziehen (wer im Recht ist und wer nicht), kommen wir in Kontakt mit unserer Primärenergie, die uns anleitet, einander zu verstehen.
Zuversicht anstatt Konflikt.
Eine **fruchtbare** anstelle einer **furchtbaren** Kommunikation lässt jene Zuversicht erwachsen, dass eine Begegnung von Mensch zu Mensch möglich ist, wenn wir unser Herz sprechen lassen.

Die Erstuntersuchung
Mir war nicht wohl bei dem Gedanken an eine Darmspiegelung, doch die angenehme Atmosphäre im Wartezimmer, leise klassische Musik, die ruhige Art und Weise, wie die Untersuchung ablief, wirkte beruhigend auf mich. Doch irgendetwas in der Art und Weise, wie sich mein Arzt verhielt, beunruhigte mich dennoch.
Auf das Ergebnis der Untersuchung musste ich eine Woche warten und dazwischen lag ein unerträglich langes, nie enden wollendes Wochenende.

Erstgespräche

Beachten Sie bitte, dass der größte Teil unserer menschlichen Kommunikation nonverbal abläuft. Einen kleinen, aber dennoch nicht minder wichtigen Teil stellt das dar, was wir sagen und wie wir das dann zum Ausdruck bringen.

Je mehr Zeit Sie bei diesem Erstgespräch dazu verwenden (auch im Hinblick darauf, dass Sie aus Erfahrung wissen, wie das Untersuchungsergebnis ausgehen wird), das **bevorzugte Sinnessystem** Ihres Patienten, **seine Metaprogramme** und **diverse Glaubenssätze** herauszufinden, desto besser können Sie sich auf ein zweifelsohne herausforderndes zweites Gespräch, in dem die Diagnose gestellt wird, vorbereiten!

Die Diagnosestellung

Das ganze Wochenende über war ich unruhig und wurde von einem Alptraum gequält, dass irgendwo in meiner Wohnung ein Feuer ausgebrochen wäre. Ich begann langsam daran zu zweifeln, dass alles harmlos sei.

Am Dienstag war es dann so weit, der Termin beim Arzt rückte näher. Als ich bemerkte, dass ich die letzte Patientin für diesen Tag war, verstärkten sich meine Zweifel. Glücklicherweise erklärte sich eine liebe Freundin bereit, mich zu begleiten.

Mein Arzt überbrachte mir die Nachricht von der Diagnose in einer ruhigen und besonnenen Weise mit viel Rapport und Feingefühl, sodass ich mich von Anfang an in sehr guten Händen wähnte.

Er konnte in einem Bruchteil eines Augenblicks Rapport herstellen, um dann in eine konstruktive Richtung zu gehen, wo es mir plötzlich möglich war, Perspektiven zu entwickeln.

Mit Hilfe von hypnotischen Sprachmustern konnte ich mich noch am selben Tag entscheiden, in wessen Hände ich mich für die Operation begeben würde.

Eines der Sprachmuster, das mein Arzt verwendete, ist im NLP als „double bind" bekannt: Der Patient wird vor die Wahl gestellt, sich entweder für die eine oder für die andere Sache zu entscheiden, eine andere Alternative lässt man ihm nicht. Er hat die „freie Wahl" zwischen zwei Möglichkeiten. Entscheiden muss er und wird er.

Durch seine spezielle Ausbildung konnte mich der Arzt leicht durch alle Gefühlszustände geleiten, und selbst zu weinen war mir nicht peinlich.

Er gab mir noch den Tipp, die Gefühle hinauszuschreien und anschließend auf meinen Körper zu hören, was dieser mir sagen will.

Tipps zum eigenen „State-Management"

Ein weiteres wichtiges Werkzeug für gelungene Kommunikation in Krisensituationen stellt das eigene State-Management dar, also die Fähigkeit, über das Maß und die Art seiner Gefühle mitbestimmen zu können.

Stellen Sie sich einmal folgende Fragen:

Wer nicht an Wunder glaubt, ist kein Realist (Nils Bohr).

- Was fürchte ich am meisten, wenn ich einen Patienten über eine schwere, möglicherweise tödliche Krankheit informiere?
- Was ist meine eigene Einstellung zum Thema Tod und Vergänglichkeit?
- Was glaube ich selbst über meine Fähigkeiten, in diesem Fall zu helfen?
- Was halte ich für möglich?
- Wie viel bin ich als Arzt/Ärztin bereit zu geben (Zeit, Ressourcen, Informationen, Coaching)?
- Wo sind meine eigenen Grenzen der Belastbarkeit?
- Wie gehe ich mit stressbeladenen Situationen um?

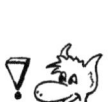

„Wer nicht an Wunder glaubt, ist kein Realist" – diese Weisheit des Nobelpreisträgers Nils Bohr führt uns vor Augen, welchen Beschränkungen wir uns mit dem Gedanken, dass etwas unmöglich sei, ständig unterwerfen.

Tränen

Bestätigen Sie den Patienten darin, wenn er weint. Wir fürchten uns manchmal vor Tränen, als wären sie Waffen, doch es ist „in Ordnung", wenn der Patient weint und einen Teil seiner psychischen und physischen Anspannung gehen lässt.

Holen Sie ihn ab, indem Sie nicken und ihm damit unbewusst bestätigen, dass sie ihn verstehen.

Als nächstes Ziel allerdings gilt es, ihn sachte aus dieser Situation herauszuholen, um konstruktiv Perspektiven für die Zukunft und die weitere Lebensplanung zu entwickeln.

Empathisch zuhören

Wir bleiben verletzlich, wenn wir die Fähigkeit entwickeln, empathisch zuzuhören. Wir können ein Gespräch wiederbeleben, das in einer Sackgasse verebbt ist, und wir können auf Gefühle und Bedürfnisse hören, die schweigend ausgedrückt werden.

Das Wort Empathie bezeichnet die Fähigkeit des Einfühlens jedoch ganz unabhängig davon, ob Ihnen der andere sympathisch ist oder nicht (Uwe Scheler).

Manchmal gehen Menschen spontan aus sich heraus, wenn sie merken, ihnen gegenüber sitzt ebenfalls ein Mensch und sie haben Kontakt mit jemandem, der ihnen wirklich zuhören kann.

Das funktioniert auch ohne Worte, in aller Stille, nur durch ein Nicken, das das Gesagte des Gegenübers unterstreicht.

Empathie bedeutet, den eigenen Verstand leer zu machen und mit dem ganzen Wesen zuzuhören – ohne vorgefasste Meinungen und Urteile.

Wenn wir auf die Worte eines Menschen hören und dabei überlegen, wie diese in unser Weltbild passen, haben wir unseren Blick zwar auf den Menschen gerichtet – aber wir sind nicht *bei* ihm und schon gar nicht *mit* ihm.

Referenzerfahrungen

Lassen Sie Ihren Patienten eine Referenzerfahrung dafür suchen, in der er eine ganz komplizierte und schwierige Situation gemeistert oder eine schwierige Lebensphase heil überstanden hat.

Ankern Sie diese beispielsweise **mit einer Handbewegung** und **achten Sie** auch darauf, wie Ihr **Gegenüber Gesagtes mit entsprechenden Gesten der linken oder rechten Hand unterstreicht** bzw. **mit welcher Geste er positive Erlebnisse schildert** und **mit welcher negative**.

Bestätigen Sie, während Sie über **Genesung und Heilung** sprechen, diese **mit der positiven Handbewegung** und der Handbewegung für „gemeisterte Lebenssituationen".

Diese Vorgehensweise hat eine enorme Wirkung auf der unbewussten Ebene des Verstehens und Wiederkennens.

Es ist besser, der inneren Stimme zu folgen und gegen die Welt zu kämpfen als der Welt zu folgen und mit dem tiefsten Selbst zu streiten (M.Pastore).

Halten Sie Ihren Patienten dazu an, bis zum nächsten Termin, der kurz darauf erfolgen könnte, einen Zettel anzulegen und jene Dinge darauf festzuhalten, die er schon immer verwirklichen wollte, es aber bisher nicht gewagt hatte, aus Angst, aus Mangel an den nötigen Ressourcen, etc.

Das Wichtigste ist allerdings, dem Patienten am Ende dieser Besprechung das Gefühl zu geben, jederzeit für ihn da zu sein.

Und: **Lassen Sie ihn nicht alleine nach Hause gehen**, sondern bieten Sie ihm professionelle Begleitung in dieser Krisensituation an!

Nun vergingen die nächsten zwei Tage im Zeitlupentempo, obwohl ich mich entschlossen hatte weiterzuarbeiten, um nicht der Verzweiflung anheim zu fallen.

Leider musste ich auch noch mit einer beruflich schwierigen Situation fertig werden, denn mein damaliger Chef ging mir konsequent aus dem Weg, um nicht mit der Krankheit konfrontiert zu werden.

Nach außen hin wirkte ich ruhig, aber mein Ruhepuls von 130 verriet die innere Anspannung. Ich hatte das Gefühl zu zerplatzen oder ohnmächtig zu werden. An eine konstruktive Arbeit war nicht zu denken, meine Gedanken kreisten ständig um Krankheit, Tod und Veränderung.

Als ich meinem Arzt von dieser beruflichen Misere berichtete, meinte er dazu, dass es kein Mensch so leicht verträgt, mit der eigenen Endlichkeit konfrontiert zu werden ... Das half mir zu einem neuen Verständnis der Situation, sodass wir nun gemeinsam überlegen konnten, wie es weitergehen sollte.

In weiteren zwei Tagen hatte ich einen Termin bei dem Spezialisten für Darmerkrankungen und da sollte sich herausstellen, ob ein künstlicher Darmausgang vorübergehend gelegt würde oder für immer. Die Frau in mir wurde hysterisch bei dem Gedanken, nie wieder ein befriedigendes Sexualleben genießen zu können mit so einem Ding. Alles erschien möglich, weil der Tumor so tief im Rektum saß.

Mittlerweile hatte ich bereits zu beten begonnen ...

Tabuthemen

Auch wenn das Thema „Überleben" im Vordergrund steht, sollte man darauf eingehen, wie Frau/Mann sich fühlt, wenn so ein eklatanter Eingriff in die Intimsphäre getätigt wird.

Ein offenes Gespräch, bei dem es **keine Tabuthemen** geben darf, ist von essentieller Bedeutung.

Seien Sie so ehrlich wie möglich. Wie bereits erwähnt, geht es vordergründig ums Überleben, aber das allein genügt nicht.

Um die Qualität des Lebens zu erhalten, spielt die Sexualität eine zentrale Rolle.

Zum Thema Sport

Ermutigen Sie den Patienten, im Rahmen seiner gesundheitlichen Möglichkeiten für einige Wochen eine Ballsportart auszuüben, während des Spiels an die Krankheit zu denken und auf den Ball einzuschlagen, als „ginge es um Leben und Tod".

Der Patient soll während des Spiels den Tumor visualisieren und ihn mit jedem Schlag „vernichten".

Diese Übung stärkt das Ego und die Bereitschaft sowie die Ausdauer zum Wieder-Gesund-Werden.

Vom Warum zu Wie

Sie kennen die Fragen: „Warum passiert das ausgerechnet mir, warum (immer) ich?"

Was steht hinter so einer Frage? In erster Linie Selbstmitleid – Mitleid mit sich selbst.

Da der Patient allerdings ohnehin schon genug leidet, hilft es ihm nicht sonderlich, wenn er zusätzlich zu dem Leiden, das normalerweise mit einer schweren Erkrankung einhergeht, noch eins draufgibt, indem er leidet, dass er leidet.

Das ist, wie einen Hund zu halten, der das Haus bewacht und zu diesem Zweck potentielle Eindringlinge verbellt. Er bellt auch, wenn es laut ist, und da es auch laut ist, wenn er bellt, bellt er ständig ...

Verwandeln Sie Warum-Fragen in lösungsorientierte Wie-Fragen.

Das stellt ein Paradoxon dar, dem Sie als Arzt/Ärztin am besten begegnen, indem Sie die Warum-Frage in eine **Wie-Frage** verwandeln. **Wie-Fragen** zielen auf konkrete Lösungen ab:

„Warum passieren immer mir so schreckliche Dinge?"
„Wie genau werden Sie mitarbeiten, damit Sie bald wieder gesund werden?" → führt aus der Passivität in Richtung Handlung.

„Warum muss ich so leiden?"
„Wie wäre es für Sie, – einen Moment nur – dieses Leiden anzunehmen, um noch heute zu erkennen, dass es von Tag zu Tag bergauf geht und Sie sich für's Erste gestatten, sich mit kleinen Schritten zu begnügen." → führt in Verbindung mit hypnotischen Sprachmustern zu einem Blick auf schrittweise Veränderung im Sinne von „Veränderung ist ein kontinuierlicher Prozess, kein Ereignis".[2]

Steigern Sie die Eigenverantwortlichkeit Ihrer Patienten, ermöglichen Sie so Veränderungen und ermuntern Sie die Patienten, das zu sagen, was sie gerne möchten oder erreichen wollen.

Um zu neuen guten Lösungen zu kommen, brauchen wir die Ressource des Querdenkens (frei nach M. V. von Kibéd).

Lösungsorientierte Fragen

Matthias Varga von Kibéd, ein Professor für Logik und Paradoxientheorie an der Universität München und gleichzeitig einer der größten systemischen Querdenker, erzielte mit seiner Art der systemischen Aufstellungsarbeit große Erfolge.

Gemeinsam mit seiner Frau Insa Sparrer beschreibt er in einem seiner Bücher, das im Kapitel über die Ziele schon einmal zitiert wurde („Ganz im Gegenteil"), wie man zielgerichtete, lösungsorientierte Fragen stellt, indem man gleichzeitig **die Wurzeln für die erfolgreiche bisherige Nicht-Veränderung** betrachtet.

Ich habe diese Art von Fragen in sogenannten Patt-Situationen an mir selbst und an vielen Klienten angewandt und kann Ihnen die erstaunlichsten Ergebnisse garantieren:

- Wodurch können Sie besonders zuverlässig erreichen, dass das gesundheitliche Problem nicht gelöst wird?
- Welche Ressourcen zur Verhinderung einer dauerhaften Lösung haben wir bisher unzureichend berücksichtigt?
- Welche Personen könnten uns bei der Sicherung der Nichterreichung des Zieles, wieder gesund zu werden, unterstützen, auf deren Hilfe wir bislang verzichtet haben?
- Wie könnten wir diese Personen dazu ermuntern, die Problemlösung wirkungsvoll verhindern zu helfen?
- Wo haben wir leichtfertig spontane Lösungsmöglichkeiten zu untergraben versäumt?
- Wenn es uns bisher erfolgreich gelungen ist, das Ziel zu vermeiden, wodurch könnten wir die Sicherheit dieser erfolgreichen Zielvermeidung noch erhöhen?

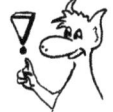

Auch wenn diese Fragen durch ihre „querdenkerische" Art provozieren, wird dem Patienten klar, wie eine Lösung verhindert wurde. Dadurch wird plötzlich ein Tor zu einer anderen Art von Fragen aufgestoßen, nämlich Fragen wie:

- Was ist gut? Was genau soll so bleiben?

Anmerkung: Da kommen dann durchaus Antworten wie zum Beispiel: „Es ist gut, dass sich meine Familie um meine Bedürfnisse kümmert, Rücksicht nimmt, den Haushalt führt", etc.

- Wenn wir an der gegenwärtigen Situation etwas ändern sollten, was sollte dann unbedingt so bleiben, wie es ist?

Alles bleibt, wie es ist, es sei denn, irgendjemand sorgt dafür, dass es verändert wird (Fritz Simon: Unser gewöhnliches Weltbild).
Alles verändert sich, es sei denn, irgendwer oder was sorgt dafür, dass es so bleibt, wie es ist (Fritz Simon: Das systemisch kybernetische Weltbild).

Veränderungen

Möglicherweise kommen auf die letzte Frage ähnliche Antworten wie auf die vorletzte. Wenn solche Fragen nicht vor der erwünschten Veränderung gestellt werden, kommt die Veränderung zwar wie ein Paukenschlag, würde allerdings einen Rückfall in die Problemsituation begünstigen, wenn nicht sogar beschleunigen!

Aus eigener Erfahrung gesprochen muss ich ehrlich zugeben, dass ich auch immer wieder in Versuchung gekommen bin, mich an „Versprechen", die in einer Ausnahmesituation gegeben wurden, „aufzuhängen", um gewisse Dinge zu erzwingen.

Mein Lebenspartner hatte mir in dieser schwierigen Lebensphase beispielsweise versprochen, seine beruflichen Belange von nun an hintanzustellen, weil er meinte, erkannt zu haben, dass es wichtigere Dinge im Leben gibt.

Er tat das auch in der Zeit meiner Genesung und ließ sich sogar für drei Monate von seinem Job karenzieren. Dieses Versprechen hatte aber eine kurze „Halbwertszeit" und bald war alles so, wie es früher immer gewesen war: der Terminkalender übervoll, keine Zeit für Mittagspausen und Termine bis in die Abendstunden.

Anfangs lehnte ich mich dagegen auf und forderte die Einhaltung des damals abgegebenen Versprechens, uns mehr Zeit für uns selber zu nehmen und das Leben mehr zu genießen.

Nach und nach sah ich aber ein, dass ich die Dinge nur für mich selber ändern kann, indem ich **meine Lebensziele** *und* **Lebenspläne** *klar vor Augen habe und danach handle.*

Meine missionarischen Anfälle, andere ändern zu wollen (vor allem gegen ihren Willen) habe ich ebenfalls ad acta gelegt und lebe seither besser.

Ein lieber Freund und Philosoph unterstrich diese Art von Ansicht einmal mit seiner Aussage:

„Unkompliziert ist es, das Einfache zu wollen. Das zu wollen, was man wirklich will, ist nur scheinbar kompliziert, aber möglich. Einfach alles Mögliche zu wollen, kompliziert die Dinge (René Adametz).

Ein weiterer wichtiger Aspekt ist, den **Verwandten des Patienten** zu verdeutlichen, dass sie als Menschen immer wieder an ihre eigenen Grenzen stoßen werden und dass ein „Nein" die Grenzen der eigenen Belastbarkeit aufzeigt und so verhindert, dass es irgendwann zu einem Zusammenbruch kommt.

Fragen, die in Richtung Heilung gehen

- Welche Ressourcen setzt der Patient ein bei dem, was an Veränderung passiert und was er erfolgreich bewältigt? Was soll auch nach der Genesung so bleiben und wodurch kann der Patient selber diese Ressourcen noch mehr würdigen?

- Woran wird Ihr Patient erkennen, dass die Ressourcen, die da sind, auch nach der Heilung wirklich noch vorhanden sind?
- Wer würde es als Erster bemerken?

  Hinweis: Die Antwort gibt Ihnen den Hinweis, ob Ihr Patient intern („Ich weiß es als Erster") oder extern referenziert („XY wird es als Erster bemerken") ist
- Wer sonst noch?
- Und woran?

  Hinweis: Diese Antwort soll keine negativen Formulierungen enthalten, wenn doch, werden sie hinterfragt. Wenn der Patient z. B. sagt: „Ich werde es bemerken, wenn die schrecklichen Kreuzschmerzen nicht mehr da sind!" fragen Sie weiter:
- Und was wäre stattdessen da?
- Und was täten Sie dann, was Sie jetzt nicht machen?

„Problemstabilisatoren"

Stellen Sie diese beiden Fragen so oft, bis eine klare, positiv formulierte, genaue und aktive Antwort kommt.

Halten Sie sich vor Augen, dass es für jedes Problem sogenannte „Stabilisatoren" gibt, die dafür sorgen, dass alles, was man gegen das Problem unternimmt, automatisch zu dessen Verstärkung führen.

Die Gründe hierfür können entweder in einem verdeckten Gewinn liegen oder die Menschen können, solange das Problem aufrecht erhalten wird, ein bestimmtes Ziel nicht erreichen.

Menschen irren sich häufig bei ihrer „Top-10-Liste der Zielsetzungen" – und hinderliche Glaubenssätze tragen ihres dazu bei, dass es ist, wie es ist.

Wenn es uns gelingt, dem Preis zuzustimmen, den es uns kostet, auf den Gewinn des Problems zu verzichten, kann uns das so gewonnene Ergebnis wirklich kostbar werden (M. V. von Kibéd).

Verdeckte Gewinne

Auf die verdeckten Gewinne möchte ich gerne noch näher eingehen, denn diese sind oft hinter einem riesigen blinden Fleck versteckt. Durch diesen blinden Fleck jedoch ist ein essentieller Bestandteil der einzelnen Puzzleteile ausgeblendet und somit auch nicht zugänglich.

Als Vergleich und zugleich als Metapher steht beispielsweise das Grundstück, an dem achtmal am Tag der Zug vorbeifährt, sodass die Gläser klirren. Trotzdem gelingt es den Bewohnern, dieses Geräusch auszublenden.

Ähnlich verhält es sich mit den verdeckten Gewinnen:

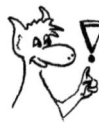

- Wofür war es gut, das Ziel gesund zu werden, noch nicht erreicht zu haben?
- Was genau würde anstehen, wenn Sie Ihr Ziel bereits erreicht hätten?
- Wer oder was würde Ihnen Probleme bereiten, wenn Sie Ihr Ziel schon erreicht hätten?
- Wollen Sie sich nun erlauben, dauerhaft gesund zu werden, oder wäre es nicht möglicherweise angemessener, eine weitere Runde einzulegen, damit Sie den Wert Ihres alten Verhaltens exakter wahrnehmen können?

Die ersten drei Fragen führen genau zu dem oder den Punkt(en), die für dieses Verhalten verantwortlich zeichnen.

Die vierte Frage dient lediglich dazu zu erkennen, dass es ein „unbewusstes Verbot" gab. Der Patient kann sich dann „gestatten", alle Schritte zu unternehmen, die in Richtung Heilung führen.

Der erste Tag im Krankenhaus

...war ausgefüllt mit weiteren Untersuchungen und endlosem Warten. Glücklicherweise hatte man mir für diese zwei Tage bis zur Operation ermöglicht, in einem 3-Bett-Zimmer alleine zu liegen. So konnte ich in der Nacht lesen oder einfach bei eingeschaltetem Licht meinen Gedanken nachhängen.

Am Tag vor der Operation klärte mich dann der operierende Primararzt darüber auf, wie der Eingriff vor sich gehen wird, indem er mir dies mit einer Zeichnung veranschaulichte.

Die eine Variante war, dass sich das Stoma vorübergehend auf der rechten Seite befindet, die andere, dass es eine endgültige Lösung darstellt und linksseitig gelegt wird.

Durch diese zeichnerische Erklärung war ich in der Lage, die vorübergehende Variante zu visualisieren und förmlich zu „spüren", was mich sicherer stimmte.

Es ist ganz und gar irrational, nicht an die Möglichkeit guter, überraschender Veränderungen zu glauben (M.V. von Kibéd).

Er klärte mich auch über die zeitliche Dauer der beiden Eingriffe auf und meinte, dass, wenn beim Aufwachen zirka viereinhalb Stunden vergangen wären, das Stoma nur vorübergehend sei.

Er meinte auch, er würde auf jeden Fall einen Sprung in der Intensivstation vorbeischauen, um zu sehen, wie es mir geht.

Er war guter Dinge, dass er diese schwierige Operation zu einem erfolgreichen Ende bringen würde, und brachte dies durch sein ganzes Auftreten zum Ausdruck. Ich fühlte mich nicht nur in guten Händen, sondern auch motiviert, schnell wieder auf die Beine zu kommen.

Am Nachmittag des zweiten Tages, während einer unangenehmen, langen Prozedur der Darmreinigung mittels Litern von flüssigem Abführmittel, betrat die Oberärztin mein Zimmer, um mich darüber aufzuklären, dass ich mir auf eine Operation mit vorübergehendem Stoma keine falschen Hoffnungen zu machen brauchte.

Sie war felsenfest davon überzeugt, dass diese Lösung aufgrund der ungünstigen Lage des Tumors undenkbar sei.

Wäre ich nicht so vom Primararzt motiviert gewesen, wäre ich völlig verzweifelt.

Die nächste Hürde, die es noch zu bewältigen gab, war das Gespräch mit dem Anästhesisten, der keine Zeit fand, die Patienten persönlich in ihren Zimmern aufzusuchen, sondern alle auf einmal vor den Operationsräumlichkeiten antreten ließ. Unter normalen Umständen nicht weiter tragisch, jedoch mit vier Litern Abführmittel intus nicht allzu leicht.

Zu diesem Gespräch musste jeder den unterschriebenen Zettel mitbringen, der die Patienten über Risiken bei Operationen aufklärt, was jedenfalls die Angst erhöhte, würde man ihn genau durchlesen. Ich hatte dies tunlichst unterlassen. Allein der Gedanke an die Narkose war schon schlimm genug, da es sich bei diesem Eingriff um einen stundenlangen handelte.

Am Vorabend meines großen Tages, als die Stunden nicht vergehen wollten, kam noch eine der diensthabenden Nachtschwestern zu mir, um mit mir über Gesundheit und Krankheit, Leben und Tod zu sprechen, woraus sich dann ein intensives Gespräch entwickelte, wofür ich ihr heute noch dankbar bin!

Mir keine Sorgen mehr zu machen, hat mich unendlich viel Zeit gekostet (Isaac Tigrett).

Diese Krankenschwester gab mir in besagtem Gespräch einige sehr wertvolle Hinweise und Tipps, die ich Ihnen an dieser Stelle weitergebe:

- **Gesundheitliche Ziele so spezifisch** wie möglich **formulieren** und **erkennen,** was **im eigenen Einflussbereich** liegt.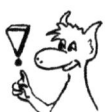
  Das Ziel sollte mit allen Sinnen „erlebbar", nachvollziehbar sein und alle Repräsentationssysteme ansprechen, wobei ein zeitliches Limit für das Ziel festgelegt wird. Darüber ist es sinnvoll zu überlegen, welche Personen daran beteiligt sind.
  Dennoch ist der Patient diejenige Person, die dafür Sorge tragen muss, dass das Ziel auch erreicht wird. Die eigenen Ressourcen zu kennen ist ebenso notwendig wie Vorbilder zu finden, die solche oder ähnliche Situationen

erfolgreich bewältigt haben und wieder gesund geworden sind.

In diesem Krankenhaus gab es eine spezielle, für alle Patienten zugängliche **Pinwand**, auf der **Dankschreiben an die Ärzte und das Pflegepersonal** ausgehängt werden.

Diese Karten, oft versehen mit weisen Sprüchen, Geschichten oder Gedichten, zu lesen und darüber zu reflektieren, gibt den Patienten Mut und spornt auch dazu an, selbst eine solche Karte zu verfassen, um anderen Menschen zu zeigen, was alles möglich ist, wenn man nur daran glaubt.

Führen Sie Ihrem Patienten vor Augen, wie es sein wird, wenn er sein gesundheitliches Ziel erreicht hat. Woran wird er es erkennen? Was wird er sehen, hören, zu sich selber sagen, fühlen, riechen oder schmecken? Kreieren Sie sogenannte Sinn-Bilder, welche diese Erfahrung in der Zukunft heranholen und somit motivieren, denn auch jede Vorstellung einer Situation bedeutet für unser Gehirn „Realität pur".

> Es ist besser, etwas geht Ihnen auf den Keks als auf die Nerven. Wenn der Keks dann groß genug ist, kann man ihn an die Tauben verfüttern (T. Rosenthaler).

■ Machen Sie Ihren Patienten bewusst, wie sich die Sprache bzw. oft gebrauchte **„toxische" Sprachmuster** negativ auf ihre Gesundheit auswirken.

Diese wirken wie sich selbst erfüllende Prophezeiungen. Wenn Menschen Sätze ständig wie ein indisches Mantra wiederholen, hat das klarerweise irgendwann Wirkung auf ihren Körper. Diese „Mantren" sind wohlbekannt und jeder Mensch hat so seine Lieblingsorgane, auf die er verbal losgeht. (Was mein diesbezüglicher Lieblingssatz war, muss ich hier nicht weiter ausführen, Sie können ihn sich sicherlich vorstellen.)

„Der Fels hält der Brandung so lange stand, bis er völlig ausgehöhlt ist, mit jeder Welle mehr und mehr ..." Diese oder ähnliche Metaphern können Sie im Gespräch mit Ihren Patienten einfließen lassen, wenn Sie über diese Muster sprechen.

■ **Ermuntern** Sie Ihre Patienten, über die Krankheit, Ängste, Befürchtungen, Ziele, den neuen Lebensplan, die Hoffnungen, Wünsche und Träume **ein Tagebuch zu führen**.

Patienten, die sich zumindest einem Tagebuch anvertrauen, können sich jene Dinge **von der Seele schreiben**, die sie belasten, aber auch konstruktiv an einer neuen Sichtweise arbeiten und neue Perspektiven entwickeln. Dies stellt einen produktiven Prozess nicht nur für den Heilungsverlauf dar, sondern sorgt auch dafür, dass Heilung, zumindest was die Spitalspflege anbelangt, schneller passiert.

Eine meiner Bitten vor der Operation verschlug meinem Arzt die Sprache: Ich habe ihn gebeten, während der Operation nur Positives zu erzählen, wenn er sich mit seinen Kollegen unterhält. Das ging dann doch etwas zu weit für ihn. Seiner Meinung nach kann kein Patient, auch nicht im Unterbewusstsein, mitbekommen, was während eines Eingriffes gesprochen wird. Ob er dennoch meiner Bitte nachgekommen ist, entzieht sich meiner Kenntnis, möglicherweise schon, denn der Heilungsverlauf ging ungewöhnlich schnell voran, was selbst meinen Arzt erstaunte.

Wenn Sie mit einer solchen Bitte konfrontiert sind, nehmen Sie diese Bitte ernst. Einen Artikel über so einen Fall gibt es im britischen Magazin Lancet (361, 203), und dieses Thema wurde auch in der „Ärzte Zeitung" vom 6. Mai 2003 aufgegriffen.

Der britische Chirurg Dr. Kamal Kumar Mahawar beschreibt dabei ein Erlebnis mit einem Patienten, bei dem er eine Embolektomie vorgenommen hatte. Der Patient hatte trotz Narkose ein Gespräch „mitgehört", das er mit einem Kollegen während der Operation geführt hatte.

Um so schlimmer, als es in diesem Gespräch darum ging, dass der Arzt seinem Kollegen mitteilte, dass er wenig Zeit habe, weil er zu einer Party gehen müsste.

Der Patient, der sich einige Zeit nach dieser Embolektomie einer Unterschenkelamputation unterziehen musste, sprach den Doktor darauf an mit den Worten: „Ich hoffe, Sie haben dieses Mal mehr Zeit – bei der letzten Operation mussten Sie ja zu einer Party."

Achtung: Patient hört mit!

Der Arzt schlussfolgerte, dass eine Unterschenkelamputation möglicherweise nicht notwendig gewesen wäre, hätte der Patient das Gefühl gehabt, dass der operierende Arzt genügend Zeit für den Eingriff zur Verfügung gehabt hätte ...

Im OP sei es Usus, über alles Mögliche zu sprechen, weil man glaube, bewusstlose oder narkotisierte Patienten könnten das nicht hören, schreibt er. Das sei jedoch nicht sicher. *"Mein Erlebnis mit diesem Patienten hat mir deutlich gemacht, dass dieses Geschwätz im OP unangebracht ist"*, so Mahawar.

Humor? Humor!

Die Operation war nun erfolgreich über die Bühne gegangen und das Stoma lag auf der rechten Seite, es war also nur vorübergehend.

Die nächste Herausforderung war, damit fertig zu werden, dass ich mich kaum bewegen konnte, dass die lange Wunde schmerzte und ich mich erst jetzt krank fühlte. Vor der Operation waren Schmerzen kein Thema für mich gewesen, und ich wusste, es würde einige Wochen dauern, bis es mir wieder halbwegs gut gehen würde.

Das mit dem Stoma war mir zuerst einmal egal, ich musste mich darum nicht kümmern, solange ich auf der Intensivstation lag. Die ersten Tage kam auch nichts hinein, da ich Flüssignahrung bekam.

Als ich nach diesen Tagen, wo ich mehr oder weniger dahindämmerte, endlich auf die normale Station kam, wurde ich in ein Zimmer mit einer älteren Dame gelegt, die ebenfalls ein Stoma hatte, allerdings seit über zwanzig Jahren. Somit fühlte ich mich gut aufgehoben und der Erfahrungsaustausch konnte beginnen.

Das Stoma samt dem Teil des Darmes, der sichtbar war, gehörte nach wie vor nicht zu mir. Wenn das Sackerl voll war, kam die Krankenschwester und erledigte die Prozedur, das Wechseln der Platte jeden zweiten Tag ebenso.

Das Spiel der Verweigerung ging so lange, bis eines schönen Morgens, nach einer mühevollen und langwierigen Morgentoilette, als ich mich wieder ins Bett legte, das Sackerl vom Stoma platzte und sich der gesamte Inhalt über das Bett und mein Nachthemd ergoss.

Ich war der völligen Verzweiflung nahe, und die Schwester half mir wieder, ein neues Sackerl anzulegen, und machte dabei einige wertvolle Vorschläge.

Wenn Sie mit Patienten konfrontiert sind, die plötzlich mit einem Stoma leben müssen, geben Sie ihnen Zeit, sich langsam daran zu gewöhnen.

Es ist wirklich ein einzigartiges Erlebnis, einmal in seinem Leben einen kleinen Teil seines Darmes zu Gesicht zu bekommen, von etwas also, das man für selbstverständlich erachtet, wenn es funktioniert.

Die Schwester zeigte mir, wie schön dieser Teil ist und wie wertvoll. Sie forderte mich auf zu sagen, woran mich dieser kleine, runde Teil des Darmes erinnere. Spontan fiel mir dazu eine Rose ein.

Die nächste Idee der Krankenschwester war, dass ich mir einen Namen einfallen lassen sollte für diese „Rose". Als ich sie dann „Fridolin" taufte, war für mich der größte Teil der Bewältigungsarbeit getan, da ich nun mit diesem Teil in Kontakt getreten war.

Ich war somit den ersten Schritt in Richtung humorvoller Bewältigung dieser schwierigen Situation gegangen ...

> Humor ist: mit einer Träne im Auge lächelnd dem Leben beipflichten (Friedl Beutelrock).

Fridolin habe ich dann wie ein Kind betrachtet, das manchmal auch gerne Schabernack treibt, insbesondere, wenn das Sackerl wieder einmal platzte oder Fridolin die ihm zugeführten Sachen genau dann wieder loswerden wollte, wenn ich ein neues Sackerl an der Stoma-Platte befestigen wollte.

Meine Zimmergenossin hatte auch genügend Geschichten auf Lager über das, was ihr mit dem Stoma schon alles passiert war, und so konnten wir tatsächlich über manch skurrile Situation herzhaft lachen.

Lachen und Gesundheit stehen ja bekanntermaßen eng beisammen, vor allem wenn es um Heilung geht.

Auch im NLP gehen wir davon aus, dass Lachen unterstützend auf Aufnahmefähigkeit und Erinnerungsvermögen beim Lernen wirkt.

> Leute, die nie lachen, sind keine ernsthaften Leute (Frédéric Chopin).

Ebenso erfolgreich könnte man verstärkt den **Humor in den Therapieplan miteinbeziehen.**

Patch Adams, der Vater der Clini-Clowns, berichtete in einem seiner Workshops in Wien, dass selbst bei schwerstkranken Kindern, die aufgrund mangelnder Schmerzmittel fast ununterbrochen schreien, ein kleiner Erfolg erzielt werden konnte, denn während er und seine Clowns ihr Programm vor einem jener Kinder absolvierten, vergaß das Kind auf seine Schmerzen und weinte für zwei Stunden nicht mehr.

Wenn es uns gelingt, auf diesem Gebiet weitere Ideen zu entwickeln, könnte das ohne weiteres auch zu einer kürzeren Aufenthaltsdauer der Patienten im Krankenhaus bzw. zu einer rascheren Genesung führen.

Bleib' so wie du bist und verändere dich täglich!

Patch ließ in seinem Workshop in Österreich bei einer Übung die Teilnehmer 5 Minuten lang aufzählen, wofür sie in ihrem Leben dankbar sind. Ohne Pause und ohne Wiederholungen.

Probieren Sie das einmal aus ...

Mit Patienten, die eine depressive Verstimmung haben, verfährt er in einer Weise, dass er ihnen einen ganzen Tag

> Herr K. traf einen Mann, den er lange nicht gesehen hatte. „Sie haben sich gar nicht verändert", sagte dieser. „Oh!", sagte Herr K. und erbleichte (Bert Brecht).

lang zeigt, wo die kleinen Freuden unseres Lebens liegen, in einem Sonnenaufgang, niedlichen kleinen Hunden, einem duftenden Frühstückskaffee und in vielem mehr.

Wenn es um Veränderungsarbeit geht, macht er seinen Schülern klar, dass der Satz „How can I change?" in Wirklichkeit aus 4 Sätzen besteht, im Deutschen sogar aus 5. Es kommt immer auf die Betonung eines einzelnen Wortes an:

Wie kann ich mich ändern?
Wie **kann** ich mich ändern?
Wie kann **ich** mich ändern?
Wie kann ich **mich** ändern?
Wie kann ich mich **ändern**?

> **Es gibt Menschen, die nicht leben,**
> **sondern gelebt werden.**
> **Karl May**

Um unseren Blick in Richtung Wahrnehmung zu schärfen, ist es sinnvoll, auch unseren Hauptinformationsgeber, das Fernsehen, etwas genauer unter die Lupe zu nehmen:

Stellen Sie sich vor, Sie sehen bei zwei Fernsehsendungen zu, schalten allerdings den Ton ab.

In der einen Sendung tippt eine Frau auf eine Stelle ihrer Brust, krümmt sich, bedeckt mit zwei Händen ihre Brust, rauft sich ihre Haare und fängt bitterlich zu weinen an. Dann beginnt sie, nervös auf und ab zu gehen ...

In der zweiten Sendung beobachten Sie eine ähnliche Szene: Eine Frau tippt sich mit einem Finger auf eine Stelle ihrer Brust, erstarrt in ihrem kompletten Ausdruck, fasst sich mit beiden Händen vorsichtig an ihre Brust, beginnt zu weinen und herumzulaufen.

In welcher Sendung, meinen Sie, dass die Frau mit einer Brustkrebsdiagnose konfrontiert wurde? Denken Sie kurz darüber nach und lesen Sie bitte erst dann weiter!

In der ersten Sendung reagierte die Frau aufgrund eines Kaffeeflecks, welcher sich auf ihrer Bluse befand, auf diese Weise, denn die Party, zu der sie eingeladen war, sollte in Kürze beginnen.

In der zweiten Sendung wurde die Frau mit einer Brustkrebsdiagnose nach Hause geschickt.

Man konnte in der Intensität der Gefühle keinen Unterschied ausmachen, man kann sich allerdings vorstellen, was so eine Reaktion auf einen Kaffeefleck in einem Körper „anstellt", was Gefühle, die in dieser Art geäußert werden, für einen Körper bedeuten ...

Wir leben in einem Medienzeitalter, wo wir via TV rund um die Uhr mit „Lebensmeinungen", der „gängigen" Art zu denken und zu leben konfrontiert werden.

Und in welchem Sender finden Sie Ihre Meinung?

Wenn es für uns eine Selbstverständlichkeit darstellt, auf Banalitäten des täglichen Lebens heftigst zu reagieren, d. h. bei kleinen Missgeschicken unseren Körper dazu zu veranlassen, hohe Mengen an Adrenalin auszuschütten, wird uns unser Körper das à la longue vielleicht übel nehmen.

Vor allem gilt es, sich einmal darüber klar zu werden, dass „sich über etwas aufregen" ein aktiver Prozess ist und kein Ereignis. Die Entscheidung, mich über etwas aufzuregen, liegt immer noch bei mir.

Hilfreich ist es, Menschen, die sich aufregen, das Dissoziieren beizubringen. Ihnen die sogenannte „Meta-Position" zu zeigen, von der aus sie einen anderen Blick auf das Geschehen haben können.

Diese Methode hilft, wie Sie aus dem Kapitel über die Submodalitäten wissen, Wut und Ärger zu verwandeln, und sie führt zu einem besseren Verständnis der anderen Person, wenn eine am Geschehen beteiligt ist.

Warten Sie damit aber nicht bis zu den Zeitpunkten, in denen Ihre Patienten berechtigten Grund zu Sorge oder Aufregung haben.

Bringen Sie diese Methode all jenen bei, die völlig assoziiert von vergangenen Erlebnissen erzählen, die über Vergangenes reden, als würden sie es gerade ein zweites Mal tatsächlich erleben.

Wenn man die Fähigkeit hat, zu dissoziieren und in die Meta-Position zu sich selbst zu gehen, ist die Chance größer, dass es einem in echten Krisen ebenfalls gelingt.

Mein Fernsehbedarf hat sich seit der Krankheit drastisch reduziert, auf maximal eine Stunde die Woche. Die Zeit ist mir zu kostbar, um das „Leben aus der Dose" zu konsumieren. Dies trägt wesentlich dazu bei, Dinge gelassener zu nehmen, mir mehr eigene Gedanken zu machen, und es bringt auch Zeit, den abgelaufenen Tag zu reflektieren und zu überlegen, ob ich auf Kurs bin, in dem und mit dem, was ich mache. Es ist mir mittlerweile wichtig, die Qualität des Augenblicks und die Kostbarkeit desselben nicht nur zu erleben, sondern auch bewusst zu erinnern. Im Inneren noch einmal. Und wieder.

Das soll kein Anti-Fernseh-Plädoyer sein, sondern nur darauf hinweisen, dass „Selektives Vorgehen" gefragt ist.

So nach dem Motto: „Denn sie machen uns glauben, der Kaffeefleck sei das Ende der westlichen Hemisphäre".

> *Leben ist das, was an uns vorbeigeht, während wir damit beschäftigt sind, unsere Zeit mit Fernsehen totzuschlagen* (Petra Zündel).

Feinheiten in der Sprache
Wem gehört die Krankheit?

Verwenden Sie statt des Wortes „Krankheit" das Wort „Herausforderung".

Menschen in Pflegeberufen verwenden häufig die Redewendung „Ihre Krankheit", was sie letztendlich auch ist, jedoch stellt das besitzanzeigende Wort „Ihre" insofern ein Problem dar, dass die Patienten fälschlicherweise meinen, etwas zu besitzen.

Dem ist aber nicht so. Viel eher ist es ein gefährlicher Trugschluss. Es verhält sich genau umgekehrt: Die Krankheit hat meist den gesamten Menschen in Besitz genommen, seine Worte, seine Gedanken, sein Tun und Träumen.

Dem gilt es entgegenzuwirken, in dem man **den Patienten los-löst von diesem übermächtigen Bild der Krankheit.**

- Zeigen Sie ihm Wege und Möglichkeiten, die dadurch erst realisiert werden können (neues berufliches Umfeld, Weiterbildung, Hobbys)
- Zeigen Sie ihm, welche Chancen ihm die lange Genesungsphase im Hinblick auf eine veränderte Lebenseinstellung bringen kann
- Zeigen Sie ihm, wie wertvoll es ist, seine eigenen Grenzen zu überschreiten, Grenzen, die man nicht einmal erahnt hat und in deren Übertretung man wirkliche Stärke für sein weiteres Leben erhält
- Zeigen Sie ihm, wie wertvoll es ist zu erkennen, wer richtige Freunde sind im Leben – und wie gerne sie bereit sind, in dieser Lebensphase einen Freund zu begleiten
- Zeigen sie ihm, wofür es sich lohnt zu kämpfen – Ihrer Kreativität mögen hier keine Grenzen gesetzt sein

Anstelle des Wortes „Krankheit" können Sie das Wort „Herausforderung" einführen und verwenden, um so einen Ansporn für lösungsorientiertes Denken und Handeln zu gewährleisten.

Key Words
Schlüsselworte, die über Wohlbefinden entscheiden

Key Words oder „Schlüsselworte" halten uns vor Augen, dass Worte mehr sind als die bloße Aneinanderreihung einzelner Silben und Klangabfolgen, und beweisen uns, wie machtvoll das Instrument Sprache letztlich ist.

Jeder Mensch kennt Worte, die ihn in eine ganz bestimmte Stimmung bringen, ganz gleich, was im Außen gerade läuft. So wie beispielsweise das Wort „Mondscheinsonate" einen Menschen in höchste Verzückung versetzen kann, so kann ein anderes Wort Stress und Unwohlsein in Verbindung mit allen möglichen körperlichen Symptomen hervorrufen.

Selbiges funktioniert selbstverständlich auch, wenn dieses Wort auf einem Blatt Papier geschrieben steht.

Wenn Dichter und Denker davon sprechen, dass Worte einst Zauber waren, müssten wir dem hinzufügen, dass **der eigentliche Zauberer unser Gehirn ist**, das unsere breite Erfahrungspalette wie dazugehörige Emotionen, Körperreaktionen und gedankliche Verknüpfungen codiert und auswertet und aus dem Endergebnis für uns **„Sinn" macht**.

Wenn nun aufgrund eines Key-Words Körperreaktionen auftreten, die mit einem gewissen Maß an Stress einhergehen, ist der Patient nicht wirklich frei, geeignete Handlungsmöglichkeiten zu entwickeln, Heilung zu ermöglichen.

Auch ein Wortbild kann Zauber sein.

Um diese negativ besetzen Worte zu verwandeln, sind der Kreativität keine Grenzen gesetzt.

Damit Wörter wie „Tumor", „Krebs" oder ähnliche „verwandelt" werden können, lassen Sie den Patienten in Gedanken einen passenden Schriftzug für das gewählte Wort entwickeln.

Danach ermuntern Sie Ihren Patienten, den Schriftzug bunter, edler, größer, in Leuchtschrift oder in Neonbuchstaben zu gestalten, um ein möglichst schönes, angenehmes Bild zu erhalten.

Dann lassen sie den Patienten ein wohlklingendes Musikstück „dazufügen", das beruhigend wirkt und zum Schriftzug passt.

Der nächste Schritt besteht darin, einen angenehmen Geruch und Geschmack zu finden, der zum Schriftzug und zum Klang passt. Auch ein Bild, das sich verändert, ist herzlich willkommen.

So kann zum Beispiel aus dem Wort „Krebs" das Bild eines Krebses am Meeresstrand entstehen oder was auch immer dem Patienten dazu in den Sinn kommt und in einem angenehmen körperlichen Gefühl endet.

Diese Methode zielt darauf ab, die Submodalitäten negativ besetzter **Wörter** so zu verwandeln, dass sie keinerlei unerwünschte Nebeneffekte erzeugen, sondern im Körper des Patienten **als „Friedensstifter"** eingesetzt werden können.

Während meines Krankenhausaufenthaltes habe ich im Zuge der mir verordneten Schmerzbehandlung mit dem Wort „Schmerz" auf diese Weise gearbeitet und somit mein Ziel erreicht, zwei Tage nach der Operation schon eine möglichst niedrige Dosierung zu erhalten und danach rasch ganz ohne Schmerzmittel auszukommen ...

Ideen entwickeln – Lebensraum neu definieren

Um den Aufenthalt sowohl im Krankenhaus als auch in der Arztpraxis für den Patienten so angenehm wie möglich zu gestalten, wäre eine sogenannte **„Ideenbörse"** ein denkbarer Entwicklungsschritt: eine Sammelstelle, wo alle Vorschläge seitens der mitarbeitenden helfenden Hände als auch der Patienten selber eingebracht werden können.

Es gibt bereits einige innovative Zentren in Österreich, die sich über eine Optimierung des Lebensraumes für Patient und Pflegepersonal Gedanken machten und deren Ideen umgesetzt wurden.

Laut einer internen Studie einer dieser Krankenanstalten führten diese Veränderungen (vorwiegend an Farbe und Licht) zu einer deutlichen Effizienzsteigerung hinsichtlich der Dauer und Aufenthaltskosten der Patienten. Eine Idee, die sich „gerechnet" hat.

In einer ORF-Sendung über Lebensraumoptimierung nach Feng Shui wurde z. B. das Wiener Krankenhaus Lainz genannt, wo in einem bestimmten Pavillon Änderungen in dieser Richtung vorgenommen und peinlichst genaue Aufzeichnungen darüber gemacht wurden, was sich seither verändert hat. Die Patienten, die man dazu befragte, waren einhellig der Meinung, *„dass man in so einem Umfeld förmlich dazu gezwungen würde, sich wohl zu fühlen"*.

> Sozialrevolutionäre haben immer lange Liste von Vorschlägen präsentiert, wie die Welt geändert werden soll. Machen Sie eine eigene Liste; wenn Sie damit fertig sind, verschaffen Sie sich Gehör (Patch Adams).

Und zuletzt ...

Frau Müller saß im Wartezimmer ihres Arztes und grübelte über ihr Schicksal nach, als eine junge Mutter mit ihrem kleinen Sohn die Praxis betrat. Frau Müller bemerkte eine große, weiße Augenbinde, die der Junge tragen musste, und bewunderte seinen Stolz, als er aufrecht durchs Wartezimmer marschierte.

Seine Mutter nahm neben Frau Müller Platz und so kamen sie ins Gespräch, während der kleine Junge mit den Legosteinen im Wartezimmer eine kleine Insel baute. Nach einer Weile fragte Frau Müller den Jungen, was denn mit seinem Auge passiert sei. „Nichts", erwiderte der Bub, „mit meinen Augen ist alles in Ordnung, aber ich verrate Ihnen ein Geheimnis: Ich bin ein Pirat!" Und er widmete sich wieder seinen Legosteinen, um seiner Insel noch eine Palme und Menschen hinzuzufügen.

Frau Müller war da, weil sie bei einem Fahrradunfall ihren rechten Unterschenkel verloren hatte. Die Amputation war aufgrund des heftigen Aufpralles, den der betrunkene Autolenker verursacht hatte, notwendig geworden. Seit dieser Zeit haderte Frau Müller mit ihrem Schicksal, untröstlich über den Verlust ihres Beines. Alle Bemühungen ihrerseits, sich tapfer dem Schicksal zu stellen, wieder Zukunftspläne zu schmieden, all die Visualisierungsübungen mit ihrem Arzt schlugen fehl.

Heute sollte es sich entscheiden, ob die Wunde so weit verheilt war, um eine Beinprothese anpassen zu können. Je mehr sie darüber nachdachte, desto mehr fühlte sie sich als Krüppel. Sie wusste nicht, ob sie diese Hürde schaffen würde...

Aus einiger Entfernung hörte sie ihren Namen, der aufgerufen wurde – sie war die nächste Patientin, die an der Reihe war.

Plötzlich tauchte ein ganz anderes Bild vor ihr auf: Sie – als Pirat, jedem Sturm trotzend, breitbeinig an Bord ihres Schiffes, sich mit einer Hand vor der Sonne schützend den Horizont absuchend, der Wind blies ihr durchs Haar. Riesige, meterhohe Wellen schlugen gegen ihr Schiff, sodass es wankte, doch je heftiger der Sturm wurde, desto sicherer wurde sie und sie lächelte mit erhobenem Kopf, stolz und unerschrocken. „Ich komme!", rief sie in den Sturm hinein.

Das Bild von der Invalidin hatte sich in Sekundenschnelle in ein Bild voller Tapferkeit und Mut gewandelt. Sie blickte auf den kleinen Jungen, der schon als Baby ein Auge eingebüßt hatte.

Als sie nun ein wenig unbeholfen die Krücken zur Hand nahm, um in das Untersuchungszimmer zu humpeln, blickte sie der Junge an und fragte: „Und was ist mit deinem Bein?"

Frau Müller sah für einen Augenblick auf ihr fehlendes Bein und antwortete mit Stolz: „Nichts. Gar nichts. Auch ich bin ein Pirat."

Schluss-Wort

Das endgültige Schlusswort ...

... haben drei Teilnehmerinnen des interdisziplinären NLP-Practitioners, der für die MitarbeiterInnen des Geriatriezentrums am Wienerwald stattfand.

In einer von mir geleiteten NLP-Supervision gab es unter anderem die Aufgabe, aktuelle Probleme in Metaphern zu kleiden, und die Oberärztinnen Claudia Heilig und Regina Stangl sowie die Primarärztin Nadia Sterba „erfanden" eine Geschichte, die ich aus mehreren Gründen hier noch unterbringen will. (Die Geschichte entstand am 1. Oktober 2003, wenige Tage vor der endgültigen Fertigstellung des vorliegenden Buches.)

Metaphern entfalten ihre Wirkung oft am besten, wenn man sie nicht kommentiert. Daran halte ich mich nun, wenngleich es doch viel dazu zu sagen gäbe ...

Hier sei nur noch den drei engagierten und großartigen Frauen (stellvertretend für alle anderen engagierten und großartigen Mitglieder des Pflegepersonals und des Ärzte- und Ärztinnen-Teams des GZW, die ich kennen lernen durfte) gedankt.

Trixi Rosenthaler

Schuldig

Im hohen Norden lebte einst eine Familie in ihrem Iglu. Die alte Großmutter kümmerte sich um die Kinder, spielte mit ihnen und erzählte ihnen Geschichten von früher.

Doch mit der Zeit wurde sie schwächer und schwächer, bis sie eines Tages nicht mehr allein aufstehen und gehen konnte und schließlich sogar aufhörte, Geschichten zu erzählen.

Ihrer Tochter wurde schwer ums Herz, aber nach einigen Wochen raffte sie sich auf, kleidete ihre Mutter in das beste Gewand und trug sie, wie es Brauch war, hinaus in die eisige Wildnis.

Weit weg vom Dorf setzte sie ihre Mutter in den Schnee, blickte sie ein letztes Mal lange und voll Liebe an und ließ sie dann dort zurück. Doch kurze Zeit später tat es ihr im Herz so weh, dass sie sich – gegen den Brauch – umdrehte. Sie sah ihre Mutter als kleinen schwarzen Punkt am Horizont und kehrte zu ihr zurück.

Den ganzen Tag brauchte sie, um einen Iglu zu bauen, in den sie ihre Mutter legte. Dann erst machte sie sich auf den Heimweg. Von nun an kam sie jeden zweiten Tag, um ihrer Mutter Fische, Robbenfleisch und Walfischtran zu bringen.

Eines Tages entdeckte ein misstrauischer Nachbar, der ihr nachgegangen war, ihr Geheimnis und berichtete im Dorf davon. Das Entsetzen und die Empörung waren groß, hatte sie doch gegen den Jahrhunderte alten Brauch verstoßen, Menschen, die nichts mehr für die Gemeinschaft leisten konnten, dem Eise zu überantworten.

Eine Ratsversammlung saß schließlich über die Frau zu Gericht und sprach sie schuldig. Sie hätte die Alte menschenunwürdig, außerhalb des Dorfes und isoliert untergebracht, stand im Beschluss.

Sie hätte das monatliche rituelle Bad im Eisbach nicht mit ihr durchgeführt und ihr die Teilnahme an den wöchentlichen Gemeinschaftsritualen verwehrt, war weiters zu lesen. Außerdem hätte sie ihr bestenfalls lauwarmes Essen serviert und ihr nicht zu den täglichen Spaziergängen nach dem Mittagsschlaf im Robbenfellbett verholfen.

Sie wurde einstimmig dazu verurteilt, für alle alten Menschen des Dorfes Iglus zu bauen und sie allein gemäß den Bräuchen des Dorfes zu versorgen.

Als sie bereits am Rande des Zusammenbruchs war, packte sie eines Tages ihren Hundeschlitten, legte ihre greise Mutter behutsam darauf und fuhr gegen Süden.

Wer immer wollte, konnte sich ihr anschließen.

Anhang

Ablauf der NLP-Ausbildung für Gesundheitsberufe

1. NLP-Basisseminar (3 Tage)
Grundlagen NLP
Inhalte: Wahrnehmung; VAKOG; Rapport; Ankern

Umsetzungsphase 1
Erste Erfahrungen mit den neuen Techniken, Selbstsicherheit und Motivation für den Hauptteil

2. NLP-Practitioner I (7 Tage)
Der erste Teil der Practitioner-Ausbildung beschäftigt sich hauptsächlich mit intrapersonellen Techniken (Selbstmanagement)

Umsetzungsphase 2
Erfahrungen im Selbstmanagement
Erfahren der Verbesserungen im Alltag

3. NLP-Practitioner II (7 Tage)
Der zweite Teil hat seinen Schwerpunkt im Bereich der interpersonellen Kommunikation (im Team und mit PatientInnen)
Inhalte I und II: Milton-Patterns, Meta-Modell; Metaprogramme; Strategien; Reframing; Techniken zur Analyse von Problemsituationen; Zielmodelle; Metaphernarbeit; Techniken zur Kreativitätssteigerung; Arbeit mit inneren Persönlichkeitsanteilen und noch einiges mehr ...

Umsetzungsphase 3
Anwenden des Erlernten in der Praxis. In dieser Zeit finden mindestens drei selbst organisierte Arbeitstreffen statt, über die Protokoll geführt wird und in denen alte, aber auch neue Techniken selbständig miteinander trainiert werden.
Diese Treffen dienen als Austauschforum zur gegenseitigen Unterstützung bei den jeweiligen Projektarbeiten sowie zur

Diskussion und Reflexion über Erfahrungen bei der praktischen Umsetzung der Inhalte
Durchführung der Projektarbeiten
Außerdem sind 15 Stunden Supervision zu besuchen.

4. Reflexionstag und Testing (2 Tage)

Präsentation der Projektarbeiten und der Ergebnisse (bzw. Zwischenergebnisse bei länger dauernden Projekten)
Schriftliche und praktische Überprüfung der Lerninhalte
Zertifizierung als „NLP-Practitioner" (nach erfolgreichem Testing) gemäß den Statuten des Österreichischen und Deutschen Dachverbandes für Neurolinguistisches Programmieren

Beispiele von Projektarbeiten (Wien 2002)

Atzmüller Michael: Praxisanleitung von Schülern mit Hilfe von NLP

Baumann Renate: Gesundheit geht uns alle an! Gesundheitsfördernde Bewegungsübungen mit Patienten und Pflegepersonal

Berghöfer Jutta: Nachbarschaftshilfe im GZW – wie erwecke ich eine Station aus dem Dornröschenschlaf?

Brunner Silke: Re-Integration von MitarbeiterInnen ins Team

Carbajal Josefa: Gespräch mit Alkoholikern

Derkits Sabine: Patienten mit destruktiven Verhaltensmustern

Dörfl Hermina: Zukunftsangst bei alten Menschen

Dorfmeister Günter: Arbeit mit Projektteam

Dvorak Silvia: Wo bitte geht es hier zum Ziel? – Arbeit & Zielfindung und -erreichung mit Stomaträgern

Engelbrecht Astrid: Die richtig Frau, der richtige Mann für eine Schlüsselfunktion!? Ein Auswahlverfahren orientiert an den Metaprogrammen

Ernst-Pointner Monika: Stabilisierung von Mitarbeiterzufriedenheit

Giefing Daniela: Gespräche mit Kollegen

Gnedt Mirja: Hilfe bei Lernproblemen; Hilfreiche Gespräche

Gsöllpointner Christine: Die Vorbereitung einer Mitarbeiterin auf die Aufgabe als „Stationsschwestern-Vertretung"

Kager Elisabeth: Eine kompetente Krankenschwester mehr für diese Welt – Praktikumsbegleitung einer Schülerin

Haiden Maria: Lernmotivation; Raucherentwöhnung

Haunschmid-Jones Shirley: Spannungsfeld „Loyalität zum Vorgesetzten – Aufklären von Missverständnissen"

Jilli Andrea: Kommunikations- und Vertrauensbasis zu einem Patienten finden, der als „aggressiv, stur, unzufrieden" gilt

Kralik Bernadette: Neue Wege zur gewünschten Mitarbeitermotivation – besseres Miteinander

Krautgartner Claudia: Sensibler Umgang mit Kollegen und Patienten; Trancearbeit mit Patienten

Laa Elisabeth: Gezielte Anwendung von NLP in der Teamberatung

Maly Ulrike: Planungsprojekt: Zukunft einer Abteilung

Manjic Suada: Zwei Stachelschweine – persönliche Konfliktlösung

Mark-Traisenthal Michael: Kontaktaufnahme mit „Frau A" (Seminarrahmen)

Michalski Elvira: Schüler im Praktikum: Ziele finden, angstfreie Atmosphäre schaffen, Feedback geben

Mikas Sonja: Anleitung von Praktikanten mit „beeinträchtigtem Selbstwertgefühl"

Mörwald Claudia: Schülerbetreuung – Umgang mit Nervosität

Orsolits Karin: Schlafinduktion

Pelikan Günther: Zusammensetzung und mögliche Veränderungs- und Entwicklungspotenziale in der Pflegedirektion

Pfaffeneder Elisabeth: Umgang mit betagten, chronisch kranken Menschen und ihren Ängsten

Probst Margarete: Umgang mit Insultpatienten

Proyer-Wyschka Erika: Teambildung

Reinisch Sonja: Motivation von KrankenpflegeschülerInnen während des Ausbildungspraktikums

Retzer Christine: Motivation (Venflon setzen; Selbständigkeit blinder Patientin)

Rudolf Gabriele: Hinausführen aus Angst und Verletztheit

Saidi Regina: Gespräche mit aufgebrachten Angehörigen

Salzer Ulrike: Einbindung verschiedener NLP-Techniken in das bestehende Hygiene-Schulungskonzept für neue Mitarbeiter der Berufsgruppe „Abteilunghelferinnen"

Saukel Günter: „Nein" – Veränderung des Sozialverhaltens im Konsens mit gemeinschaftlichen Tätigkeiten in einer strukturierten Kleingruppe

Schatz Renate: Umgang im Team – Sensibilisierung bei der Wortwahl (Metamodell)

Schekulin Karin: Optimale Einführung und Umsetzung von Neuem im Team

Schöggl Eva: Konstruktive Konfliktlösung als Grundlage psychohygienischer Versorgung

Schwarzl Sophie: Ressourcevolles Aufstehen von schwer mobilisierbaren Patienten

Seehofer Selina: Einschlafhilfe bei Schlaflosigkeit

Seeland Bernhard: Die richtige Entscheidung treffen

Seeland Katharina: Gemeinsame Lösungen finden mit Hilfe des Disney-Prozesses

Sellinger Susanne: Kontaktaufnahme zu depressivem Sarkompatient; Weniger Neid und Klatsch zwischen zwei Abteilungshelferinnen

Spitzegger Lotte: Mitarbeiterführung

Stech Christine: Umgang mit Konflikten und globalen Anschuldigungen von Seiten der Angehörigen

Steger Isabella: Sensible Problemwahrnehmung

Waitzer Elisabeth: Konflikt im privaten Freundesbereich

Zadra Adolphe: Der goldene Weg durch NLP – Arbeit mit Kollegen mit negativen Glaubenssätzen

Zupa Ingrid: Schüler – Kommunikation – Lehrer

Zwiefelhofer Isabella: Konstruktive Kommunikation für mehr Motivation und Arbeitszufriedenheit

Anmerkungen

Grundlegendes
(T. Rosenthaler)

[1] Bandler: Veränderung des subjektiven Erlebens; Fortgeschrittene Methoden des NLP. Junfermann, Paderborn 1995, S. 20
[2] Dilts, Bandler, Grinder: Strukturen subjektiver Erfahrung; Ihre Erforschung und Veränderung durch NLP. Junfermann, Paderborn 1994, S. 18
[3] Von Foerster, Heinz: Ethik und Kybernetik zweiter Ordnung. In: Watzlawick, Paul: Kurzzeittherapie und Wirklichkeit. München 2001 (S. 71–89), S. 80
[4] Ebenda S. 81
[5] McDermott, O'Connor: NLP und Gesundheit. Die offenen Geheimnisse der Gesunden. VAK Kirchzarten bei Freiburg 1997
[6] Vgl auch Ulmer-Janes, Eva: Magie ist keine Hexerei. Vom bewussten Umgang mit Energie. Ibera, Wien 1997, S. 128
[7] Vgl DDr Doris Lakomy: Mündiger Patient – Gesprächsfähiger Arzt; unveröffentlichter Auszug aus einem Vortrag bei den „Alpbacher Gesundheitsgespächen" (Europ. Forum Alpbach 2002)
[8] Braun, Roman: NLP – eine Einführung. Kommunikation als Führungsinstrument. Ueberreuter, Wien, Frankfurt 1999, S. 51
[9] Vgl McDermott, O'Connor: NLP und Gesundheit, op. cit. S. 19
[10] Bandler, Richard: Veränderung des subjektiven Erlebens, op. cit. S. 19
[11] Dilts, Bandler, Grinder u.a.: Strukturen subjektiver Erfahrung, op. cit. S. 12
[12] Vgl O'Connor, Seymour: Neurolinguistisches Programmieren: Gelungene Kommunikation und persönliche Entfaltung. VAK, Kirchzarten bei Freiburg 2002, S. 24
[13] Vgl ebenda S. 24
[14] Ebenda S. 25
[15] Ebenda S. 25
[16] Vgl Bandler/Grinder: Neue Wege der Kurzzeittherapie. Neurolinguistische Programme. Junfermann, Paderborn 1985, S. 23
[17] Bandler: Veränderung des subjektiven Erlebens, op. cit. S. 177
[18] Ebenda
[19] Braun, Roman: NLP – eine Einführung, op. cit. S. 11
[20] Mohl, Alexa: Die Wirklichkeit des NLP, Erkenntnistheoretische Grundlagen und ethische Schlussfolgerungen. Junfermann, Paderborn 2000, S. 7
[21] Ebenda
[22] Vgl Bidot/Morat: NLP – leichtgemacht. Herder, Freiburg 1996, S. 16
[23] Schacter, Daniel: Wir sind Erinnerung. Gedächtnis und Persönlichkeit. Rowohlt, Reinbek bei Hamburg 1999, S. 263 ff
[24] Vgl Mohl: Die Wirklichkeit des NLP, op. cit. S. 15
[25] Ebenda S. 46
[26] Dilts, Robert; McDonald Robert: Und dann geschieht ein Wunder ... Junfermann, Paderborn 1998, S. 23
[27] Vgl Mohl, Alexa: Die Wirklichkeit des NLP, op. cit. S. 39
[28] Von Foerster, Heinz: Wahrheit ist die Erfindung eines Lügners. Gespräche für Skeptiker. Carl-Auer-Systeme, Heidelberg 1999, S. 82

29 Von Foerster, Heinz: Ethik und Kybernetik, op. cit. S. 73
30 Ramachandran, Vilaynur: Die blinde Frau, die sehen kann. Rätselhafte Phänomene unseres Bewusstseins. Reinbek bei Hamburg, 2001, S. 205 ff
31 Ebenda S. 210
32 Vgl Miller, George: The Magic Number Seven, Plus or Minus Two. 1956. Zitiert nach O'Connor; Seymour: NLP: Gelungene Kommunikation ... op. cit. S. 31
33 Mohl, Alexa: Die Wirklichkeit des NLP, op. cit. S. 36
34 Vgl Watzlawick, Paul: Die Konstruktion klinischer „Wirklichkeiten". In: Watzlawick: Kurzzeittherapie ... op. cit. (S. 25 – 41) S. 38
35 Vgl ebenda
36 Ebenda S. 39
37 Mohl: Die Wirklichkeit ... op. cit. S. 44
38 Guttmann, Giselher, Bestenreiner, Friedrich: Ich: sehe, denke, träume, sterbe. Ehrenwirt, München 1991
39 Ebenda S. 44
40 Von Foerster, Heinz: Wahrheit ... op. cit. S. 15 f
41 Von Glasersfeld, Ernst: Radikaler Konstruktivismus. In: Watzlawick u.a.: Kurzzeittherapie und Wirklichkeit, op. cit. (S. 43 – 58), S. 44
42 Vgl von Foerster: Wahrheit ... op. cit. S. 16 ff
43 Vgl Mohl: Die Wirklichkeit des NLP, op. cit. S. 26 ff
44 Vgl ebenda S. 29
45 Guttmann, Bestenreiner: Ich ... op. cit. S. 64
46 Ebenda S. 65
47 Von Glasersfeld: Radikaler Konstruktivismus, op. cit. S. 45
48 Vgl Damasio, Antonio R.: Descartes' Irrtum. München 2001, S. 141
49 Guttmann: Ich ... op. cit. S. 128
50 Ebenda
51 Guttmann: Ich ... op. cit. S. 100
52 Neisser, Ulric: Cognitive psychology, Basic Books, New York 1967; zitiert nach Schacter, Daniel: Wir sind Erinnerung. Reinbek bei Hamburg 1999, S. 73
53 Zitiert nach Schacter, Daniel, op. cit
54 Ebenda
55 Mohl: Die Wirklichkeit ... op. cit. S. 27
56 Diese Frage stellte Roman Braun am 11. September 2001 den vor ihm stehenden TrainerInnen
57 Von Glasersfeld: Radikaler Konstruktivismus, op. cit. S. 52
58 Von Foerster: Ethik und Kybernetik zweiter Ordnung, op. cit. S. 87 f
59 Gemeint ist, dass das Krankenhaus Lainz ein riesiger Komplex ist, der aus zahlreichen Pavillons besteht, zwischen denen die „Wege lang werden" können
60 Von Foerster: Ethik und Kybernetik, op. cit. S. 87
61 Berne, Eric: Spiele der Erwachsenen. Reinbek bei Hamburg 1967
62 Vgl Ramachandran: Die blinde Frau... op. cit. S. 381
63 Grinder, John; Bandler, Richard: Therapie in Trance. NLP und die Struktur hypnotischer Kommunikation. Clett-Kotta, Stuttgart 1984, S. 266
64 Watzlawick, Paul: Die Konstruktion klinischer „Wirklichkeiten". In derselbe: Kurzzeittherapie und Wirklichkeit, op. cit. S. 35
65 Von Foerster: Wahrheit ist die Erfindung ... op. cit. S. 78
66 Vgl O'Connor, Joseph, McDermott, Ian: Die Lösung lauert überall. Systemisches Denken verstehen und nutzen. VAK, Kirchzarten bei Freiburg 2000

[67] Scheele, Paul: Das Gesetz der natürlichen Brillanz. Junfermann, Paderborn 1999, S. 67
[68] Vgl Mohl: Die Wirklichkeit des NLP, op. cit. S. 101
[69] Vgl de Shazer, Steve: „... Worte waren ursprünglich Zauber". Lösungsorientierte Kurztherapie in Theorie und Praxis. Dortmund 1998
[70] Über Ziele ist in der NLP-Literatur viel zu finden
[71] Vgl dazu u. a. Braun, Roman: NLP – eine Einführung, op. cit
[72] Robbins, Anthony: Grenzenlose Energie. Das Power Prinzip. Heyne, München 1996, S. 256
[73] Vgl Fitzgerald, Annelies; Zwick, Gerda: Patientenorientierte Gesprächsführung im Pflegeprozess. Springer, Wien, New York 2001, S. 89
[74] Rosenthaler, Trixi: Halbe Halbe. Geschichten für Zwischendurch. Novum, Horitschon 2001, S. 118
[75] Matthias Varga von Kibéd: Ganz im Gegenteil, Tetralemmaarbeit und andere Grundformen systemischer Strukturaufstellungen – für Querdenker und solche, die es werden wollen. Heidelberg 2002, S. 113 ff
[76] Vgl McDermott: NLP und Gesundheit, op. cit. S. 188
[77] Vgl von Foerster: Wahrheit ... op. cit. S. 109
[78] Vgl Mohl: Die Wirklichkeit ... op. cit. S. 36
[79] Scheele: Das Gesetz der natürlichen Brillanz, op. cit. S. 114
[80] Vgl Mohl: Die Wirklichkeit ... op. cit. S. 104
[81] Vgl Dilts, Robert: Die Magie der Sprache. Sleight of Mouth. Junfermann, Paderborn 2001, S. 186
[82] Vgl Stresius, Karin u.a.: NLP und das Familien-Stellen. Zur Komplementarität zweier Therapieansätze. Junfermann, Paderborn 2001, S. A5
[83] Vgl Dvorak, Silvia: Wo bitte ... geht es hier ... zum Ziel? Unveröffentlichte Practitioner-Projektarbeit; Geriatriezentrum am Wienerwald, Herbst 2002
[84] Von Foerster: Wahrheit ist ... op. cit. S. 145

Die Beziehung macht den Unterschied
(A. Fitzgerald, M. Kriegbaum)

[1] McDermott, Ian; O'Connor, Joseph: NLP und Gesundheit; Die offenen Geheimnisse der Gesunden. Kirchzarten bei Freiburg 1999, S. 55
[2] Mohl, Alexa: Die Wirklichkeit des NLP, Erkenntnistheoretische Grundlagen und ethische Schlussfolgerungen. Junfermann, Paderborn 2000, S. 163
[3] Vgl. Humberto Maturana und Francisco Varela: Der Baum der Erkenntnis, zitiert nach Mohl, Alexa, op. cit. S. 214
[4] Schmid-Oumard, Wolfgang und Nahler, Michael: Lehren mit Leib und Seele; Neurolinguistisches Programmieren in der pädagogischen Praxis. Junfermann, Paderborn 1993, S. 223
[5] Krautgartner, Claudia: Sensibler Umgang mit Kollegen und Patienten, Trancearbeit mit Patienten. Unveröffentlichte Practitioner-Projektarbeit, Wien, Herbst 2002
[6] Retzer, Christine: Motivation. Unveröffentlichte Practitioner-Projektarbeit, Wien, Herbst 2002
[7] Sellinger, Susanne: Kontaktaufnahme. Unveröffentlichte Practitioner-Projektarbeit, Wien, Herbst 2002

Und wenn sich nun aber doch einer beschwert (A. Seidl)

1. Patients complaints as management tool for continuos quality improvement. Journal of management and Medicine 96
2. Vgl Barrow; Miller: Eine Beschwerde ist ein Geschenk. Der Kunde als Consultant. Ueberreuther, Wien 1996

Sprechen Sie das Ziel an! Die Struktur der Sprache (T. Rosenthaler)

1. De Mello, Anthony: Eine Minute Unsinn. Weisheitsgeschichten. Herder, Freiburg 1993, S. 42
2. Von Foerster, Heinz: Ethik und Kybernetik zweiter Ordnung. In: Watzlawick, Paul: Kurzzeittherapie und Wirklichkeit, op. cit., S. 86
3. Vgl ebenda S. 87 ff
4. Von Foerster, Heinz und von Glasersfeld, Ernst: Wie wir uns erfinden. Heidelberg 1999, S. 229
5. Ratheiser, Klaus: Die Schärfe des Augenblicks. Ein Intensivmediziner erzählt von seinen Erfahrungen. Seifert, Wien 2003, S. 123 f
6. Zitiert nach: McDermott, O'Connor: NLP und Gesundheit, op. cit. S. 135
7. Vgl Bandler, Richard; Grinder, John: Metasprache und Psychotherapie. Die Struktur der Magie I. Junfermann, Paderborn 1994, 8. Auflage, S. 43 ff

Schauen Sie sich das an! Klingt es gut? Die VAKOG-Sprachen (A. Seidl)

1. Zitiert nach: Nörretranders, Tor: Spüre die Welt – die Wissenschaft des Bewusstseins, Rowohlt, 3. Auflage, 2000, S. 189ff
2. Es gibt im NLP eine spezielle Lese- und Rechtschreibstrategie, bei der es beispielsweise notwendig ist zu wissen, woher das Gegenüber seine erinnerten Bilder holt, weil damit dann weitergearbeitet wird
3. Vgl Dvorak, Silvia: Wo bitte geht es hier zum Ziel. Unveröffentlichte Practitioner-Projektarbeit, Herbst 2002

Die gefilterte Welt ... Metaprogramme und ihre Sprachmuster (T. Rosenthaler, Ch. Legat)

1. Vgl Miller, George: The Magic Number Seven, Plus or Minus Two. 1956. Zitiert nach O'Connor; Seymour: NLP: Gelungene Kommunikation und persönliche Entfaltung. Kirchzarten bei Freiburg, 12. Auflage, 2002, S. 31
2. Vgl Woodsmall, Wyatt/James, Tad: Time Line, Junfermann, Paderborn 1998, S. 108; Mohl, Alexa: Die Wirklichkeit des NLP, op. cit. S. 69; Spangenberg, Ernst: Verstand und Humor im NLP, Junfermann, Paderborn 2001, S. 16
3. Vgl Engelbrecht, Astrid: Die richtige Frau, der richtige Mann für eine Schlüsselposition. Unveröffentlichte Practitioner-Projektarbeit, Neurolog. Krankenhaus Wien, Herbst 2002
4. Vgl Charvet, Shelle Rose: Wort sei Dank. Von der Anwendung und Wirkung effektiver Sprachmuster. Junfermann, Paderborn 1998, S. 22 f
5. Vgl ebenda S. 69
6. Vgl Engelbrecht, Astrid: Der richtige Mann ... op. cit
7. Vgl Charvet, Shelle Rose: Wort sei Dank, op. cit., S. 114
8. Zitiert nach Aldinger, Marco: Bewusstseinserheiterung, Freiburg 1992, S. 69
9. Engelbrecht, Astrid, op. cit

Anmerkungen

¹ Hinweis: Der verlorene Performativ wird in manchen NLP-Büchern auch beim Kapitel Verzerrung bzw. Generalisierung behandelt. Da es aber ohnehin nur wichtig ist, solche Sätze zu hinterfragen, scheint mir seine „korrekte Einordnung" belanglos
² Vgl auch O'Connor; Seymour: Gelungene Kommunikation ... op. cit. S. 169 ff

Ich sage doch nur, was ich meine ...
(T. Rosenthaler)

¹ Zeig, Jeffrey: Meine Stimme begleitet Sie überallhin. Ein Lehrseminar mit Milton Erickson. Stuttgart: Klett-Cotta 1999, 7. Auflage, S. 189
² Vgl O'Connor; Seymour: Gelungene Kommunikation, op. cit., S. 178
³ Vgl Ladenbauer, Wolfgang: Hilfe! Psychische erste Hilfe bei Unfällen – Ideen für hypnotische Sprachmuster. In: Imagination Nr 3/2001; leider fehlen auf der Kopie, die ich verwende, Seitenangaben
⁴ Vgl Guttmann, Bestenreiner: Ich: sehe ... op. cit. S. 191
⁵ Ebenda S. 194
⁶ Gunther Schmidt: Vorwort zur Neuauflage des Buches: Zeig, Jeffrey: Meine Stimme begleitet Sie überallhin, op. cit. S. 13
⁷ Guttmann: op. cit. S. 194
⁸ Ladenbauer op. cit
⁹ Ebenda

Der Garten, wo die Gedanken wachsen: das Milton-Modell
(T. Rosenthaler)

¹ Zitiert nach Holtbernd, Thomas: Führungsfaktor Humor. Ueberreuter Frankfurt/Wien 2003, S. 69
² Patch Adams: Gesundheit! Buchversand Jürgen Lauer; 35576 Wetzlar 1999, S. 88
³ Holtbernd, Thomas: Führungsfaktor Humor, op. cit. S. 25
⁴ Ebenda S. 63
⁵ Ebenda S. 81
⁶ Ebenda S. 136

Wer zuerst lächelt ... Humor in der Sprache
(T. Rosenthaler)

¹ De Mello, Anthony: „Eine Minute Weisheit", Verlag Herder Freiburg 1986
² Vgl. Hücker, Franz-Josef: „Metaphern – Die Zauberkraft des NLP". Junfermann-Verlag 1998
³ De Mello, Anthony, op. cit
⁴ Duden, Etymologie: „Herkunftswörterbuch der deutschen Sprache", Nachdruck der 2. Auflage. Dudenverlag, 1997
⁵ Anekdoten aus: Asimov, Isaac: „Book of facts". Grooset & Dunlap, New York 1979
⁶ Aus: Spangenberg, Brigitte: „Märchen für Scheidungskinder". Humboldt-Taschenbuchverlag 1997
⁷ Hücker 1997, S. 65

Mit Worten Bilder malen: Die Bedeutung von Metaphern
(A. Seidl)

¹ Schaarschmidt, U./Fischer, A.: Arbeitsbezogenes Verhaltens- und Erlebensmuster (AVEM). Bern, Hans Huber, 1996
² Ebenda S. 7
³ Kubinger/Schrott/Ortner/Radinger/Litzenberger: Entwicklung Objektiver Persönlichkeitstests zu den Eignungsmerkmalen „Belastbarkeit" und „Entscheidungsverhalten" (Arbeitsberichte des Psychologischen Dienstes der Bundeswehr). Bonn: Bundesministerium der Verteidigung, PSZ III 4, 2002

Zwischen-Wort: Evaluierung
(A. Fitzgerald)

⁴ Krampen, G.: Fragebogen zu Kompetenz- und Kontrollüberzeugungen (FKK). Göttingen, Hogrefe, 1991
⁵ Menghin/Kubinger (in Vorbereitung)
⁶ Ilse, F.: Berufliche Weiterbildung im Spannungsfeld von Theorie und Praxis. Hamburg 1993, S. 229
⁷ Riedl, Gabriela: Leistungserbeingung im Krankenhaus zwischen Burnout und Innerer Kündigung. In: Personalmanagement im „Unternehmen" Krankenhaus, Mathias Müller, Wien 1996, S. 53–56
⁸ Burisch, M.: Das Burnout-Syndrom. Theorie der inneren Erschöpfung. Berlin; Heidelberg; New York 1993
⁹ Riedl, op. cit.
¹⁰ Fastenmeier, H.: Das Ingolstädter Modell. f & w – führen und wirtschaften im Krankenhaus 1/2003, S. 54–56
¹¹ Ebenda

Wie möchten Sie sich fühlen? Die Arbeit mit Submodalitäten (M. Salvenmoser)

¹ Aus: Canfield/Hansen: Hühnersuppe für die Seele, op. cit. S. 212
² Bandler, Richard: Veränderungen des subjektiven Erlebens. Fortgeschrittene Methoden des NLP; Junfermann, Paderborn ⁵1995, S. 19
³ Kishon, Ephraim: Wie unfair, David! Und andere israelische Satiren. Ullstein, Frankfurt/M 1978, S. 77
⁴ Vgl: Bandler, Richard/Mc Donald, Will: Der feine Unterschied. NLP-Übungsbuch zu den Submodalitäten. Junfermann, Paderborn 1990, S. 23
⁵ Haag, Susanne: NLP-Welten. Das praktische Handbuch für die kleineren und größeren Herausforderungen des Alltags. Schirner, Darmstadt 1977, S. 26

Die Technik des Ankerns (T. Rosenthaler, M. Kriegbaum)

¹ Schmid-Oumard, Wolfgang und Nahler, Michael: Lehren mit Leib und Seele. Neurolinguistisches Programmieren in der pädagogischen Praxis. Junfermann, Paderborn 1993, S. 166
² McDermott, Ian und O´Connor, Joseph: NLP und Gesundheit, op. cit. S. 75
³ Schmid-Oumard, Wolfgang und Nahler, Michael, op. cit. S. 168
⁴ Vgl. Christian Ankowitsch: Generation Emotion; Die Zukunft der Gefühle und wie sie uns steuern. BVT Berliner Taschenbuch Verlags GmbH, Berlin 2002, S 234–235

Und woran glauben Sie? NLP-Arbeit mit Glaubenssätzen (M. Nachtsheim)

¹ Vgl Watzlawick, Paul, Nardone, Giorgio (Hrsg): Kurzzeittherapie und Wirklichkeit. Eine Einführung. München 1999, S. 37
² Vgl Watzlawick, Paul, Nardone, Giorgio (Hrsg): Kurzzeittherapie und Wirklichkeit, op. cit. S. 36
³ McDermott, O'Connor: NLP und Gesundheit, op. cit.
⁴ Duden, Etymologie, 1989, S. 244
⁵ O'Connor, Joseph; Seymour John: Neurolinguistisches Programmieren: Gelungene Kommunikation und persönliche Entfaltung. Kirchzarten 1992, S. 138
⁶ Alexa Mohl, Die Wirklichkeit des NLP, op. cit. S. 77
⁷ O'Connor, Joseph: Neurolinguistisches Programmieren, op. cit. S. 138
⁸ Ebenda S. 139
⁹ Shah, Idries: Die fabelhaften Heldentaten des weisen Narren Mulla Nasrudin. Freiburg 1984, S. 109

¹⁰ Vgl Dilts, Robert B.: Die Veränderung von Glaubenssystemen. NLP Glaubensarbeit. Paderborn 1993, S. 35–38
¹¹ Vgl ebenda S. 39 ff
¹² Ebenda S. 81
¹³ Ebenda S. 31
¹⁴ Watzlawick, op. cit. S. 36
¹⁵ Ardey, Robert: zitiert nach Watzlwick, Paul; Weakland, John H.; Fisch, Richard: Lösungen. Zur Theorie und Praxis menschlichen Wandels. Bern 2001, S. 69
¹⁶ Lec, Stanislaw J.: Neue unfrisierte Gedanken zitiert nach Watzlawick, Paul; Weakland, John H.; Fisch, Richard: Lösungen. Zur Theorie und Praxis menschlichen Wandels. Bern 2001, S. 51
¹⁷ Janosch: Wörterbuch der Lebenskunst. 1995, München, S. 95

Ganz oder gar nicht? Über die Möglichkeiten des Teilens ... (M. Nachtsheim)

¹ Vgl Stech, Christine: Umgang mit Konflikten und globalen Anschuldigungen von Seiten der Angehörigen. Unveröffentlichte Practitioner-Projektarbeit, Wien Herbst 2002
² O'Connor, Joseph: Neurolinguistisches Programmieren: Gelungene Kommunikation und persönliche Entfaltung. Kirchzarten 2001, S. 205
³ Vgl Rauh, Dirk: Aufbruch zu neuen Zielen. Einführung in die Techniken des NLP. Ein Practitioner Handbuch für Übungsgruppen. Dortmund 1997, S. 10
⁴ Ebenda
⁵ Cameron-Bandler, Leslie: Wieder zusammenfinden. NLP – neue Wege der Paartherapie. Paderborn 1997, S. 121
⁶ O'Connor, Joseph; Seymour John: Neurolinguistisches Programmieren ... op. cit. S. 206
⁷ Janisch, Heinz und Bansch, Helga: Zack Bumm! Wien 2001

NLP im Umgang mit schweren Erkrankungen (Petra Zündel)

¹ Das Konzept der Primär-, Sekundär- und Fremdgefühle ist nachzulesen in: Hellinger, Bert: Ordnungen der Liebe. Carl-Auer-Systeme-Verlag
² Vgl de Shazer, Steve: Worte waren ursprünglich Zauber. Dortmund 1998

Sachverzeichnis

Absicht/Verhalten 34, 36, 75, 98, 225, **310**
Angst 253, 263, **275**, 322
Ankern 106, 142, **279**, 326
Assoziieren **260**, 269, 282, 339

Beschwerden **109**

Dissoziieren **260**, 270, 304, 339

Empathie **325**
Erinnerungen 29, **31**, 66, **252**, 280, 282, 303

future pace 29, 283, 317

Glaubenssätze 33, 78, 80, 102, 116, 154, 184, 188, 194, **291**, 324
Grundannahmen 18, **33**, 56, 96, 222, 310, 311

Heinz von Foerster 9, 19, 27, 90
Humor **207**, 336

Indirektes Spiegeln 110

Kongruentes Verhalten 75, 107
Konstruktivismus 9, 20
Kontext 34, 40, 61, 76, 79, 83, 113, **116**, 154, 182, 199
Kybernetik 17, 72, 90, 329

Landkarte **19**, 24, 39, 45, 56, 173, 176
Leading (Führen) 98, 104, 105, 117, 177, 188, 190, 211, 212, 222, 276, 285

Meta-Modell 175, 186, 188, 195, 196, 212, 277, 310
Metapher 7, 27, 50, 213, **217**, 275, 318, 345
Metaposition 269, **299**

Metaprogramme **153**, 252, 321, 324
– detailorientiert 158, 164, 169, 174
– extern 160, 169, 296, 331
– global 158, 169, 174
– hin zu 162, 169, 266, 321
– intern 160, 169, 331
– matching 164, 169
– mismatching 165, 169
– optionsorientiert 157, 168
– proaktiv 155, 158, 168
– prozessorientiert 157, 168
– reaktiv 155, 158, 168
– weg von 61, 162, 169, 266, 321
Milton-Modell **187**
Modellieren 14, 15, 83

(Neuro)logische Ebenen **77**, 113, 116, 117, 124, 297, 315
NLP **12**, 25, 32, 42, 46, 51, 53, 69, 73, 78, 91, 96, 153, 154, 173, 188, 252, 255, 259, 261, 281, 284, 311, 312

Oberflächenstruktur/Tiefenstruktur **174**, **181**, 185
Objektivität 29
Ökologie-Check **73**, 76, 318

Pacing (Spiegeln) 97, 100, **102**, 110, 117, 119, 177, **188**, 211, 222, 275, **284**
Persönlichkeitsanteile 34, 74, **309**

Rapport 50, 56, 75, **95**, 99, 101, 127, 148, 154, 177, 179, 190, 193, 194, 201, 212, 213, 215, 263, 266, 268, 275, 299, 315, 318, 324
Referenzerfahrung 326
Repräsentationssystem 99, 100, **135**, 150, 333
Ressourcen 35, 53, 67, 68, 73, 76, 110, **188**, 192, 202, 216, 222, 223, 329, 330, 333

7+/–2 23
Six step reframing 75, **316**
Sprache 16, **39**, 46, 88, **123**, 153, **154**, **173**, 188, 208, 218, 334, 340

Sprachmuster
- analoges Markieren 200
- double bind 198, 324
- eingebettete Botschaft 199
- Gedankenlesen 176, 190
- Generalisierung 131, **179**, **193**, 292
- komplexe Äquivalenz 176
- Mehrdeutigkeit 201, 214, 235, 285
- Modaloperatoren 181, 193
- Nachfragen 198
- Nominalisierung 184, 197
- Tilgung 131, 181, 195
- Universalquantoren 179, 194
- Ursache – Wirkung 178, 192, 212
- Verletzung von Auswahlbeschränkungen 200
- verlorener Performativ 183, 196
- Verzerrung 131, **176**, **190**

Strategien 35, 78, 80, 130, 208, 212, 260
Submodalitäten **251**, 341

Trance 132, **188**, 191, 204, 205, 282

VAKOG 107, **133**, 254, 255

Werte **78**, 154, 297, 299
Wirklichkeit 8, 19, 22, 25, 28, 31, 36, 48, 49, 79, 221, 280, 283, 290, 306

Ziel 8, 35, **50**, **53**, **125**, 177, 180, 209, 266, 296, 329, 333

Über die Herausgeberinnen und AutorInnen

Trixi Rosenthaler

Mag. phil. (Germanistik und Romanistik); langjährige Unterrichtstätigkeit an Höheren Schulen, in der Erwachsenenbildung und einer Fachhochschule; derzeit freiberufliche NLP- und Trinergy®-Trainerin, NLP-Coach, Schüler-Coach und Lerntrainerin, LRS-Beraterin; Fachbuchautorin und Autorin (*halbe halbe. geschichten für zwischendurch*, novum); Mutter von vier Kindern; Seminare, Trainings, Vorträge und Veröffentlichungen im Bereich Lehr- und Lernstrategien, Kommunikation, Konfliktmanagement, Zielbildung, Verwendung hilfreicher Sprachmuster, Rhetorik etc. (www.strategie.cc, office@strategie.cc)

Annelies Fitzgerald

Dr. phil und Mag. rer. nat. (Psychologie); Schwerpunkte: Stressmanagement, Kommunikation in emotionalen Situationen, Teamarbeit, Dialyse und Organtransplantation; Diplomierte Gesundheits- und Krankenschwester; Sonderausbildung für Intensivpflege und Dialyse, Sonderausbildung für CAPD; Diplom für Personal- und Organisationsentwicklung des Österreichischen Berufsverbandes für Psychologen; NLP Master Practitioner & Coachausbildung; Allgemein beeidete und gerichtlich zertifizierte Sachverständige für Krankenpflege; Fachbuchautorin (*Umgang mit Schwerkranken und Sterbenden*, Maudrich; *Kooperative Kommunikation im Krankenhaus*, Maudrich; *Patientenorientierte Gesprächsführung im Pflegeprozess*, Springer); Lehrtätigkeit und Durchführung von Trainings im Gesundheitsbereich; Geschäftsführung von Firmen im Bereich Organisations- und Personalentwicklung; Organisation von Fort- und Weiterbildungen; Beratung/Umsetzung von Veränderungsprozessen Projektbegleitung im Health Care Bereich (MOG, Change Management etc.); Trainings und Coaching für Führungskräfte

Martina Nachtsheim

Systemische NLP- und Tringergy®-Trainerin, Systemischer NLP-Coach; Weiterbildung in Familien-, Organisations- und Strukturaufstellungen; mehrjährige Koordination der lehrlingsspezifischen Arbeit der Katholischen Jugend Österreich; Lehrgang für Sozioökonomisches und Psychosoziales Krisen- und Katastrophenmanagement; Seminare, Vorträge und Veröffentlichungen zu den Themen Konfliktlösung, Globalisierungsgestaltung; Antifaschistisches Engagement im Bereich Gedenken an Holocaust und dessen Be- und Verarbeitung; Genderparitätische Organisationsentwicklung

Martin Salvenmoser

Mag. phil. (Psychologie, Philosophie und Theologie); Psychotherapeut mit Ausbildung in Wien nach dem PCA (person centered approach) von Carl Ransom Rogers; NLP-Lehrtrainer; Lehrer an höheren Schulen; Lehrtätigkeit an der Universität Wien, an der Fachhochschule für Wirtschaft in Wiener Neustadt und an mehreren Gesundheits- und Krankenpflegeschulen; Trainer und Coach im mittleren und höheren Management im Gesundheits- und Sozialbereich und in der Wirtschaft (Konflikte, Selbstmanagement, Mentaltraining, EQ, Projekte, Humor ...)

Alexander Seidl Zertifizierter Organisationsberater/-trainer für das Gesundheitswesen; Kommunikations- und NLP-Lehrtrainer, Coach; Geschäftsführer von *Health Care Communication* (www.healthcc.at), einem Unternehmen, das schwerpunktmäßig Trainings, Coachings und Beratungen im Gesundheitswesen durchführt; Themenschwerpunkte: NLP im Gesundheitswesen, Konfliktmanagement, Umgang mit Beschwerden und Aggressionen, Patientenorientierte Gesprächsführung und Kommunikation im Pflegeprozess

Petra Zündel Systemische NLP- und systemische Trinergy®-Trainerin; Design Human Engineer; Weiterbildung in Hypnose bei Richard Bandler; Familien-, Organisations- und Strukturaufstellungen; Trainerin für Lese- und Rechtschreibschwäche; Lebensraumgestaltung und -optimierung nach Lo Pan Feng Shui; Vision-Quest-Reisen (grenzüberschreitende Reisen zur Selbsterfahrung in den Regenwald Ecuadors) (www.amazon-shamanism.com)

SpringerMedizin

Harald Stefan, Franz Allmer, Josef Eberl et al.

Praxis der Pflegediagnosen

Dritte, vollständig überarbeitete und erweiterte Auflage.
2003. XXIII, 805 Seiten. Mit CD-ROM.
Broschiert **EUR 59,80**, sFr 96,–
(Unverbindliche Preisempfehlung)
ISBN 3-211-00807-1

Die dritte, vollständig überarbeitete und erweiterte Auflage berücksichtigt die neuesten Pflegediagnosen der NANDA (North American Nursing Diagnosis Association) nach der Taxonomie II aus dem Jahr 2002 sowie 12 neue Diagnosen aus 2003/04. Die neue Auflage stützt sich auf Erfahrungen von in der Praxis tätigen Gesundheits- und Krankenpflegern.

Die beigelegte CD-ROM enthält für die leichtere Umsetzung in die Praxis die pflegediagnosenorientierten Anamnesebögen. Sie bilden in vielen Krankenhäusern, Pflegeheimen und extramuralen Bereichen die Grundlage für Anamnesestandards. Die Anamnesebögen leiten von den Anamneseergebnissen direkt zu den Pflegediagnosen über. Die Erstellung der korrekten Pflegediagnose erleichtert die Beschreibung von realistischen Pflegezielen und notwendigen Pflegemaßnahmen, wobei dieses Handbuch zahlreiche Vorschläge für die Praxis aufzeigt. Implementationsvoraussetzungen, Umsetzungsstrategien und Maßnahmen zur Personal- und Organisationsentwicklung komplettieren dieses Werk.

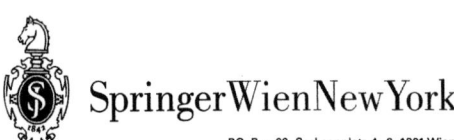

SpringerWienNewYork

P.O. Box 89, Sachsenplatz 4–6, 1201 Wien, Österreich, Fax +43.1.330 24 26, e-mail: books@springer.at, Internet: **www.springer.at**
Haberstraße 7, 69126 Heidelberg, Deutschland, Fax +49.6221.345-4229, e-mail: orders@springer.de
P.O. Box 2485, Secaucus, NJ 07096-2485, USA, Fax +1.201.348-4505, e-mail: orders@springer-ny.com
Eastern Book Service, 3–13, Hongo 3-chome, Bunkyo-ku, Tokyo 113, Japan, Fax +81.3.38 18 08 64, e-mail: orders@svt-ebs.co.jp

SpringerMedizin

Gerald Gatterer (Hrsg.)
Multiprofessionelle Altenbetreuung

Ein praxisbezogenes Handbuch

2003. XX, 413 Seiten. 15 Abbildungen.
Broschiert **EUR 39,80**, sFr 64,–
ISBN 3-211-83812-0

Erstmalig im deutschen Sprachraum wird in diesem Handbuch die Altenbetreuung aus der Sichtweise von unterschiedlichen Fachdisziplinen präsentiert. Namhafte Fachleute aus den Bereichen der Altenpflege, Medizin, Psychologie und Therapie sowie Angehörige von Betroffenen bzw. von Selbsthilfegruppen erläutern praxisbezogene Maßnahmen zur Lösung von leichteren bis schwerwiegenden Problemen, die mit dem Älterwerden verbunden sind. Von den Themenkreisen werden sowohl stationäre und ambulante Versorgungsstrukturen, Diagnostik und Therapie psychischer Erkrankungen im Alter, als auch Rehabilitation, Kommunikation, Psychotherapie, Palliativmedizin und alternative Betreuungsformen ausführlich behandelt.
Dieses Praxishandbuch gibt allen professionellen Helfern der Altenpflege sowie den Angehörigen von Betroffenen einen praxisrelevanten Überblick zur Betreuung und Versorgung von älteren Menschen.

„... ein umfassendes Werk ... das keinen Aspekt der Betreuung und Versorgung auslässt ... Dieses Buch ist nicht nur als Handbuch sehr informativ, es ist anschaulich geschrieben und gut zu lesen. Es ist allen ans Herz zu legen, die sich den Herausforderungen des Alters stellen müssen und wollen ..."

Mitteilungen der Sanitätsverwaltung

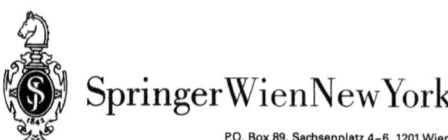

SpringerWienNewYork

P.O. Box 89, Sachsenplatz 4–6, 1201 Wien, Österreich, Fax +43.1.330 24 26, e-mail: books@springer.at, Internet: **www.springer.at**
Haberstraße 7, 69126 Heidelberg, Deutschland, Fax +49.6221.345-4229, e-mail: orders@springer.de
P.O. Box 2485, Secaucus, NJ 07096-2485, USA, Fax +1.201.348-4505, e-mail: orders@springer-ny.com
Eastern Book Service, 3–13, Hongo 3-chome, Bunkyo-ku, Tokyo 113, Japan, Fax +81.3.38 18 08 64, e-mail: orders@svt-ebs.co.jp

SpringerMedizin

Annelies Fitzgerald, Gerda Zwick

Patientenorientierte Gesprächsführung im Pflegeprozess

Gedicht, Geschichte und Zeichnungen
von Sefika Ohorn und Beiträge von Alexander Seidl.
2001. IX, 123 Seiten. Zahlreiche Abbildungen.
Broschiert **EUR 19,90**, sFr 32,–
ISBN 3-211-83664-0

Pflegeprozess einmal anders – dieses Buch dient dazu, den Prozess der Pflege und die dabei zu führenden Gespräche zu erleichtern. Professionelle Kommunikation ist als Basisfertigkeit für jede Pflegeperson wichtig, um sich Schritt für Schritt in Richtung tatsächlicher Patientenorientierung zu bewegen.

Dazu werden in diesem Buch vier verschiedene Menschentypen vorgestellt und auf ihrem Weg durch den Pflegeprozess begleitet. Anhand von Beispielen aus dem Alltag im Krankenhaus zwischen Patienten und Pflegepersonen werden Tipps für die Praxis formuliert. Der Wert dieses Buches liegt vor allem in der praktischen Anwendung. Es vermittelt Fähigkeiten und Fertigkeiten, in einem Gespräch wirklich das zu erreichen, was erreicht werden soll. Es verbessert die Wahrnehmung, die Verarbeitung von Eindrücken und weist auf Einstellungen hin, die Gespräche einfacher oder schwieriger machen können.

„... Ein mitreißender Einstieg für junge Menschen, die sich der Krankenpflege widmen wollen. Empfehlenswert auch für alle, die ihre Gespräche mit Patienten weiter verbessern oder sich vielleicht auch nur einen Motivationskick für den Pflegealltag holen wollen."

Österreichische Krankenhauszeitung

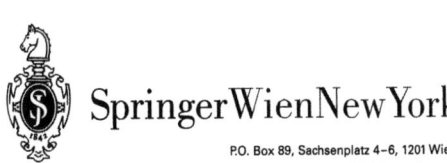

P.O. Box 89, Sachsenplatz 4–6, 1201 Wien, Österreich, Fax +43.1.330 24 26, e-mail: books@springer.at, Internet: **www.springer.at**
Haberstraße 7, 69126 Heidelberg, Deutschland, Fax +49.6221.345-4229, e-mail: orders@springer.de
P.O. Box 2485, Secaucus, NJ 07096-2485, USA, Fax +1.201.348-4505, e-mail: orders@springer-ny.com
Eastern Book Service, 3–13, Hongo 3-chome, Bunkyo-ku, Tokyo 113, Japan, Fax +81.3.38 18 08 64, e-mail: orders@svt-ebs.co.jp

*Springer-Verlag
und Umwelt*

ALS INTERNATIONALER WISSENSCHAFTLICHER VERLAG sind wir uns unserer besonderen Verpflichtung der Umwelt gegenüber bewusst und beziehen umweltorientierte Grundsätze in Unternehmensentscheidungen mit ein.

VON UNSEREN GESCHÄFTSPARTNERN (DRUCKEREIEN, Papierfabriken, Verpackungsherstellern usw.) verlangen wir, dass sie sowohl beim Herstellungsprozess selbst als auch beim Einsatz der zur Verwendung kommenden Materialien ökologische Gesichtspunkte berücksichtigen.

DAS FÜR DIESES BUCH VERWENDETE PAPIER IST AUS chlorfrei hergestelltem Zellstoff gefertigt und im pH-Wert neutral.

If you have any concerns about our products,
you can contact us on
ProductSafety@springernature.com

In case Publisher is established outside the EU,
the EU authorized representative is:
**Springer Nature Customer Service Center GmbH
Europaplatz 3, 69115 Heidelberg, Germany**

Printed by Libri Plureos GmbH
in Hamburg, Germany